„Maschinengewehre
hinter der Front"

Mabuse-Verlag
Wissenschaft 75

Wir danken dem S. Fischer-Verlag,
Frankfurt am Main, für die
Abdruckgenehmigung

Peter Riedesser, Prof. Dr. med., verst. 2008, war seit 1991 Direktor der Klinik für für Kinder- und Jugendpsychiatrie und Psychotherapie am Universitätsklinikum Hamburg-Eppendorf.

Axel Verderber, geb. 1950, ist Diplompsychologe und Psychotherapeut. Er ist als freier Wissenschaftspublizist tätig.

Peter Riedesser, Axel Verderber

„Maschinengewehre hinter der Front"

Zur Geschichte der deutschen Militärpsychiatrie

Mabuse-Verlag
Frankfurt am Main

Bibliografische Information der Deutschen Nationalbibliothek
Die Deutsche Nationalbibliothek verzeichnet diese Publikation in der Deutschen Nationalbibliografie; detaillierte bibliografische Angaben sind im Internet unter http://dnb.d-nb.de abrufbar.

Informationen zu unserem gesamten Programm, unseren AutorInnen und zum Verlag finden Sie unter: www.mabuse-verlag.de.

Wenn Sie unseren Newsletter zu aktuellen Neuerscheinungen und anderen Neuigkeiten abonnieren möchten, schicken Sie einfach eine E-Mail mit dem Vermerk „Newsletter“ an: online@mabuse-verlag.de.

4. Auflage 2016

Kasseler Str. 1 a
60486 Frankfurt am Main
Tel.: 069-70 79 96-13
Fax: 069-70 41 52
verlag@mabuse-verlag.de
www.mabuse-verlag.de
www.facebook.com/mabuseverlag

Druck: Faber, Mandelbachtal
ISBN: 978-3-935964-52-4
Printed in Germany

Inhalt

Vorwort 7

1. Die Entstehung des Sanitätswesens und der Militärpsychiatrie . 11

»Reparatur des Schadhaften,
Ausrangirung des Unbrauchbaren« 11

Die Entwicklung der Militärpsychiatrie
bis zum Ersten Weltkrieg 21

2. Die deutsche Militärpsychiatrie im Ersten Weltkrieg 23

Der Ausbruch der »Kriegsneurosen« 23

Die »traumatischen Neurosen«: Von der »railway
spine« zur »Kriegsneurose« 27

Die »Kriegsneurotikertherapien«:
Isolierung, Zwangsexerzieren, Anwenden von schmerzhaften
elektrischen Schlägen 42

Die südwestdeutschen Nervenlazarette als Musteranstalten
für »erfolgreiche Kriegsneurotikertherapien« 67

Die »frontnahe Psychiatrie« 71

**3. Nach dem Ersten Weltkrieg:
Der Krieg gegen die »Neurotiker« geht weiter** 75

Psychiatrie, Sozialdarwinismus und Rassenhygiene . . . 78

Psychiatrische Schützenhilfe bei der Bekämpfung
der revolutionären Bewegungen 1918/1919 80

Die soziologische Interpretation der »traumatischen
Neurose« 90

4. Die Militärpsychiatrie 1933 bis 1945 101

»[...] zerbrechen lassen, was zerbrechen muß«: Maßnahmen gegen die »linken Psychopathen« 103

Militärpsychiatrische Kriegsvorbereitungen 107

»Blitzkrieg«: Die offen hysterischen Reaktionen bleiben aus 116

Wiederauftreten der »klassischen Kriegsneurosen« zum Beginn des Feldzuges gegen die Sowjetunion 126

»Es widerstrebt einem, einen sonst wertvollen jungen Menschen erschießen zu lassen«: die »1. Arbeitstagung Ost« der Beratenden Psychiater 1942 . 140

»Schwererziehbare ins Konzentrationslager«: die »2. Arbeitstagung Ost« der Beratenden Psychiater 1943 . 154

»Kreisläufe« und »Schleusen«: Mobilisierung der letzten Reserven 171

5. Militärpsychiatrie und Militärjustiz 175

6. Militärpsychiatrie nach dem Zweiten Weltkrieg 197

»Ein Leben der Arbeit im Dienst leidender Mitmenschen« Personelle und ideologische Kontinuität nach 1945 197

Bundeswehrpsychiatrie 200

Anhang

Anmerkungen 211
Literaturverzeichnis 235
Glossar 246
Bildnachweis 248

Vorwort zur Neuauflage "Maschinengewehre hinter der Front"

Nachdem das Buch beim Fischer Taschenbuch Verlag vor zwei Jahren vergriffen war, begrüßen wir es sehr, dass es der Mabuse-Verlag nun neu auflegt. Nach wie vor ist Psychotraumatologie eines unserer wichtigsten Arbeitsgebiete.[1]

In diesem 1996 erstmals erschienenen Buch sowie in seinem Vorgängerbuch „Aufrüstung der Seelen“ (1985) wird deutlich, dass die schweren psychischen Erschütterungen, die im Ersten und im Zweiten Weltkrieg sowohl bei Soldaten als auch bei der Zivilbevölkerung beschrieben worden sind, retrospektiv und aus der Sicht der modernen Psychotraumatologie eindeutig als Trauma beschrieben werden können. Dies hat man damals aber über weite Strecken diagnostisch verkannt und die betroffenen Soldaten durch die militärpsychiatrischen „Therapien“ retraumatisiert.

Der wichtigste Unterschied zwischen der Militärpsychiatrie und der zivilen Psychotraumatologie liegt weiterhin in der Sicht auf den Patienten: Der Militärpsychiater sieht den traumatisierten Soldaten als Störfaktor im militärischen Getriebe und versucht ihn entweder wieder „funktionsfähig“ zu machen oder hält ihn, wenn das nicht möglich ist, von der Truppe fern – für den zivilen Psychotraumatologen steht das traumatisierte Individuum im Mittelpunkt seiner Forschung und seiner Bemühungen um Heilung.

Das Buch kann nach wie vor auch gelesen werden als Geschichte eines Zweiges der „Medizin ohne Menschlichkeit“ (Alexander Mitscherlich), der sich unkritisch und ideologisch verblendet mit den jeweiligen militärischen Apparaten und deren Zielen identifiziert und sich gegen die Überlebensinteressen traumatisierter Soldaten gewendet hat. Auch wenn jetzt eine neue Generation von Militärpsychologen und Militärpsychiatern herangewachsen ist, denen militaristische Attitüden nicht mehr unterstellt werden können, so hat sich doch an der Funktion der Militärpsychiatrie und -psychologie nichts Entscheidendes geändert: Es sind immer noch Disziplinen, deren Aufgabe darin besteht, die Einsatzfähigkeit von adoleszenten bzw.

[1] vgl. z.B. Gottfried Fischer und Peter Riedesser: Lehrbuch der Psychotraumatologie, UTB, 3. Auflage 2003.

spätadoleszenten Soldaten zu ermöglichen und im Falle einer psychischen Dekompensation die Rückkehr des Betroffenen in den militärischen Einsatz anzustreben. Soweit dies innerhalb eines freiwilligen informed consent geschehen würde, wäre der Vorwurf der offenen oder subtilen Manipulation weniger zulässig als in einer Situation, in der Soldaten gegen ihren Willen eingezogen und unter massivem Druck, auch der Militärgerichtsbarkeit, zu den jeweiligen Einsatzorten und -formen gezwungen werden. Letzteres hat in der Geschichte leider bei weitem überwogen. Diese Militärpsychiater, welche die Aufgabe gerne übernommen hatten, Soldaten, die durch ihre Symptomatik von der Front „geflüchtet" waren, wieder ins Trommelfeuer zurückzutherapieren, nannte Freud „Maschinengewehre hinter der Front".

Das Buch haben wir geschrieben, bevor die modernen diagnostischen Konstrukte, z.B. „posttraumatic stress disorder" (PTSD), in aller Munde waren. Dieses Konstrukt hat zwar Klinik und Forschung unbestreitbar für das Phänomen psychische Traumatisierung sensibilisiert und eine breite empirische Forschung möglich gemacht; viele haben aber kritisiert, dass es die Vielfalt und den Verlauf posttraumatischer Störungen nicht genügend genau abbilde; in der deutschen Militärpsychiatrie des Ersten Weltkrieges gab es in der Tat bereits differenziertere deskriptive Einteilungen, wie die Systematiken von Binswanger und Kehrer zeigen, die in Kapitel 2 dieses Buches dargestellt sind. Eine Integration der vielfältigen in den beiden Weltkriegen beschriebenen Symptome in die gegenwärtigen psychotraumatologischen Konzepte ist also eine Herausforderung; sie kann diese Konzepte aber auch erweitern und bereichern.

Hamburg, Burkheim, Februar 2004

Peter Riedesser und Axel Verderber

Vorwort

»Deutsche Militärärzte, das Sanitätspersonal, aber auch der gesamte Apparat des Deutschen Roten Kreuzes haben während des Krieges unter widrigsten Umständen viel Leid gelindert. Nicht zuletzt sie haben es verdient, daß ihre bewundernswerte Arbeit und ihr unermüdliches Engagement wissenschaftlich aufgearbeitet werden«, heißt es im Vorwort zum 11. Band der »Vorträge zur Militärgeschichte«.

Diese Bewertung des deutschen Sanitätswesens im Zweiten Weltkrieg durch den Amtschef des Militärgeschichtlichen Forschungsamts der Bundeswehr steht vorläufig am Ende einer langen – und auch trotz vereinzelter kritischer Stimmen ungebrochenen – Tradition, welche die Rolle der Militärmedizin allgemein und des Sanitätswesens der Naziwehrmacht im besonderen positiv bewertet. Immer wieder wurden die Militärärzte als Heroen dargestellt, die, einzig dem Hippokratischen Eid und dem leidenden Individuum Soldat verpflichtet, ihren aufopferungsvollen Dienst taten, gleichsam losgelöst von jeglicher Bindung an die politische und militärische Führung und ihre taktischen, strategischen, logistischen und politischen Vorgaben und Ziele. Ethische Fragen, die sich zwangsläufig ergeben aus der Einbindung dieser »Arztsoldaten« in die militärische Hierarchie, in der das Prinzip von »Befehl und Gehorsam« absolute Gültigkeit besitzt, aus der Unterordnung unter ein verbrecherisches politisches und militärisches System oder einfach daraus, daß jede medizinische Leistung beim Militär neben ihren zweifellos humanitären Aspekten immer auch zur Verlängerung eines Krieges beiträgt, werden teils einfach mit Schweigen übergangen, teils mit dem Hinweis auf den Hippokratischen Eid aller Ärzte abgetan.

An diesen Darstellungen und Bewertungen des deutschen Sanitätswesens, die in den ersten Nachkriegsjahrzehnten zudem hauptsächlich von den Beteiligten, also den »Tätern« selbst, später überwiegend von bundeswehreigenen Publikationsorganen verbreitet wurden, kamen uns schon vor vielen Jahren Zweifel. Wir begannen, die Geschichte des deutschen Sanitätswesens auf unseren eigenen Spezialgebieten, der Psychiatrie und der Psychologie, zu untersuchen. Was wir beim Studium der Quellen vorfanden, übertraf unsere schlimmsten Erwartungen: Die Militärpsychiater ließen sich nicht nur als willige Werkzeuge der militärischen und politischen Führungen des Kaiserreiches und der Nazidiktatur mißbrauchen, sondern entwickelten aus eigenem Antrieb Methoden für die Zurichtung von Soldaten, welche aus dem Grauen des Krieges in psychische Krankheiten, Simulation und Aggravation flüchteten, die man teilweise nur mit dem Wort Folter bezeichnen kann.

Das Sanitätswesen hat schon per definitionem einen Januskopf: Ein Gesicht ist das humanitäre, lebenrettende, das andere das der politischen und militärischen Ratio und Logistik, denen die individuellen (Über-)Lebensinteressen der Soldaten geopfert werden. Im deutschen Kaiserreich und in noch bedeutend größerem Umfang im Dritten Reich wurden jedoch die Gewichte in diesem System weit über das in anderen Armeen übliche Maß zuungunsten des Individuums Soldat verschoben. Dies ist nicht allein auf die Inhumanität der beiden politischen und militärischen Systeme zurückzuführen, sondern beruht zu einem erheblichen Teil auf der völligen Identifikation eines großen Teils der Ärzteschaft mit den Zielen des kaiserlichen Ständestaates und der Nazidiktatur.

Zwar ist seit dem Ende des Zweiten Weltkrieges nun mehr als ein halbes Jahrhundert vergangen. Dennoch verdient die Militärmedizin der damaligen Zeit auch heute noch unser Interesse: als Teilgebiet einer »Medizin ohne Menschlichkeit«, wie es Alexander Mitscherlich und Fred Mielke formuliert haben. Die vorliegende Arbeit möchte einen Beitrag zur Diskussion um die Ethik der Medizin und das Selbstverständnis von Ärzten, vor allem Psychiatern und Psychotherapeuten, leisten. Die Kenntnis dieses Teils der Medizingeschichte sollte uns auch in Zukunft sensibilisieren gegenüber politischem und militärischem Mißbrauch der Medizin und der Psychologie, nicht zuletzt vor dem Hintergrund der derzeitigen Diskussion um Einsätze der Bundeswehr außerhalb der Nato und der sich daraus ergebenden Interessenkonflikte für die Militärärzte und -psychologen.

In den letzten 20 Jahren haben wir eine Reihe von Studien zu den Themen Militärpsychiatrie und -psychologie vorgelegt. In der letzten größeren Veröffentlichung »Aufrüstung der Seelen« (1985) haben wir uns mit der Geschichte der beiden Disziplinen in diesem Jahrhundert in Deutschland und in den USA auseinandergesetzt. Das Studium der Akten der Heeressanitätsinspektion aus den Jahren 1935 bis 1945, die im Bundesarchiv-Militärarchiv in Freiburg lagern, hat uns inzwischen einen bedeutend detaillierteren Einblick in die Geschichte der deutschen Militärpsychiatrie der ersten Hälfte unseres Jahrhunderts ermöglicht, um die es hier zum größten Teil gehen wird.

Die Arbeit wurde ermöglicht durch Stipendien der Köhler-Stiftung in Darmstadt und der Werkstiftung in Donauwörth sowie durch eine großzügige Zuwendung von Prof. Dr. Johannes Cremerius aus Freiburg. Gedankt sei auch Herrn Prof. Dr. Kluge aus Freiburg und Herrn Prof. Dr. Faust aus Müllheim für ihre mündlichen Mitteilungen und Berichte sowie Herrn Dr. Pehle vom Fischer Taschenbuch Verlag für seine kluge, geduldige Hilfe.

Burkheim/Hamburg, im Frühjahr 1996

Peter Riedesser
Axel Verderber

1. Die Entstehung des Sanitätswesens und der Militärpsychiatrie

»Reparatur des Schadhaften, Ausrangirung des Unbrauchbaren«

Das frühe Mittelalter kannte in Deutschland noch kein organisiertes Sanitätswesen. Ritter wie Knechte der frühen Vasallenheere hatten sich selbst zu bewaffnen und zu verpflegen und blieben auch dann weitgehend auf sich selbst gestellt, wenn sie verwundet oder krank wurden. Zum einen bot der damalige Stand der ärztlichen Kunst keine wirkliche Hilfe, zum anderen waren die Kriege begrenzt, die kriegführenden Parteien bestanden jeweils höchstens aus einigen hundert Mann: Ein gut organisiertes und auf hohem Niveau stehendes Sanitätswesen hätte keinen entscheidenden taktischen Vorteil gebracht.

Dies änderte sich, als etwa vom 10. Jahrhundert an die kriegerischen Unternehmungen umfangreicher und damit die Heere größer wurden: Man setzte Krankenträger ein, die Verwundeten und Kranken wurden von Badern behandelt. Die Pflege des Aussätzigen übernahm der Orden des Heiligen Lazarus; das noch heute im Sanitätswesen gebräuchliche Wort Lazarett leitet sich davon ab.

Die allmähliche Ablösung der Ritterheere durch Söldnerhaufen im ausgehenden Mittelalter schuf dann erneut eine veränderte Situation. Sowohl auf seiten der Landsknechte selbst als auch bei deren Herren, welche sie für viel Geld angeworben und zu unterhalten hatten, bestand großes Interesse an einer möglichst effektiven medizinischen Versorgung; für die einen, weil ihre Kampfkraft für sie **die** Existenzgrundlage war – ein Invalide hatte keine Chance auf eine neue Anwerbung –, für die anderen, weil sie den Sold während der Krankheitszeit weiterzahlen und Ersatzleute anwerben mußten.[1] Die Heerführer stellten Ärzte, Wundärzte, Feldschere und Hilfspersonal ein, die in hierarchischer Ordnung – vom »Obersten Feldarzt« bis zum Gehilfen des Feldschers – für die medizinische Betreuung der Landsknechte zu sorgen hatten. Es entwickelten sich Ansätze eines Verwundetentransportsystems: Frauen und Knaben aus dem Troß mußten die Verwundeten aus dem Schlachtgetümmel heraustragen, was jedoch weniger humane oder medizinische als militärische Gründe hatte: Die ohnehin nur schwach ausgeprägte Kampfmotivation der gekauften Landsknechte sollte durch den Anblick von Toten und Verwundeten nicht noch weiter gemindert werden.

Dieser ersten bescheidenen Blüte des Sanitätswesens in Deutschland folgte ein langer Niedergang mit dem Tiefpunkt der völligen Auflösung im Dreißigjährigen Krieg. Erst die Ablösung des mittelalterlichen Feudalstaates durch den Absolutismus brachte den Wiederaufstieg. Die absolutistischen Fürsten hielten sich stehende Heere von angeworbenen oder zum Dienst gepreßten Soldaten, die auch in Friedenszeiten nicht entlassen wurden. Dies erforderte einen hohen materiellen Aufwand, und der Verlust eines Soldaten bedeutete auch einen empfindlichen finanziellen Verlust. Die Heilung und Gesunderhaltung der Soldaten gewann eine höhere Bedeutung auch in Friedenszeiten, was zu einer Neuorganisation des Sanitätswesens führte. Ring bezeichnete das stehende Heer als »die eigentliche Geburtsstätte des militärischen Gesundheitswesens und des militärärztlichen Standes«.[2] Die Ausbildung der Ärzte und Feldschere wurde nach und nach verbessert, und durch die Schaffung eines hierarchischen Systems im Sanitätswesen konnte die Tätigkeit des einzelnen Arztes leichter überwacht werden. Das Ansehen des Militärärztestandes war jedoch nach wie vor gering: »Noch im Siebenjährigen Kriege glaubte man den Unterärzten bei der Armee keinen höheren Rang als den der Tambours anweisen zu dürfen; wenn einem dieser ›Feldscheerer‹ einer der Garde-Grenadiere starb, so wartete seiner unausbleiblich die Fuchtel«, schrieb der Chirurg Billroth.[3]

Preußen, das bei der Entwicklung des Sanitätswesens in Deutschland eine Vorreiterrolle spielte, hatte bereits 1726 das Fortbringen der Verwundeten vom Schlachtfeld vor dem Ende der Schlacht verboten: »Wenn die Bataille vorbey ist, soll ein jedes Regiment seine Blessirten sogleich aufsuchen und nach einem gewissen Ort bringen lassen, damit sie können verbunden und in Acht genommen werden; während der Schlacht soll kein Blessirter weggebracht werden.«[4]

Die häufig zum Dienst gepreßten Soldaten, die überdies, der Taktik der damaligen Zeit entsprechend in Linie aufgestellt, dem Feuer der gegnerischen Truppen ungeschützt ausgesetzt waren, ergriffen nur zu gerne die Gelegenheit, aus der Gefahrenzone herauszukommen, indem sie einen verwundeten Kameraden nach hinten trugen. Auf diese Weise wurde die Feuerlinie zusätzlich um jeweils zwei gesunde, kampffähige

Soldaten geschwächt. Außerdem wurde diese Rückwärtsbewegung von der Truppe nicht selten als Signal zur allgemeinen Flucht mißdeutet.

Die Koalitionskriege gegen die Französische Revolution und schließlich die Niederlagen der Preußen gegen die napoleonischen Armeen in den Jahren 1806/1807 zeigten, daß das preußische Militär den dynamischeren bürgerlichen Revolutionsarmeen Frankreichs weit unterlegen war. Die nach dem Zusammenbruch Preußens begonnenen Heeresreformen, die unter anderem einen Abbau der Adelsprivilegien hinsichtlich der Offiziersränge bewirkten, erfaßten auch das Sanitätswesen: Die Chirurgie wurde vom Barbier-/Badergewerbe getrennt, was wesentlich zu einer Steigerung des Ansehens der Heereschirurgen beitrug. Zusätzlich verbesserte man die militärärztliche Ausbildung; das »Medizinisch-Chirurgische Friedrich-Wilhelms-Institut«, auch Pépinière genannt,[5] war vom Generalchirurgus Johann Goercke bereits 1795 gegründet worden; die »Medicinisch-chirurgische Academie für das Militair« kam 1811 hinzu. Das System der Feldlazarette wurde ebenfalls weiter ausgebaut, war jedoch den ungeheuren Zahlen von Verwundeten und Kranken im napoleonischen Rußlandfeldzug – seiner ersten großen Bewährungsprobe – noch nicht gewachsen.

In den Befreiungskriegen erwiesen sich die Reformen des Sanitätswesens jedoch insgesamt als nützlich. Daß das Wohl des einzelnen Soldaten, sofern es nicht gleichzeitig der Schlagkraft der Armee dienlich war, dabei weiterhin überhaupt keine Rolle spielte, zeigt der Bericht des Majors Doercks, dessen General vor der Völkerschlacht bei Leipzig verboten hatte, »daß Blessirte durch Kameraden zurückgebracht würden, sondern daß jeder Verwundete sich auf die hinter der Armee stattfinden würdende Verbandsplätze [...] selbst zu schleppen suchen müste, indem dies Zurückbringen nur Gelegenheit für Viele sey, sich dem Dienst zu entziehen. Freilich eine harte Maasregel, allein ich fand sie bewährt, als ich später bei den Russen bemerkte, daß jeden Blessirten 2 Gesunde zurückbrachten, die aber nicht wiederkamen und noch mehr als der Verwundete schrieen.«[6] Die Erfahrungen aus dieser Schlacht bewirkten schließlich im Januar 1814 eine Kabinettsorder, nach welcher jede Brigade eine Krankenträgerkompanie aufzustellen hatte. Außerdem waren bereits während der Befreiungskriege neben dem Sanitätswesen Pflegevereine gegründet worden. Ein »Aufruf an die Frauen im preußischen Staat«, von neun deutschen Prinzessinnen im Jahr 1813 verfaßt, hatte damals die Bildung zahlreicher vaterländischer Frauenvereine angeregt. Diese erbrachten in der Kranken- und Verwundetenpflege sowie bei der Beschaffung von Nahrungsmitteln, Kleidung und Ausrüstungsgegenständen zum Zwecke der Gesunderhaltung der Soldaten beachtliche Leistungen, lösten sich jedoch nach dem Ende der Kriege wieder auf.[7]

In den Jahrzehnten der Restauration nach 1815 stagnierte die Entwicklung des preußischen Heeressanitätswesens erneut. Besonders die von den Ärzten erstrebte Gleichstellung mit den Offizieren wurde nicht realisiert. Sie hatten zwar seit 1808/1809 Offiziersränge inne, rangierten jedoch hinter dem Offizier mit dem geringsten Dienstalter des jeweiligen Ranges. Noch im Jahr 1859 beklagte sich Billroth bitter über diese Zurücksetzung: »Die Stellung der Aerzte ist (...) in der preußischen Armee eine unwürdige; ein gehöriger Krieg, eine blutige Schlacht, wo Hunderte von hochadligen Officieren jammervoll daliegen und sehnsuchtsvoll jeden Morgen den Arzt erwarten, wird das schon ändern.«[8]

Die Änderung begann sich abzuzeichnen, als sich Preußen in den Jahren 1859/1860 anschickte, sein Heer zu reorganisieren, um im Konkurrenzkampf der europäischen Großmächte mithalten zu können. Eine eigens eingesetzte Kommission, die das »Reglement über den Dienst der Krankenpflege im Felde« (1860) ausarbeitete, hatte sich mit veränderten Kriegsbedingungen auseinanderzusetzen: Die Armeen waren größer geworden, Taktik und Strategie hatten sich verändert. Vor allem aber zeitigten die Fortschritte in der Waffenentwicklung, wie sich in den beiden großen Kriegen der 50er Jahre des 19. Jahrhunderts, dem Krimkrieg und dem Italienischen Krieg, erwiesen hatte, immer blutigere Ergebnisse, mit denen die traditionellen Sanitätsdienste nicht fertig wurden. Mit dem neuen Reglement wurde – damals einmalig in Europa – konsequent das Prinzip der ärztlichen Leitung durchgesetzt; der Sanitätsdienst wurde neu organisiert, um sowohl die Betreuung und Versorgung der Verwundeten auf dem Schlachtfeld als auch den Abtransport der die Operationen der Armee behindernden Kranken und Verwundeten sicherzustellen. Auf englischer Seite stand während des Krimkrieges eine bis dahin nicht gekannte Zahl und Schwere der Verwundungen einem auf solche Verhältnisse völlig unzureichend vorbereiteten Sanitätsdienst gegenüber. Die Öffentlichkeit war empört über diese Zustände, und die militärische Führung sandte schließlich eine Gruppe von Krankenschwestern unter der Leitung von Florence

Nightingale in das Kriegsgebiet. Deren Einsatz war trotz der ablehnenden Haltung der Sanitätsoffiziere, denen die Schwestern unterstellt waren, sehr erfolgreich. Dieser Erfolg und die auch nach dem Krieg konsequent fortgeführte Arbeit Florence Nightingales an der Verbesserung der Ausbildung führten dazu, daß sich das Bild der Krankenschwester in der Gesellschaft wandelte. Bis dahin war die geringgeschätzte Arbeit der Verwundetenpflege von Frauen der untersten Gesellschaftsschichten, vor allem von Prostituierten, verrichtet worden. Nun konnten sich auch Damen des Adels, wenngleich eingebunden in die Befehlshierarchie des Sanitätswesens, aufopfernd helfend betätigen.[9] Im amerikanischen Bürgerkrieg machte sich die Führung die enorme spontane Hilfsbereitschaft der Bevölkerung – es gründeten sich ca. 32000 Frauenkomitees – durch die straffe Organisation der Frauenvereine und deren absolute Unterstellung unter die militärische Befehlsgewalt erstmals in großem Stil zunutze. Der Erfolg dieser Maßnahmen machte sie zum Vorbild für andere Staaten; die freiwillige Hilfe, die meist effektiver war als das Sanitätswesen, wurde durch die Integration in das militärische System für dessen Ziele nutzbar gemacht. Dies gelang um so leichter, als die ursprünglich rein humanitären Motive der Helfer(innen) allmählich von nationalem Konkurrenzdenken überlagert wurden: Nicht nur die eigene Armee, auch die Pflege der eigenen Verwundeten sollte der des Gegners überlegen sein.[10]

Der Schweizer Bankier Henry Dunant war im Jahr 1859 Augenzeuge der Schlacht von Solferino im Italienischen Krieg zwischen Frankreich und Österreich. Entsetzt über die furchtbaren Opfer, welche diese Schlacht forderte – 80000 von 300000 Soldaten wurden verwundet –, und über die katastrophale medizinische Versorgung der Verwundeten, organisierte er mit Hilfe der Bevölkerung aus der Umgebung des Schlachtfeldes eine Hilfsaktion. Die Erlebnisse bei Solferino beeindruckten Dunant nachhaltig. Unter hohem persönlichen Einsatz brachte er 1863 in Genf internationale Verhandlungen zustande, deren Ergebnis die 1864 von 16 Staaten unterzeichnete »Genfer Konvention« war: Verwundete, Sanitätspersonal, Sanitätseinrichtungen und Zivilpersonen, die Verwundete pflegten, sollten neutral sein, verwundete feindliche Soldaten sollten entweder versorgt oder in ihre eigenen Linien zurückgeschickt werden. Als Merkmal zur Unterscheidung zwischen Sanitätspersonal und -einrichtungen und dem übrigen Militär wurde das rote Kreuz auf weißem Grund eingeführt. In Deutschland entwikkelte sich das Rote Kreuz zunächst aus Frauenvereinen, die auch im Frieden weiterbestanden, und später auch aus freiwilligen Männervereinigungen. Diese Vereinigungen bewährten sich in den preußischen Kriegen der 60er Jahre und im Deutsch-Französischen Krieg 1870/1871. Sie erwiesen sich, wie schon die Frauenkomitees des amerikanischen Bürgerkriegs, als dem Sanitätswesen sogar überlegen. Im Jahrzehnt nach diesem Krieg wurden die gesetzlichen Regelungen geschaffen – gipfelnd in der »Kriegssanitätsordnung« von 1878 –, welche die freiwillige Hilfe im Kriegsfall dem militärischen Oberbefehl unterstellten und die Hilfsbereitschaft von Privatpersonen auf diese Weise endgültig nationalen und militärischen Zwecken unterordneten.[11]

Nun stellte sich noch die Frage nach der Gewinnung des dringend benötigten zusätzlichen ärztlichen Personals, denn die Zahl der Berufssanitätsoffiziere reichte im Kriegsfall bei weitem nicht aus. Im Deutsch-Französischen Krieg spielte hier die berufsständische Interessenlage eine nicht unbedeutende Rolle. Bei Ausbruch des Krieges eilten nicht nur zahlreiche im Inland ansässige, aber nicht einberufene Zivilärzte zum Kriegsschauplatz, sondern auch viele, die im Frieden im neutralen Ausland tätig gewesen waren. Vordergründige Motivation war die »nationale Sache«. Jedoch hinter dem Phänomen des oft blanken Chauvinismus[12] verbarg sich handfestes standespolitisches Interesse: Der weitere soziale Aufstieg der Chirurgen und Bader zum Ärztestand mit seinem Sozialprestige und seinen Verdienstmöglichkeiten sollte auf diesem Wege gefördert werden; das hohe Ansehen des Offiziers im preußischen Staat sollte dabei als Vehikel dienen.[13] Zum etwa 1500 Ärzte umfassenden Berufssanitätskorps stießen im Laufe des Krieges ungefähr 7000 Zivilärzte. Im Ersten Weltkrieg waren dann von den mehr als 26000 eingesetzten Ärzten auf deutscher Seite nur etwa die Hälfte Berufssanitätsoffiziere und Reservisten.[14]

Während der bürgerlichen Revolution von 1848 hatte die Mehrzahl der deutschen Ärzte noch auf der Seite der Demokraten gestanden. Einige von ihnen waren sogar unter den Anführern zu finden gewesen, wie Johann Jacoby. Bis in die 60er Jahre des 19. Jahrhunderts standen viele Ärzte zusammen mit anderen Angehörigen des deutschen Bildungsbürgertums im Lager der fortschrittlichen und freisinnigen Kräfte; in ihren Reihen befanden sich auch Pazifisten. Die Reformen der ärztlichen Standesverhältnisse, welche in den folgenden beiden Jahrzehnten nach und nach von staatlicher Seite durchgeführt wurden,

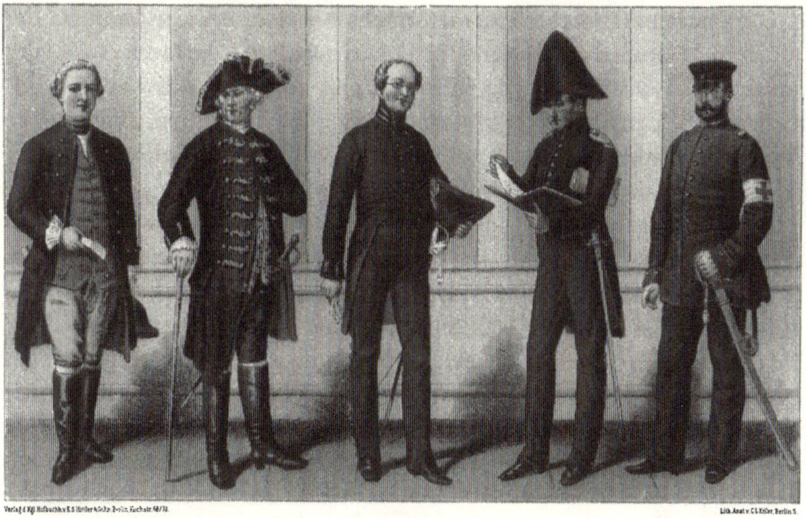

Abb. 1 Jünger des Hippokrates?

veranlaßten jedoch einen beträchtlichen Teil der Ärzteschaft, sich mehr und mehr den politischen und gesellschaftlichen Eliten anzunähern. Die wachsende Angst vor dem aufkommenden Proletariat und die außenpolitischen und militärischen Erfolge der Regierung Bismarcks trieben viele Ärzte ins nationalistische Lager.[15] Schließlich brachten der siegreich verlaufene Deutsch-Französische Krieg und die Reichsgründung die Ärzteschaft fast geschlossen auf die Seite der herrschenden Klassen – der Junkerschaft und des Bürgertums – des Kaiserreiches. Die demokratischen Ideale der Revolutionszeit hatten die meisten Ärzte zugunsten der gesellschaftlichen und ökonomischen Etablierung aufgegeben, und sie standen nun bereit, ihre Kenntnisse und ihre Dienste dem Staat zur Verfügung zu stellen. Ihre Fortschrittlichkeit beschränkte sich von nun an auf das Vorwärtstreiben der naturwissenschaftlichen Erkenntnis. Wie andere Gruppen des Bildungsbürgertums des wilhelminischen Zeitalters zeichnete sich die Masse der nun auch berufsständisch organisierten Ärzte durch einen zum Chauvinismus gesteigerten Nationalismus aus, gepaart mit uneingeschränkter Kriegsbereitschaft, ja Kriegsbegeisterung.

Die enormen Fortschritte der medizinischen Wissenschaft in der zweiten Hälfte des vergangenen Jahrhunderts, besonders in der Ursachenerkenntnis und der Entwicklung von Methoden zur Verhütung und Bekämpfung der großen Seuchen, hatten zudem einen neuen Arzttyp entstehen lassen: den Hüter der »Volksgesundheit«, einen Medizinalbeamten, der mit Maßnahmen wie der Schaffung einer keimfreien Wasserversorgung oder mit Impfungen weitaus mehr erreichen konnte als mit der Behandlung des Individuums. Folgerichtig neigte er dazu, sich weniger dem einzelnen Patienten als dem »Volksganzen« verpflichtet zu fühlen.[16] Im militärischen Bereich veranlaßte diese Sichtweise nicht wenige Ärzte, den Soldaten in seiner Eigenschaft als menschliches Wesen gänzlich aus den Augen zu verlieren. Er wurde zum »Kriegsmaterial« – wenn auch zum »edelsten und kostbarsten«. Der Oberstabsarzt Friedrich Kratz, von dem die zitierten Begriffe stammen,[17] hat diese Reduktion des Menschen auf seinen rein materiellen Nutzen konsequent weitergedacht. Sind Soldaten »Kriegsmaterial«, so sind die Militärärzte im Grunde nichts weiter als Materialverwalter mit entsprechenden Aufgaben: »Fassen wir den Beruf des Militairarztes als ökonomischen Verwalters des militairischen Menschenmaterials ins Auge, so ergeben sich nach Analogie anderer Materialverwaltungen leicht die einzelnen Richtungen seiner Thätigkeit [...]: 1. Erhaltung des Bestandes, 2. Reparatur des Schadhaften, 3. Ausrangirung des Unbrauchbaren, 4. Ersatz des Ausrangirten, 5. Rechnungslegung.«[18] Ziel aller Bemühungen eines solchen ärztlichen Materialverwalters ist die Förderung der »Schlagfertigkeit der Armee«. Demgegenüber sind »alle anderen Rücksichten [...] von untergeordneter Bedeutung«; das »Individuum *darf* nicht berücksichtigt werden«. Nebenbei sollen diese »Grundsätze« geeignet sein, »dem Sanitätscorps in dem großen Militairorganismus die so sehnlichst begehrte Stellung eines gleichberechtigten Faktors zu sichern«.[19]

Ein weiteres wichtiges Fundament der menschenverachtenden deutschen Sanitätsideologie des 20. Jahrhunderts wurde in diesen Jahrzehnten gelegt: die fatale Fehlinterpretation der Evolutionstheorie Darwins. Dessen Begriff vom »Kampf ums Dasein« wurde unkritisch von biologischen Systemen auf die menschliche Gesellschaft (zurück)übertragen[20] und ein »Recht des Stärkeren« sowohl im Zusammenleben von Individuen als auch im Zusammenleben der Völker daraus abgeleitet. Gesellschaftliche Prozesse ebenso wie die Schicksale der Völker sind nach dieser Lehre bestimmt von den Gesetzen der freien Wildbahn. Der Schutz von Individuen, die diesem Kampf nicht gewachsen waren, wurde als schädlich für die Selbstbehauptung und »Aufartung« des Volkes gesehen. Schlagworte wie »gezielte Bevölkerungspolitik«, »Verhinderung der Fortpflanzung der Minderwertigen« und »Vernichtung lebensunwerten Lebens«, die in Deutschland in der ersten Hälfte des 20. Jahrhunderts so entsetzliche Folgen haben sollten, fanden bereits am Ende des 19. Jahrhunderts lebhaften Widerhall in der deutschen Ärzteschaft, nicht zuletzt in der Psychiatrie.

Mediziner, nämlich Alfred Ploetz und Wilhelm Schallmayer, waren es auch, die den Begriff »Rassenhygiene« in die Diskussion einführten. Ploetz verwarf die Krankenpflege und den Schutz von Schwachen und Behinderten als »humane Gefühlsduseleien«, welche »nur die Wirksamkeit der natürlichen Zuchtwahl« hinderten oder verzögerten. Kranken- und Rentenversicherung könnten nur die Mißbilligung des Rassenhygienikers finden, denn der »Kampf ums Dasein muß in seiner vollen Schärfe erhalten bleiben, wenn wir uns rasch vervollkommnen sollen [...]«. Revolutionen, »besonders solche, in denen das Princip der Gleichberechtigung der Schwachen Zeugniss seiner unwiderstehlich wachsenden Kraft ablegt«, seien »eine unnöthige Zerstörung guter Individuen«. Allerdings: »Gegen die Kriege wird er [der Rassenhygieniker, d. A.] weniger etwas haben, da sie eines der Mittel im Kampf ums Dasein der Völker bilden. Nur wird er darauf dringen, daß entweder mit Söldnerheeren gekämpft wird, oder dass die Aushebung beim System der allgemeinen Wehrpflicht so umfassend wie möglich ist, um recht viele auch der schlechteren Individuen ins Heer zu bekommen, so dass der Nachtheil für die guten Convarianten nicht zu stark wird. Während des Feldzugs wäre es dann gut, die besonders zusammengereihten schlechten Varianten an die Stellen zu bringen, wo man hauptsächlich Kanonenfutter braucht.«[21] Während des Ersten Weltkrieges jedoch wurde die Ansicht von der »natürlichen aufartenden« Rolle des Krieges im Schicksal der Völker relativiert. Die gewaltigen Materialschlachten dieses Krieges machten keinen Unterschied zwischen den vermeintlich »rassisch Hochwertigen« und den »Minderwertigen«. Sie wirkten somit – im Jargon der Rassenhygieniker ausgedrückt – eher »kontraselektorisch«, worauf besonders nachdrücklich der pazifistische Arzt Georg Friedrich Nicolai hinwies.[22]

Solche vereinzelten kritischen und warnenden Stimmen taten der Begeisterung, mit der die deutsche Ärzteschaft den Beginn des Ersten Weltkrieges begrüßte, keinen Abbruch. Politische und militärische Führung mußten sich nicht allein auf die allgemeine chauvinistische Hysterie verlassen, die auch die Ärzte erfaßt hatte, sondern konnten bei diesen mit einer langfristigen, standesbedingten Interessengemeinschaft rechnen. Die deutsche Medizin unterstützte wie alle anderen gesellschaftlichen Gruppen die aggressive und expansionistische Kriegspolitik des Reiches, zumal sie sich von dieser Vorteile für ihren Stand und ihre Wissenschaft erhoffte. Der Krieg würde ein großes Experimentierfeld zur Förderung des medizinischen Fortschritts, nicht zuletzt auf dem Gebiet der »Rassenhygiene«, darstellen und so der Wissenschaft selbst ebenso wie einzelnen Fachrichtungen und Forschern zu größerem Ansehen verhelfen. Eine weitere Quelle vermehrter Reputation sollte die nun endlich erfolgte volle Integration der Ärzte in die Offiziersränge sein. Der letzte Schritt dorthin war die Anordnung, daß Truppenformationen auch den Arztoffizieren die Ehrenbezeigung zu erweisen hatten, was heute von den Traditionspflegern der Bundeswehr als ein wichtiger Markierungspunkt in der Geschichte des Santitätswesens angesehen wird.[23]

Die institutionellen Voraussetzungen für die Integration der akademischen Medizin in das Militärwesen waren bereits in den Jahrzehnten zuvor geschaffen worden: 1852 wurden die Absolventen der militärärztlichen Bildungsanstalten durch Reform der Prüfungsordnung den Ärzten mit Universitätsabschluß gleichgestellt. 1895 wurde die »Kaiser-Wilhelm-Akademie für das militärärztliche Bildungswesen« (KWA) durch den Zusammenschluß des »Medizinisch-Chirurgischen Friedrich-Wilhelms-Instituts« (»Pépinière«) und der »Medizinisch-Chirurgischen Academie für das Militair« gebildet. 1901 wurde ihr ein wissenschaftlicher Senat beigeordnet, in dessen Mitgliederlisten sich die Elite der damaligen Medizin eintrug, u. a. von Bergmann, Czerny, Fraenkel, Gaffky, Robert Koch, Rehn, Virchow und von Waldeyer.[24]

Die Entwicklung der Militärpsychiatrie bis zum Ersten Weltkrieg

Beobachtungen psychischer Störungen bei Soldaten hatten bereits nach dem Preußisch-Österreichischen Krieg von 1866 und nach dem Deutsch-Französischen Krieg 1870/1971 Niederschlag in den psychiatrischen Fachorganen in Form von Einzelfallstudien und epidemiologischen Untersuchungen gefunden.[25] Der Studienplan der militärärztlichen Bildungsanstalten aus dem Jahre 1875 enthielt im zweiten Semester vier Wochenstunden Psychologievorlesungen und im siebten Semester sechs Stunden Klinik der Geistes- und Nervenkrankheiten.[26] Von der Anerkennung als Spezialdisziplin der Militärmedizin, wie sie Chirurgie, Hygiene oder die Lehre von den Infektionskrankheiten bereits genossen, war die Psychiatrie damals allerdings noch weit entfernt. Wirklich interessant wurde sie für die Armee erst um die Jahrhundertwende, als ihre theoretischen Grundlagen so weit gefestigt schienen, daß sie in der Lage sein mochte, diagnostische und präventive Aufgaben zu übernehmen. Sichtbarer Ausdruck dieses Vertrauens war die Kommandierung zweier junger Sanitätsoffiziere an psychiatrische Kliniken.[27] Deren erste Veröffentlichungen[28] befaßten sich vor allem mit den Möglichkeiten zur Erkennung und Aussonderung von psychisch ungeeigneten Rekruten bei der Musterung. Stier präsentierte einen Katalog von Maßnahmen[29] (u. a. Vermerke in der Stammrolle über frühere Aufenthalte in psychiatrischen Kliniken und Hilfsschulen sowie über »Degenerationszeichen« wie angewachsene Ohrläppchen, asymmetrische Fleckung der Iris, Anomalien der Zahnbildung und Zahnstellung, Linkshändigkeit). Der wissenschaftliche Senat der Kaiser-Wilhelm-Akademie setzte die Vorschläge in Bestimmungen um:

1. Alle Leiter von Hilfsschulen hatten die Abgangszeugnisse und andere persönliche Beurteilungen über die Schüler nach deren Schulentlassung der Ersatzbehörde zugänglich zu machen.
2. Alle aus »Heilanstalten für Geisteskranke, Schwachsinnige und Epileptiker« entlassenen Patienten im militärpflichtigen Alter mußten unverzüglich an die Ersatzbehörden gemeldet werden.[30]

J. L. A. Kochs grundlegende Werke über die »geistigen Minderwertigkeiten«, die in den 90er Jahren des 19. Jahrhunderts erschienen waren, dienten den ersten Militärpsychiatern als Leitfaden für die Beurteilung von Rekruten und Soldaten.[31] Die aufgrund psychischer Mängel »Auszusondernden« wurden in zwei Gruppen eingeteilt, die »Schwachsinnigen« und die »Psychopathen«, wobei die Entscheidung, wer unter welche dieser Kategorien fiel oder wer als geistig »vollwertig« zu gelten hatte, allein aufgrund militärischer Kriterien gefällt wurde: »Im besonderen erfordert die willige und nie versagende Unterordnung unter die straffen Formen der militärischen Disziplin ein gewisses Maß nicht nur von Intelligenz, sondern auch von sittlichem Fühlen.«[32] Das darin aufscheinende Menschenbild sollte grundlegend bleiben: Die Beurteilung des Menschen nach seinem »sozialen Wert« für das Militär[33] wurde zur Richtschnur, an der sich die deutsche Militärpsychiatrie im 20. Jahrhundert orientieren sollte.

2. Die deutsche Militärpsychiatrie im Ersten Weltkrieg

Der Ausbruch der »Kriegsneurosen«

Schon wenige Wochen nach Beginn des Ersten Weltkrieges traten psychische Massenerscheinungen unter den zumeist aus den mittleren und oberen Schichten stammenden jungen Kriegsfreiwilligen der deutschen Reichswehr auf. Unter dem Eindruck der modernen Maschinenwaffen, Flammenwerfer, der enormen Sprengkraft der Artilleriegranaten und der verheerenden Auswirkungen dieser Waffen machte die anfängliche chauvinistische Kriegsbegeisterung der jungen Leute bald Angst und Entsetzen Platz. Diese seelischen Traumatisierungen kamen in grotesken und dramatischen Erscheinungen zum Ausdruck: »Ganze Kompagnien [wurden] von nervösen Zuständen, Weinkrämpfen, Erbrechen usw. befallen«, die Ärzte sahen »Zittern, Schwäche der Beine, Heulen und Lachen in wildem Durcheinander«.[1] Manche Soldaten wurden im Trommelfeuer apathisch oder schliefen einfach ein.[2] Diese Zustände, »Äußerungen einer grauenhaften und in ihrer unabwendbaren Hilflosigkeit besonders qualvollen Lebenslage«,[3] klangen zumeist in den Ruhepausen zwischen den Kämpfen wieder ab.

Nachdem jedoch die deutsche Anfangsoffensive im Westen im ersten Kriegswinter zum Stillstand gekommen und zum Stellungskrieg geworden war, der die Auseinandersetzungen von nun an vier Jahre lang bis zum Kriegsende prägen sollte, breiteten sich affektive Reaktionen wie Epidemien über die ganze Front aus. Deren Manifestationen bildeten häufig die durchlebten Strapazen, Ängste, Verschüttungen und Verwundungen ab: Unaussprechliches, unerhörtes und bisher nie gesehenes Grauen löste Stummheit, Taubheit, Taubstummheit oder Blindheit aus, ohne daß Schädigungen der Sinnesorgane oder der Nerven nachzuweisen waren; Granateinschläge in nächster Nähe und Verschüttungen hinterließen zitternde, ihre Glieder schüttelnde Gestalten; schon leichte Verwundungen führten zur Lähmung des betroffenen Gliedes, die auch anhielt, wenn die Verletzungen der Muskulatur und der Nerven längst verheilt waren; nach langen, zermürbenden und nervenzerrüttenden Monaten an der Front genügten oft geringe schreckauslösende Momente, um schwerste psychische Symptome auszulösen.

In den neurologisch-psychiatrischen Periodika und der einschlägigen Fachliteratur häuften sich die Fallbeschreibungen:

»L. B. Pion.-Bat. 15. Plötzlicher Stimmverlust durch Granatexplosion.«

»F. H. Res.-Inf.-Reg. 247. Verlor Dezember 1915 bei Patrouillengang seine Stimme. Er mußte sich, um vor dem Feind geschützt zu sein, in ein Granatloch verkriechen und stand dort 4 Stunden lang fast bis zum Hals im Wasser. Als er wieder herauskam, war seine Stimme vollständig tonlos.«

»R. P. Inf.-Reg. 93. Im September 1915 zweimal verschüttet. Als er zu sich kam, stellte er zu seinem Schrecken fest, daß 2 tote Kameraden auf ihm lagen. Bald darauf verlor er die Stimme.«[4]

»B.: Im Felde seit April 1915; erst im Osten, dann im Westen: Mitte März 1917 schlug eine Granate so dicht vor ihm ein, daß sein Gewehr zertrümmert wurde; er selbst wurde 15 m hoch in die Luft geschleudert; sofort 3 Stunden bewußtlos. Danach allgemeiner Körpertremor.«

»K.: Diesen Fall führe ich vor, um zu zeigen, wie das Nervensystem langsam zermürbt wird: Es bedarf dann nur eines kleinen Anstoßes und das Zittern und die Lähmungen sind da. – Er war Soldat seit August 1914, immer Stellungskampf im Westen. Schleichend herankommende Nervenschwäche machte sich bemerkbar. Er war dann am 5. November 1916, also nach über 2 Jahren auf aufregendem Horchposten gewesen. Danach unruhiger Schlaf im Unterstand, aus dem er plötzlich durch Anrufen geweckt wurde. Erschrak dabei heftig, konnte sofort nicht aufstehen, da die linke Seite gelähmt war; außerdem stotterte er und hatte Zittern am Oberkörper.«

»Unteroffizier Sch., Lehrer, 36 Jahre alt. 1 Jahr im Westen. Schon vorher sehr ermüdet. Naher Granateinschlag am 28. 12. 1916; fiel um, benommen, schwerhörig, allgemeines Zittern, Tic im rechten Facialisgebiet, ruckweises Einziehen des Kopfes zwischen die Schultern und duckendes Einknicken der Knie als unbewußte Abwehrbewegungen gegen vermeintliche Geschosse, die über den Kopf hinweggehen.«[5]

»19jähriger Unteroffizier, vor Verdun an einem Tag durch Granaten 3mal verschüttet; letztmals abends 10 Uhr. Hört das Herannahen der Granate, sieht sie einschlagen, zittert am ganzen Leib, nimmt wahr, wie 8 Kameraden seiner nächsten Umgebung völlig zerrissen und völlig verstümmelt sind; nach etwa 5 Minuten wird er bewußtlos, wird bewußtlos zum Truppenverbandsplatz getragen, kommt dort nach einigen Stunden zu sich, zittert sofort sehr stark, namentlich rechts, hat pseudospastische Paraparese der Beine mit rechtsseitiger Hemianästhesie.«[6]

Symptomatologie der »Kriegsneurosen«

Die Beschreibung und diagnostische Einordnung der mannigfaltigen Symptome dieser als Kriegsneurosen, traumatische Neurosen, Schreckneurosen, Granatschock, Nervenschock, Kriegshysterie u. a. bezeichneten Phänomene beherrschten die einschlägige Kriegs- und Nachkriegsliteratur. Neben anderen haben sich Binswanger (1922) und Kehrer (1924) an der Aufstellung von »Symptomatologien« der Kriegshysterie versucht. Die folgende, ausschnittsweise wiedergegebene Systematik stammt von Binswanger und ist durch Schilderungen von Kehrer und anderen ergänzt; sie ist in der Terminologie dieser Autoren belassen worden:

1. Die paroxystischen Krankheitsäußerungen:

a. synkopale Anfälle:
manchmal unvermittelt, aber meist nach kurzdauerndem Unwohlsein, Zusammenbruch und Bewußtlosigkeit, meist nach großen Anstrengungen oder Schrecken. Die Anfälle waren ansteckend, so daß es zu Lazarettepidemien kam, aber leicht heilbar; sie konnten schon durch »die Drohung, einer [von Binswanger selbst entwickelten, d. A.] Isolierkur oder der Versetzung auf eine geschlossene Abteilung unterworfen zu werden«, beseitigt werden. Allerdings: »Für den Truppendienst waren diese Patienten verloren.«[7]

b. hysterische Schlafzustände (Lethargie):
Mitten in einer Beschäftigung glitten die Patienten langsam zu Boden und verfielen momentan in einen tiefen Schlaf (narkoleptische Anfälle). Weckreize hatten keine Wirkung. Diese narkoleptischen Anfälle traten gelegentlich sogar unter Trommelfeuer der gegnerischen Artillerie auf.

c. hystero-somnambule Anfälle (Dämmerzustände):
Träume, die Kriegserlebnisse widerspiegelten und mit heftigsten

motorischen Entladungen einhergingen. Sie konnten sowohl während des Nachtschlafs als auch im wachen Zustand auftreten.

d. reine hysterokataleptische Anfälle (kataleptische Starre mit flexibilitas cerea):
   Die Patienten behielten selbst unbequeme, passiv herbeigeführte Stellungen und Haltungen bei.

e. echte (isolierte) konvulsivische Anfälle mit tiefer Bewußtseinsstörung:
   Hier traten neben den Krämpfen auch Schleuderbewegungen des Rumpfes, Flügelschlagen der Arme, Stoß- und Strampelbewegungen der Beine oder Verzerrungen und Verdrehungen des Rumpfes und der Glieder auf.

2. Die nicht paroxystischen Krankheitserscheinungen (hysterosomatische Störungen):

a. hysterischer Schütteltremor:
   eines der häufigsten Krankheitsbilder des Ersten Weltkrieges: Die Patienten zitterten sehr heftig an einem oder mehreren Gliedmaßen (»Kriegszitterer«); die Bewegungen konnten sich bis zum Schütteln steigern.

b. Hyperalgesien:
   Sie waren teilweise so stark, daß die betroffenen Glieder nicht mehr benutzt werden konnten, weil sich schlaffe oder spastische Lähmungen oder Kontrakturen bilden.

c. hysterische Gehstörungen:
   Sie reichten von leichten Störungen bis hin zur völligen Unfähigkeit zu stehen (= Astasie) oder zu gehen (= Abasie), obwohl die Beinmuskulatur und deren Innervation voll intakt waren.

d. schlaffe Lähmungen einhergehend mit Empfindungslosigkeit der betroffenen Glieder.

e. Kontrakturen.

f. intermittierende Muskelkrämpfe:
   u. a. Kopfzucken (»alle 3–4 Sekunden sehen wir letzteren [den Kopf, d. A.] mit einem scharfen Ruck durch Kontraktion der seitlichen Halsmuskeln nach rechts gedreht«[8]) und Liderzucken, neurotischer Veitstanz, tic-artige Zuckungen.

g. hysterische Aphonie, hysterisches Stottern, hysterischer Mutismus.

h. sensorielle Störungen:

Gehörstörungen (u. a. Druckgefühl in den Ohren, Ohrensausen, Schwindel, Brechreiz, Taubheit, Taubstummheit); Sehstörungen bis hin zur Blindheit.

i. Respirationsstörungen.
j. angioneurotische Störungen.
k. sekretorische Störungen:
Bettnässen, Erbrechen, Durchfall, hormonale Störungen, Stoffwechselstörungen.[9]

Mit zunehmender Kriegsdauer wurden immer mehr Soldaten von diesen Symptomen erfaßt, als würden sie sich gegenseitig infizieren. Die militärische und die politische Führung begannen, um die Schlagkraft der Armee, die Stabilität der Front und den Durchhaltewillen in der Heimat zu fürchten. Nun waren die Psychiater und Neurologen gefordert, die, wie die meisten ihrer Kollegen aus den anderen medizinischen Disziplinen, den Ausbruch des Krieges begeistert begrüßt hatten. Die Konfrontation mit den »Kriegsneurosen« trieb jedoch zunächst einmal den Streit um die »traumatischen Neurosen«, der seit mehreren Jahrzehnten schwelte und dessen Front sich quer durch die Gruppe der Neuropsychiater zog, auf die Spitze.

Die »traumatischen Neurosen«: Von der »railway spine« zur »Kriegsneurose«

Zum Verständnis des diagnostischen und therapeutischen Vorgehens der deutschen Neuropsychiater gegen die beschriebenen psychischen Massenphänomene erscheint ein Überblick über die Entwicklungsgeschichte der »traumatischen Neurosen«, zu denen die »Kriegsneurosen« gezählt wurden, unerläßlich. Esther Fischer-Homberger hat eine grundlegende Arbeit zu diesem Thema vorgelegt,[10] an welcher sich der folgende kurze Exkurs orientiert.

Als sich etwa ab Mitte des 19. Jahrhunderts schwere und langanhaltende physische und psychische Folgen bei Personen häuften, die Unfälle – besonders mit der Eisenbahn – erlitten, aber eher leichte Verletzungen davongetragen hatten, führten die Ärzte diese auf Irritationen des Rückenmarks zurück und nannten sie »railway spine«, also »Eisenbahn-Wirbelsäule«. Sie nahmen an, daß die gewaltigen – vor der Einführung der Eisenbahn nicht gekannten – körperlichen Erschütterungen eines solchen Unfalls Verletzungen des Rückenmarks hervorrufen könnten, aus welchen dann die beobachteten Symptome resultierten. Die naturwissenschaftliche Medizin, in deren stürmischer Aufstiegsphase diese Phänomene auftraten, neigte dazu, die psychischen Veränderungen auf Veränderungen des anatomischen Substrats zurückzuführen. Der Nachweis eines solchen pathologischen Substrats im Rückenmark erwies sich jedoch als unmöglich, so daß man die vermutete Ursache zunächst vom Rückenmark ins Gehirn verlegte. Als jedoch selbst mit den immer weiter verfeinerten Untersuchungsmethoden auch dort nur selten pathologische Veränderungen gefunden werden konnten, nahm man an, daß die gewaltigen Erschütterungen der Unfälle Störungen in der molekularen Struktur des zentralen Nervensystems verursachten. Man glaubte, diese Störungen würden sich dann auf das Affektleben und auf die motorischen, vasomotorischen, sekretorischen und sensorischen Funktionen der Unfallopfer auswirken und Symptome hervorrufen, die man bis dahin meist in die Kategorien Hysterie und Hypochondrie eingeordnet hatte. Man hielt es lediglich für eine Frage der Zeit und der Entwicklung besser geeigneter Untersuchungsmethoden, bis es gelingen würde, diese molekularen Veränderungen auch nachzuweisen. Der herausragende Verfechter der Theorie von der körperlichen Verursachung der »traumatischen Neurose« in der deutschen Medizin war der bedeutende Neurologe Oppenheim, welcher diesen Begriff auch prägte.[11]

Innerhalb dieser medizinisch-naturwissenschaftlichen Schule entwickelte sich bald eine konkurrierende Betrachtungsweise, die ebenso psychische Erschütterungen als Auslöser der »traumatischen Neurose« gelten lassen wollte. Diese Anschauung resultierte aus der Beobachtung, daß viele Unfallopfer die »hysterischen Symptome« auch dann entwickelten, wenn der Unfall nur geringfügig gewesen war und nur leichte körperliche Schäden gefunden werden konnten. Als Bindeglied zwischen der psychischen Ursache und der Symptomatik wurde der »Schock« gesehen, ein von der englischen Chirurgie übernommener Begriff. Die Ärzte kannten sehr wohl die Auswirkungen, die ein großer Schreck auf die allgemeine Blutzirkulation und damit auf die Sauerstoffversorgung des Gehirns haben kann, und nahmen nun an, daß entweder die vorübergehende Unterversorgung der Nervenzellen diese schädige oder aber, daß das Nervensystem, ebenso wie die Blutgefäße, direkt durch den Schock beeinflußt würde.

Die erste »Krise der medizinisch-naturwissenschaftlichen Betrachtungsweise«[12] von der Entstehung der »traumatischen Neurose« hatte ihre Ursache dann jedoch nicht allein in logischen und methodischen Problemen, sondern war in besonderem Maße politisch und wirtschaftlich bedingt: Wurde bei einem Opfer eines Eisenbahn- oder Arbeitsunfalls die Diagnose »traumatische Neurose« im Sinne Oppenheims gestellt, so mußte ihm eine Entschädigung oder Rente zugesprochen werden, wodurch der Wirtschaft und den öffentlichen Kassen Kosten entstanden. Die Oppenheimsche Theorie wurde deshalb von verschiedenen Seiten angegriffen und in wesentlichen Teilen in Frage gestellt. Vor allem wurde zunehmend der Verdacht geäußert, die »traumatische Neurose« sei, wenn nicht überhaupt ein Artefakt der Entschädigungspflicht des Unfallverursachers und der Einführung der Unfall- und Rentenversicherung,[13] so doch zumindest für Lügner und Simulanten eine willkommene Möglichkeit, leicht in den Genuß von Renten und Entschädigungszahlungen zu kommen.

Dieser »Simulationsstreit« fand seinen Höhepunkt auf dem 10. Internationalen Ärztekongreß in Berlin 1890. Oppenheim und seine Anhänger gingen davon aus, daß »Unfallneurosen« nur zu einem ganz geringen Teil (ca. 4%) simuliert seien, vor allem deshalb, weil es enorm schwierig sei, sie zu simulieren.

Die Gegenseite, unter anderem Hoffmann und Seeligmüller, hielt die Symptome für leicht simulierbar und rechnete mit einem Simulantenanteil von mehr als 25%. Seeligmüller hatte bereits eine Methode zur »Entlarvung« von Simulanten entwickelt und machte im Vorfeld des Kongresses Vorschläge zur Verhinderung der Krankheitsvortäuschung:

a. Einrichtung von Provinzial-Unfallkrankenhäusern, in welche »auf Verlangen der Berufsgenossenschaft jeder Unfallverletzte, wenn er nicht auf eine Entschädigung verzichten will«, eingewiesen werden könne.
b. Schaffung eines Gesetzes, nach welchem Simulation strafbar sei. »Die Strafen hätten zu bestehen: 1. in Rückzahlung der Unkosten [...] 2. in Gefängnisstrafe mit Zwangsarbeit, 3. in Verlust der bür-

gerlichen Ehrenrechte, 4. in öffentlicher Bekanntmachung des Vergehens und der Strafen durch die gelesensten Zeitungen.«[14]

Es gab aber auch Ärzte, die vor solchen Methoden warnten. Moebius nannte die Seeligmüllerschen Gesetzesvorschläge »eine geradezu entsetzliche Perspektive«, die den Arzt zum »Strafrichter« mache[15]. Die Simulationsnachweismethoden nannte er zutreffend »Foltermittel« und fuhr fort: »Mag man sich eines solchen [Foltermittels, d. A.] etwa des faradischen Pinsels[16] oder kränkender Worte bedienen, immer wird man in Gefahr kommen, ein ungerechtes Urteil zu fällen, den gequälten Kranken in einen scheinbaren Simulanten zu verwandeln [...] Man vergesse doch nicht, daß viele Hexen freiwillig ihr Bündnis mit dem Teufel eingestanden und sich dadurch auf den Scheiterhaufen gebracht haben.«

Solche Stimmen konnten jedoch eine erste Niederlage der Oppenheimschen Schule nicht verhindern. Obwohl sich die Auffassung, die Symptome der »traumatischen Neurose« seien leicht simulierbar, nicht durchsetzen konnte, rückten nach dem Berliner Kongreß immer mehr Neurologen und Psychiater von der Annahme einer rein körperlichen Ursache der »traumatischen Neurose« ab und schlugen sich auf die Seite der Anhänger psychologischer und soziologischer Erklärungsmuster. Einige Neuropsychiater nahmen an, daß auch beim psychisch Gesunden ein Teil der psychischen Vorgänge unbewußt ablaufe – so müsse dem Patienten der Wunsch, krank zu sein, nicht unbedingt bewußt sein. Unter dieser Voraussetzung mußten sie einerseits nicht jeden, der nach einem Unfall neurotische Symptome zeigte, zum Simulanten stempeln, konnten ihm aber andererseits den Krankenstatus mit dessen Privilegien absprechen.[17]

Struempell führte 1895 den Begriff »Begehrungs-Vorstellungen« in die Diskussion ein und gab dieser somit einen entscheidenden Anstoß für die Annahme, daß die Ursache der Unfallfolgen – zumindest zu einem beträchtlichen Teil – beim Kranken selbst zu suchen sei. Bruns nahm diese Anregung auf und stellte die Verbindung zwischen der »Verantwortlichkeit des Kranken für die Krankheit« und Renten- und Entschädigungszahlungen her: »Schieben wir aber bei der Entstehung der Psychoneurose dem Kranken wenigstens bis zu einem gewissen Grade eine eigene Verantwortlichkeit für seine Bewußtseinszustände zu, so hat auch die Gesetzgebung und die Unfallversicherung das

Recht, an dieser Verantwortlichkeit festzuhalten.«[18] Gaupp ging noch einen Schritt weiter und stellte die kausale Beziehung zwischen Trauma und »traumatischer Neurose« überhaupt in Frage.[19]

Bis zum Beginn des Ersten Weltkrieges wurde ein bedeutendes Stück Weges hin zum psychologischen und soziologischen Verständnis der »traumatischen Neurose« zurückgelegt. Damit wurde ein großer Teil der »Schuld« an der Krankheit nicht mehr der Art und Schwere des Traumas, sondern der schlechten Konstitution und/oder dem bösen Willen des Erkrankten selbst zugeschrieben. Kohnstamm prägte das Schlagwort vom »Defekt des Gesundheitsgewissens« als *der* Grundlage der Hysterie, womit er bei einem Großteil seiner Kollegen Anerkennung fand. 1911 faßte Bonhoeffer die Grundlinien der Argumentation zusammen, erweiterte sie teilweise und gab der Diskussion autoritativ die Richtung, in welche sie bis zum Ende des Zweiten Weltkrieges laufen sollte. Er schloß sich der Auffassung Struempells, Gaupps, Bruns' und Kohnstamms im Prinzip an. Kohnstamms Begriff vom Defekt des Gesundheitsgewissens bei der Hysterie bezeichnete er als »wertvoll, wenn auch vielleicht nicht umfassend genug«. Hysterikern fehle nicht lediglich der Wunsch, wieder gesund zu werden, charakteristisch für die Hysterie sei vielmehr in den meisten Fällen der »Wille zur Krankheit«.[20] Außerdem gebe es ebenso außerhalb der Hysterie psychogene Zustände und Krankheitsprozesse.[21] Diese stellte sich Bonhoeffer auf einem Kontinuum zwischen den rein psychogenen oder »ideagenen« hysterischen Erscheinungen und den auf rein körperliche Ursachen zurückgeführten »erblich bedingten« endogenen Psychosen liegend vor. Ein großer Schreck oder eine große physische oder psychische Erschütterung rufe bei gesunden Menschen lediglich einen »vasomotorischen neurotischen Komplex hervor und nicht den hysterischen«. Jener vasomotorische neurotische Komplex sei der einzige psychogene Symptomkomplex, der keiner »psychopathischen Anlage« bedürfe. »Alle anderen psychogenen Zustandsbilder haben den Boden angeborener psychopathischer Konstitution zur Voraussetzung, [...] so daß man, abgesehen von dem obengenannten Symptomkomplex, mit Birnbaum sagen kann, die *psychogene Auslösbarkeit eines psychopathologischen Zustandes ist ein Kriterium der degenerativen Anlage.*«[22] Einfacher ausgedrückt: Wer große seelische oder körperliche Belastungen oder Erschütterungen nicht ertragen kann, ohne psychisch krank zu werden, steht im Verdacht, von Geburt an *minder-*

wertig, ein *Psychopath*[23] zu sein. Er *will krank werden*, und wenn er es einmal ist, mangelt es ihm am Gewissen, das ihm sagt, er sei der Gesellschaft gegenüber verpflichtet, wieder gesund zu werden. Jendrassik ging noch weiter und stellte die Behauptung auf: »Die entstandene Neurose ist der eigentliche Beweis, daß der Mann hysterisch veranlagt war.«[24]

Damit befand sich die Diskussion in – vor allem für die »Neurotiker« – gefährlicher Nähe zu einem Zirkelschluß: Wer infolge traumatisierender Einflüsse psychisch oder psychosomatisch erkrankt, ist psychisch minderwertig, ein Psychopath, denn nur Psychopathen können Belastungen psychisch nicht verkraften. Eine solche Argumentation rückt die Möglichkeit, die Krankheitsursachen primär in der Umwelt des Erkrankten zu suchen, aus dem Blickfeld. Die zusätzliche Annahme von den »Begehrungsvorstellungen«, dem »defekten Gesundheitsgewissen« und dem »Willen zur Krankheit« dieser zu Minderwertigen Erklärten bot dann den Ansatzpunkt für therapeutische und präventive Maßnahmen ganz besonderer Art: Die Eisenbahn- und die Arbeitsunfälle konnte man nur um den Preis erhöhter Investitionen ohne Gewinnaussichten reduzieren. Was man jedoch sogar mit finanziellen Vorteilen für die Gesellschaften beseitigen oder einschränken konnte, war die Möglichkeit des Betroffenen, aus seinem Unfall einen »Gewinn« zu ziehen, sei es in Form einer Rente, einer Entschädigung oder einfach von Schonung durch Zuteilung einer weniger schweren Arbeit.

Bei diesem Stand der Diskussion war die Bezeichnung »traumatische Neurose« für das Krankheitsbild gänzlich unpassend, denn sie widersprach der Absicht, Trauma und Neurose ätiologisch voneinander zu trennen. Kraepelin, der Systematiker der deutschen Psychiatrie, versuchte, hier Abhilfe zu schaffen, indem er den Begriff »Schreckneurose« einführte. Diese resultiere zwar aus dem Trauma, sei aber rein psychogen, trotz ihrer vorwiegend körperlichen Symptomatik.

Nachdem sie so die theoretischen Grundlagen gefestigt hatten, schickten sich die Neuropsychiater an, eine weitgehend einheitliche Front im Kampf gegen die »Unfallneurotiker« zu bilden. Auf die rasche Ausbreitung der »Kriegsneurosen« schon wenige Monate nach Beginn des Ersten Weltkrieges war die Neuropsychiatrie jedoch nicht vorbereitet. Die Diskussion, ob die Ursache der »Unfallneurosen« in der Psyche oder im Nervensystem zu suchen sei, war noch in vollem Gange; therapeutische Konzepte existierten kaum. Die militärische Führung befürchtete die Destabilisierung der Front und verlangte ein scharfes Vorgehen gegen die »Kriegsneurotiker«. Die naturwissenschaftlich orientierte Neuropsychiatrie stand sich mit ihren eben erst einigermaßen zu einem einheitlichen und stabilen System entwickelten Krankheitstheorien, welche die psychischen Krankheiten in der Hauptsache auf pathologische Veränderungen oder Mißbildungen im Nervensystem zurückführten, selbst im Wege.

Die Oppenheimsche Lehre erlebte unter dem Eindruck der enormen Sprengwirkung der modernen Granaten noch einmal eine kurze Renaissance: War nicht die körperliche Erschütterung, die eine Granatenexplosion bei den Soldaten in deren unmittelbarer Nähe auslöste, die Ursache für mechanische Irritationen des Nervensystems, auf welche die Reaktionen zurückgeführt werden mußten? Die Neuropsychiater diagnostizierten jedenfalls massenhaft Psychosen sowie »traumatische Neurosen« im Oppenheimschen Sinne. Typische Diagnosen waren Granatschock, Schreckneurose oder Granatkontusion. Dies wirkte sich für die Betroffenen zunächst einmal vorteilhaft aus: Sie wurden bemitleidet, von der Front abgezogen, und man genehmigte ihnen Erholungsurlaub und Badekuren.[25]

Der militärischen Führung mußten solche Zustände außerordentlich mißfallen; sie drängte daher auf Änderung. Die Generale fanden Unterstützung bei den Neurologen und Psychiatern um Bonhoeffer, Gaupp, Hoche, Kehrer und Nonne, die bereit waren, den Boden des naturwissenschaftlichen Paradigmas von der Verursachung der »traumatischen Neurose« zu verlassen, hatten sie doch schon vor dem Krieg die Oppenheimsche Auffassung bekämpft. Bereits die »Rentenneurotiker« in der Friedenszeit hatten ihnen – wie gesehen – als »Simulanten« oder als »Minderwertige« gegolten, und sie waren gegen deren Renten- oder Entschädigungsansprüche mit allen ärztlichen Mitteln vorgegangen. Um wieviel energischer mußten da in einer Zeit des »nationalen Notstandes« diejenigen bekämpft werden, die »instinktmäßig« versuchten, durch Krankheit dem Krieg zu entkommen?

»Der Krieg hat gezeigt, in welchem Maße der Instinkt des Menschen wirkt, wie dieser über anerzogene und erworbene Hemmungen kultureller und ethischer Art verblüffend hinweggeht und wie die intellektuellen Funktionen oft nur das begründen, was der Instinkt gebieterisch, triebmäßig verlangt«,[26] schrieb Nonne und schilderte die Situation, in welcher diese Erkenntnis zunächst ignoriert worden war: »Es ist in den ersten Monaten, ja man kann sagen im ersten Jahre des Krieges, eine Fülle von Arbeit vergebens geleistet worden, die Heilkräfte der Badeorte mit allen ihren komplizierten Apparaten sind unnützerweise in Anspruch genommen und viele Millionen sind vergebens geopfert worden, und es wurde Zeit, mit den Neurosen aufzuräumen [...] Schon glaubte man, sich den Kriegsneurosen gegenüber auf einen Standpunkt geschäftiger Resignation bzw. resignierter Geschäftigkeit stellen zu müssen, als ein Umschwung eintrat durch therapeutische Erfolge in Hamburg und in Mannheim.«[27]

Mit diesem »Umschwung« meinte Nonne seine eigenen Versuche, die »Kriegsneurotiker« in Hypnose suggestiv zu beeinflussen, sowie die »Gewaltsuggestionsmethode«[28] Kaufmanns in Mannheim. Er selbst und einige andere, wie Kaufmann und Muck, hatten die Zeichen der Zeit richtig gedeutet: Verharrte man in der resignativen Haltung den »Kriegsneurosen« gegenüber, so würde deren »Ansteckungsgefahr« gewaltig zunehmen – boten sie den Soldaten, deren Kriegsbegeisterung aus den Augusttagen 1914 unter den Realitäten des modernen Krieges bereits deutlich abgenommen hatte, doch einen Weg, den Strapazen und Schrecken der Front zu entkommen. Die Eroberungspläne der Mittelmächte konnten auf diese Weise ernstlich gefährdet werden. Es galt daher, den letzten Fluchtweg zu verstopfen, welchen das bisher geltende naturwissenschaftliche Paradigma der Neuropsychiatrie den Soldaten bot: Man trieb die in die Krankheit Flüchtenden mit gewaltsamen »Therapie«methoden aus der Krankheit an die Front zurück. Freud hat diese »Therapeuten« sehr treffend mit »Maschinengewehren hinter der Front«[29] verglichen.

Im September 1916, auf der legendären Kriegstagung des »Deutschen Vereins für Psychiatrie« und der »Gesellschaft Deutscher Nervenärzte« in München, bei der Kaufmann seine Methode der versammelten Elite der Neuropsychiatrie vorstellen durfte, führten Nonne und seine Gesinnungskollegen endgültig die Entscheidung herbei.[30] Das Treffen verlief sehr turbulent und endete mit der völligen Niederlage Oppenheims und seiner Anhänger gegen die »Psychogeniker« um Bonhoeffer, Gaupp, Hoche und Nonne. Oppenheim, der sich heftigen Angriffen von allen Seiten ausgesetzt sah, verzichtete noch während der Sitzung am 22. September auf den Tagungsvorsitz und reiste vorzeitig ab.

Bonhoeffer hatte das Einleitungsreferat am 21. September gehalten, in welchem er im wesentlichen seine bereits 1911 geäußerte Auffassung wiederholte, daß die Entstehung der »traumatischen Neurosen«, die jetzt als »Kriegsneurosen« massenhaft auftraten, weniger auf die erschöpfenden und Körper und Seele erschütternden Kriegseinflüsse als vielmehr auf das »Willensmoment« zurückzuführen sei. Seine Beobachtungen an kriegsgefangenen Serben und Franzosen, bei denen er trotz schwerer Erschöpfung und Mangelernährung nur wenige psychogene Störungen diagnostizierte, hätten ihn in seiner bereits vor dem Krieg geäußerten Auffassung bestärkt. Kriegsgefangenen brächte die »Flucht in die Krankheit« keine Vorteile, im Gegensatz zu aktiven Soldaten, welche die Krankheit vor den Gefahren der Front bewahre.[31] Wilmanns, dessen Referat sich mit der »Dienstbrauchbarkeit der Psychopathen« befaßte, kam zu einem ähnlichen Ergebnis: »Die Feststellung, daß die Schreckneurosen bei Kriegsgefangenen ihre natürliche baldige Heilung finden, bei Mannschaften jedoch, deren militärische Verwendung noch in Frage kommt, zu chronischen Leiden sich entwikkeln, läßt keinen Zweifel, daß gewisse Begehrungsvorstellungen für ihre Verschleppung verantwortlich zu machen sind, mit anderen Worten, daß die Fixation, in vielen Fällen auch die Entstehung der hysterischen Neurose, eine *Abwehrreaktion gegen die militärische Verwendung* ist.«[32]

Nonne griff die Oppenheimschen Auffassungen frontal an. Die Psychogenese der affektiven Erscheinungen sei in vielen Fällen nachzuweisen, in anderen zumindest nicht zu widerlegen. Die »Granatexplosions-Neurosen« seien, soweit somatische Symptome fehlten, funktioneller Natur. Plötzliche, auf rein suggestivem Weg erzielte Heilungen sprächen für diese Annahme.[33] Gaupp schloß sich an: Es gebe weder eine besondere »traumatische Neurose« noch eine spezielle Kriegsneurose; alle Symptombilder ließen sich in bereits bekannte diagnostische Kategorien oder Kombinationen von diesen einordnen. Die angeborene psychophysische Struktur des Soldaten sei die wichtigste Ursache neurotischer Erkrankung im Kriege. Der gemütsweiche, labile und vor allem der ängstliche »Psychopath« sei am meisten gefährdet.[34] Selbstverständlich sollte diese diffamierende Klassifizierung nur für gemeine Soldaten und Unteroffiziere gelten. Den Offizieren, mit den Ärzten zumeist auf der gleichen gesellschaftlichen Stufe stehend, baute Gaupp goldene Brücken. Wenn einer von ihnen psychisch dekompensierte, war nicht seine »psychopathische Struktur«, sondern »seelische Überanstrengung, übermäßige Verantwortung [...] für das Wohl der anvertrauten Mannschaft, [...] Überspannung des Willens«[35] dafür verantwortlich. Die Psychiater diagnostizierten hier zumeist »Neurasthenie«, also »nervöse Erschöpfung der von Haus aus gesunden Menschen«,[36] und verordneten Erholungsurlaub und Badekuren anstelle der gewaltsamen »Therapiemethoden«, mit denen sie die »Kriegsneurotiker« mit Mannschafts- oder Unteroffiziersdienstgrad traktierten: »Für Offiziere eignet sich die Methode [die Kaufmannsche Überrumpelungstherapie, d. A.] wahrscheinlich nicht, das ist Sache des ›Taktes‹.«[37]

»Kriegs- und Unfallneurosen« waren von einer medizinischen zu einer politisch-soziologischen Kategorie geworden. Ihre Bekämpfung erforderte aus dieser Sicht dementsprechend eher Disziplinierungs- als Therapiemethoden. Um jene zu rechtfertigen, wurde ein sozialdarwinistisches Modell psychischer Gesundheit konstruiert. »Auch da gilt *quod licet bovi non licet Iovi*. Was für den Feldgrauen paßt, paßt nicht für den Offizier, ganz gewiß aber nicht für die Kommerzienratsgattin. Es gibt eine Erziehung mit dem Stocke und eine solche durch ruhige, sachliche Aufklärung«, so der Psychiater Dr. Bunnemann aus Ballenstedt bei der Münchener Kriegstagung über die Anwendbarkeit der »Kaufmann-Methode« in verschiedenen Gesellschaftsschichten und militärischen Rängen.

Die Feststellung, daß es der überwiegenden Zahl der Soldaten gelang, die ungeheuren Schrecken und Strapazen des Krieges zumindest ohne bei oberflächlichem Hinsehen feststellbare psychische Schädigungen zu ertragen und »schließlich auch das Ungeheure alltäglich werden zu lassen«,[38] wurde als Beweis dafür angesehen, daß Krieg keinen krankmachenden Einfluß auf Menschen habe. Die ebenfalls nicht weiter durch Belege untermauerte, geschweige denn durch eingehendere Untersuchungen erhärtete Behauptung, daß »die meisten Neurotiker im Kriege objektiv nicht mehr durchgemacht haben als ihre nicht erkrankten Kameraden«,[39] führte dann zu dem ins sozialdarwinistische Konzept passenden Schluß, diejenigen, die krank wurden, seien erblich vorbelastet. War dieser Zusammenhang erst einmal konstruiert, fiel es nicht mehr schwer, in der Ahnenreihe des Betroffenen »psychisch labile« Vorfahren auszumachen und so zu dem von vornherein angestrebten (zirkelschlüssigen) Ergebnis zu gelangen.

Gaupp, einer der eifrigsten Verfechter dieser »Theorie«, widerlegte diese beim Versuch, sie durch ein Beispiel zu belegen, gleich selbst, offensichtlich ohne es zu merken: »Sehr viele waren sogar schon bald nach der Einstellung in den Dienst, in der Ausbildungszeit, auf dem Wege zur Front, am ersten Tag im Schützengraben, am Tage vor dem angekündigten Sturm, beim Platzen einer recht weit entfernten Granate, beim Anblick toter oder schwerverletzter Kameraden angst- oder schreckneurotisch erkrankt. Eine der schwersten Formen der spastischen Parese mit Tremor sah ich bei einem jungen Offizier, der auf einem Munitionswagen über verwundete deutsche Soldaten wegfahren mußte und das Krachen und Stöhnen hörte, worauf er bewußtlos vom Wagen fiel und das schwere Krankheitsbild darbot.«[40] Gaupps Schluß, dies beweise, daß bei diesem Mann und anderen, denen es ähnlich erging, »die Bedingungen ihres Erkrankens in erster Linie *in ihnen selber lagen*«,[41] verdeutlicht das Menschenbild dieses Arztes und seiner Kollegen, die ihm für den Vortrag, dem diese Sätze entnommen sind, lebhaften Beifall zollten.

Der Beifall und die nahezu einmütige Zustimmung der Versammlung für die Ausführungen Bonhoeffers, Nonnes, Gaupps und ihrer Mitstreiter besiegelten Oppenheims Niederlage. Dieser wies in seinem resignierenden Schlußwort noch einmal darauf hin, daß gerade die von allen anderen Referenten so lebhaft bejahte Frage der »psychopathischen Disposition« alles andere als geklärt sei: »Sie ist eigentlich eine rein theoretische. Denn wir haben kein Recht, in unserer praktischen Beurteilung einen anderen Maßstab anzulegen, wenn sich nachweisen läßt, daß irgendein Großonkel des Patienten ein schrullenhafter Mann gewesen ist oder einen Hohlfuß gehabt hat. Ich möchte wohl wissen, wieviel Menschen vor dem Urteil dieser gestrengen Herren als Nichtpsychopathen übrigblieben.«[42] Diese Warnung vor der leichtfertigen massenhaften Diagnose »Psychopathie« verhallte ungehört. Das Konzept »Psychopath« paßte nur allzugut in das sozialdarwinistische Weltbild der Mehrzahl der Neuropsychiater und war viel zu sehr als Mittel zur Rechtfertigung der gewalttätigen Therapiemethoden geeignet, als daß sie bereit gewesen wären, die diagnostischen Probleme auch nur zu diskutieren, geschweige denn die eigenen Maßstäbe in Frage zu stellen.

Gaupps Schlußwort auf der Münchener Tagung zeigt deutlich, wohin der Zug, in welchem von nun an der Großteil der Neuropsychiater saß, gehen sollte und nach welchen Gesichtspunkten die Weichen gestellt werden sollten: »wir wollen [...] *den* Weg einschlagen, der am sichersten zur Heilung führt, gleichgültig, ob wir ihn früher gern betraten, und wollen niemals vergessen, daß wir Ärzte unser ganzes Handeln jetzt in den Dienst der *einen* Aufgabe zu stellen haben: unserem Heere, unserem Vaterlande zu dienen.«[43] Die Patienten kommen in dieser Aufzählung erst gar nicht mehr vor. Oppenheim sagte ihnen eine düstere Zukunft vorher: »Hysterie – Begehrungsvorstellungen – Simulation, das ist jetzt die bequeme Fahrstraße für jeden Praktiker und Gutachter.«[44] Er sollte mit diesen Befürchtungen recht behalten. Seine eigenen Theorien von der Entstehung der »traumatischen Neurose«, auch wenn sie sich nicht halten ließen, hätten für die Soldaten weniger schlimme Folgen gehabt.

So aber wurden auf der Tagung die Grundlagen für äußerst brutale Behandlungsmethoden gelegt. Die Psychogenese der Symptome wurde als erwiesen betrachtet. Dies allein genügte jedoch noch nicht, um den Forderungen der Politiker und Militärs in diesem Krieg nachzukommen, denn immer noch hätte die kausale Therapie in der Herausnahme des Patienten aus der krankmachenden Situation, in schonender, nervenberuhigender Behandlung sowie, gegebenenfalls, in der Entlassung aus dem Kriegsdienst bestanden. Die zusätzliche Annahme, daß die hysterischen Symptome willensabhängig seien, bot eine Lösungsmöglichkeit. Die Schonung »Schlechtwilliger« konnte damit gegenüber denjenigen, welche ohne krank zu werden an der Front aushielten, als ungerecht und als bewußter oder unbewußter Anreiz für andere »Drückeberger«, diesem Beispiel zu folgen, dargestellt werden. Folgerichtig schien jedes Mittel des Vorgehens gegen die »pflichtvergessenen«, »unkameradschaftlichen« und »feigen Hysteriker« politisch und moralisch gerechtfertigt. Die Annahme, daß diejenigen, welche an den Schrecken des Krieges psychisch krank wurden, psychopathisch veranlagt seien, bot eine weitere Rechtfertigung der »Therapie«methoden vom rassenhygienischen Standpunkt aus. Im neuropsychiatrischen Schrifttum wurde immer wieder die Befürchtung geäußert, daß der Krieg eine – im sozialdarwinistischen Verständnis – negative Auslese bewirke. Am drastischsten und in Begriffen, die erst 11 Jahre später in Deutschland in den allgemeinen Sprachgebrauch Aufnahme finden sollten, drückte Nonne diese Befürchtungen aus: »Der alte Jammer hat uns ja täglich gepackt, daß der Krieg Darwinsche Zuchtwahl im umgekehrten Sinne mit großem Erfolg betrieb: die Besten werden geopfert, die körperlich und geistig Minderwertigen, Nutzlosen und Schädlinge werden sorgfältig konserviert, anstatt daß bei dieser günstigen Gelegenheit eine gründliche Katharsis stattgefunden hätte, die zudem durch den Glorienschein des Heldentodes die an der Volkskraft zehrenden Parasiten verklärt hätte.«[45] Die Ärzte, die versuchten, »Kriegsneurotiker« an die Front zurückzutherapieren, konnten ihr gewaltsames Vorgehen nun mit »rassenhygienischen« Argumenten untermauern. Dadurch, daß sie »genetisch minderwertige« und »willensschwache Drückeberger« wieder in Kanonenfutter verwandelten, trugen sie vermeintlich zur Reduktion »minderwertiger Erbmasse« und zur Schonung »wertvoller Erbmasse« bei.

Die bis dahin eher vereinzelt und unsystematisch angewendeten »Gewaltsuggestionsmethoden« wurden nach der Wende, welche die Münchener Kriegstagung gebracht hatte, zum therapeutischen Allgemeingut. Die theoretischen Grundlagen dazu wurden noch während des Krieges weiter ausgebaut. Besonders an dem Konzept vom Willen zur Krankheit und vom defekten Willen zur Gesundheit wurde weiter gearbeitet. »Die Annahme, die Kriegshysterie sei psychogen, konnte den militärischen, politischen und ökonomischen Bedürfnissen Deutschlands nur dienen, wenn man zugleich die Abhängigkeit der hysterischen Symptome vom ›Willen‹ annahm. Dann nämlich konnte man sie mit guten Gründen nicht mehr mit Nervenberuhigung, Bädern usw. behandeln, dienstentlassen und entschädigen. Man konnte dann nervenstählende, abhärtende, willens-, namentlich kampfwillens-stärkende Maßnahmen auf sie anwenden und sie zu diesem Zwecke zum Beispiel an die Front schicken. Allfällige pathogene Rückzugswünsche und Friedens-Begehrensvorstellungen waren dann auszutreiben. Das therapeutische Ziel bestand dann in einem starken Willen, namentlich Willen, notwendigenfalls fürs Vaterland zu sterben.«[46] Auf diesem Gebiet tat sich der später als Begründer der Konstitutionstypologie bekannt gewordene Ernst Kretschmer hervor. Er wurde zum »überlegenen Theoretiker« der Willens- und Wunschbedingtheit der »Kriegsneurosen« und somit der entsprechenden »Wunsch- und Willenstherapie«.[47]

Kretschmer war ab 1916 als Arzt beim Aufbau eines Nervenlazaretts tätig. Bei dieser Arbeit befand er sich offensichtlich in bester Gesellschaft: »Wir jungen Kliniker mußten unter dem Zwang der Stunde unsere Therapie fast aus dem Nichts selbst aufbauen. Es entstand damals in der (von der Situation gebieterisch geforderten) Richtung von einigen praktisch therapeutisch arbeitenden Neurologen eine ganze Literatur, an der ich selbst lebhaft beteiligt war und an der, um nur wenige der wissenschaftlich interessantesten Namen zu nennen, der gleichstrebende spätere Professor Ferdinand Kehrer und mein alter Hamburger Lehrer Nonne, wie auch Kleist und andere mitarbeiteten.«[48]

Kretschmers theoretischer Ausgangspunkt bestand darin, daß er die hysterischen Erscheinungen in drei Hauptgruppen einteilte: »die hysterische Erkrankung, die hysterische Gewöhnung und die hysterische Vortäuschung«, wobei er die Grenzen zwischen diesen Gruppen als fließend ansah und sie in einen vierstufigen Prozeß eingebunden sah, in welchem die körperlichen Erscheinungen der Hysterie entstünden:

1. Der »akute Affektreflex«: diejenige körperliche Reaktion auf ein Ereignis, die den Prozeß auslöst.
2. Die »willkürliche Reflexverstärkung«: Hier spiele »bewußte Vortäuschung« (Simulation) eine wichtige Rolle; sie sei die »hysterische Vortäuschung«.
3. Die »chronische Reflexeinschleifung«: das Stadium der »hysterischen Gewöhnung«.
4. Die »Objektivierung«: Die Simulationstendenz ist weder für den Betroffenen bewußt, noch für den Außenstehenden beobachtbar; die Symptome imponieren als »rein hysterisch«, es handle sich um die »hysterische Erkrankung«.[49]

Der »hysterischen Vortäuschung« maß Kretschmer überhaupt keinen Krankheitswert zu, der »hysterischen Gewöhnung« einen sehr geringen, da beide entweder von selbst zurückgingen oder leicht rückgängig gemacht werden könnten. Lediglich die »hysterische Erkrankung« wollte er, da ihre Beseitigung ärztliche Hilfe erfordere, überhaupt als Krankheit im eigentlichen Sinne gelten lassen, wenn auch nur als leichte. Im gegenläufigen Sinne ordnete er den drei Gruppen einen »aktiven Gesundheitswillen zu«. Insgesamt betrachtet sei »unter Hysterie das Phänomen der Krankheitsvortäuschung schlechthin zu verstehen«.[50]

Als Ergebnis seiner Überlegungen konnte Kretschmer konstatieren: »mit der ›Krankheit Hysterie‹ ist es endgültig vorbei. Das Hysteriegebiet hat nur zwei Berührungspunkte mit wirklicher Krankheit: Einmal können krankhafte Grundzustände wie schwere Entartung, Erschöpfung und Erschütterung sich in hysterische Ausdrucksformen einkleiden, und sodann können willkürliche hysterische Aggravationsversuche […] so weit reflektorisch werden, daß wir sie als ›hysterische Erkrankungen‹ bezeichnen dürfen. Abgesehen von diesen wohldefinierten beiden Möglichkeiten, die zusammen nur einen kleinen Bruchteil unseres Materials umschließen, sollte der Ausdruck Hysterie im Sprachgebrauch der Therapie und Begutachtung grundsätzlich nichts mehr mit Krankheit zu tun haben. Dann ist diese Hauptnomenklaturfrage gut gelöst.«[51]

Damit hatte Kretschmer das Raster geschaffen, das es erlaubte, dem Großteil der »Kriegsneurotiker« den Krankenstatus abzusprechen, und den Weg zur Rechtfertigung der Gewaltmethoden geebnet. Auch in der »Rentenfrage« ging er weiter als viele seiner Kollegen. Er bezeichnete es als völlig falsch, in Zweifelsfällen nach dem Grundsatz *in dubio pro reo* (im Zweifel für den Angeklagten) zu verfahren und zumindest kleine Renten oder Abfindungen zu befürworten. Man müsse vielmehr die Frage stellen: »Wie weit ist dieser Hysteriker für seine Symptome mit seinem Willen haftbar.«[52] Wenn diese Frage weitgehend bejaht werden könne, seien Rente oder Abfindung kontraindiziert: »Für alle Störungen, die erfahrungsgemäß stets bei gutem Willen des Patienten auf dem Wege physiologischer Willensübung heilbar sind, also für alle hysterischen Gewöhnungen, können und müssen wir den Hysteriker selbst verantwortlich machen. Wenn er aus psychopathischem Eigensinn oder aus unlauteren Motiven trotz bester Anleitung nicht diese Störungen beseitigen will, so wird billigerweise er und nicht die Gesellschaft die Folgen zu tragen haben. Die Allgemeinheit hat ein Interesse daran, daß auch die Arbeitskraft des Gewohnheitshysterikers mit allen ärztlichen Mitteln wieder geweckt und nutzbar gemacht wird, sie hat aber kein Interesse daran, wenn dieser Versuch fehlschlägt, den schlechten Gesundungswillen durch Geldgaben noch weiter zur Blüte zu bringen. Hier ist der Punkt, wo die Humanität inhuman wird, wo die scheinbare Wohltätigkeit dem schwachen psychopathischen Willen seine beste Prothese raubt, nämlich den harten Zwang des Lebenskampfes […] Die hysterische Gewöhnung ist behandlungs-, aber nicht rentenbedürftig.«[53] Wer trotz »durchfahrender Pädagogik«[54] seine Symptome nicht verlor, sollte dem »harten Zwang des Lebenskampfes« schutzlos preisgegeben werden.

Auch ältere Kollegen erwiesen Kretschmers theoretischen Arbeiten ihre Reverenz. Die These von der »Schuld des Patienten an der traumatischen Neurose« war zum psychiatrischen Gemeinplatz geworden: »Die *Hauptschuld* bei der Entstehung der traumatischen Neurosen aber, und das muß einmal offen ausgesprochen werden, fällt auf den Unfallpatienten selbst. Ihm gebricht es vielfach am guten Willen, gesund zu werden«, stellte Naegeli[55] fest.

Mit der Einführung der »Verantwortung oder Haftung der ›Kriegsneurotiker‹ und Unfallopfer gegenüber der Gesellschaft« wurde der Boden der rein psychologischen Interpretation der Ursachen dieser Störungen verlassen und durch eine »soziologische Betrachtungsweise«[56] ersetzt. Diese gewann in den letzten beiden Kriegsjahren zunehmend an Gewicht und spielte vor allem in der Nachkriegszeit die dominierende Rolle in der neuropsychiatrischen Diskussion.

Die »Kriegsneurotikertherapien«: Isolierung, Zwangsexerzieren, Anwenden von schmerzhaften elektrischen Schlägen

»[...] die schwächste Stelle des Gegners erspähen, ihn im geeigneten Augenblick an dieser treffen und ihm eine ›Niederlage‹ beibringen«: Die »Therapie«methoden der Neuropsychiater

»Was uns der Krieg gebracht hat, wozu er uns mit eherner Notwendigkeit gezwungen hat, ist, daß wir nun alle diese Methoden [des bisher schon üblichen Vorgehens gegen Hysteriker, d. A.], die nur vereinzelt, oft schüchtern, oft sogar direkt unter Widerstreben der mehr wissenschaftlich Eingestellten zur Anwendung gekommen sind, mit der ganzen Energie und Stoßkraft, die uns von unserem militärischen System induziert wird, an großen Massen zur Anwendung bringen mußten. Aus dieser Nötigung ergab sich der Antrieb, nichts unversucht zu lassen.«[57] Diese Sätze Kehrers standen gewissermaßen als Wahlspruch über den Anstrengungen, mit denen die Neuropsychiater, nachdem die Münchener Kriegstagung die »Kriegsneurotiker« zur »aktiven Therapie« freigegeben hatte, an die Entwicklung von Verfahren gingen, deren Hauptmerkmal in der Regel die Anwendung von Gewalt gegen den

»Sehen Sie mich doch an! ... Sehen Sie, ich bin ein Mensch wie Sie ... Meine Aufgabe ist es, Sie baldmöglichst wieder zu heilen, weiter nichts«, sagte der Doktor mild, fast bittend.

Plötzlich beugte ich mich ganz nahe an sein Gesicht, daß er ein wenig zuckte, und schrie laut und immer lauter: »Sie sind der größte Verbrecher! Sie heilen nur, damit man uns wieder als Kanonenfutter brauchen kann! Sie sind schlimmer als jeder General und Kaiser, denn Sie benützen Ihre Wissenschaft nur, damit es wieder Leute zum Umbringen gibt! ... Die Generale, der Kaiser, die ganzen Kriegsherren handeln, wie sie es gelernt haben, aber *Sie – Sie, Sie* haben etwas anderes gelernt und lassen sich zur größten Schandtat benützen. Sie machen zu Tode Geschundene wieder lebendig, damit man sie wieder morden, wieder zerfetzen kann! ... Ein Zuhälter sind Sie, eine Hure sind Sie!«

Aus Oskar Maria Graf: »Wir sind Gefangene. Ein Bekenntnis aus diesem Jahrzehnt«, München 1925, Kapitel XIX.

Patienten war. Alles, was dem erklärten Ziel – der Wiederherstellung der Kriegsverwendungs- oder zumindest der Arbeitsfähigkeit – der Patienten dienen konnte, sollte erlaubt sein.

Die neuen »Therapien« wurden selten in reiner Form angewendet. Meist bediente man sich einer entweder dem Patienten, der Symptomatik und/oder den Vorlieben des »Therapeuten« angepaßten Kombination verschiedener Methoden. »Jede Methode ist recht, wenn sie das gemeinsame Ziel auf einwandfreie und sichere Art erreicht«,[58] schrieb Wollenberg. Für Kehrer entschied bei der Wahl und Kombination der Methoden »lediglich der persönliche Geschmack«.[59] Das hinter den »Therapien« stehende Konzept wurde allerdings selten so klar beim Namen genannt wie durch Kehrer. Er empfahl »dem Kranken sein Symptom so unerfreulich zu machen, daß er um dessentwillen sich mit aller Kraft davon zu befreien sucht« und ihn »autoritativ vor die Wahl zwischen ärztlich verordneter Unlust oder Symptomenfreiheit« zu stellen.[60] Ähnlich deutlich äußerte sich Nonne, der danach strebte, »durch physio-psychologische Pädagogik den Neurotiker dazu zu bringen, die Flucht in die Gesundheit der Flucht in die Krankheit vorzuziehen«.[61]

Pönitz gab nach dem Krieg unumwunden zu, daß die wahren Ziele der »aktiven Therapie« während des Krieges hinter einer Nebelwand von bemäntelnden Begriffen verborgen worden waren: »Ich habe mich damals [in einer 1918 erschienenen Veröffentlichung mit dem Titel »Die Zweckreaktion«, d. A.] darzulegen bemüht, daß gerade unsere Auffassung der Hysterie es verständlich macht, warum die aktive Therapie der Hysterie während der zweiten Hälfte des Krieges in der Beseitigung der Symptome so große Erfolge gehabt hat, ich habe gesagt, daß nicht ›Suggestion‹ und ›Persuasion‹ allein diese Erfolge ausmachten, sondern die konsequente Verfolgung des Gedankenganges: *Der Hysteriker flüchtet in seine Krankheit, folglich muß man ihn wieder zur Flucht aus dieser Krankheit bringen!* Aus begreiflichen Gründen sind diese Gedanken während des Krieges in der Literatur sowohl wie in den Diskussionen nicht immer klipp und klar ausgesprochen, nicht beim richtigen Namen genannt worden. Man hat der Tatsache ein verschämtes ärztliches Mäntelchen umgehängt.«[62] Pönitz nannte das, was seine Kollegen beschönigend als »Therapie« zu bezeichnen pflegten, mit aller nur wünschenswerten Deutlichkeit beim treffenden Namen: »Bekämpfung der Hysteriker«[63] – und nicht etwa Bekämpfung der Hysterie. Hoffmann verglich die Behandlung mit einem »Zweikampf, nur mit der Eigentümlichkeit, daß dabei der eine Gegner von vornherein unebenbürtig ist [...] Die Taktik des Arztes läuft darauf hinaus, unter möglichster Verschleierung seiner Absichten die schwächste Stelle des Gegners zu erspähen, ihn im geeigneten Augenblick an dieser zu treffen und ihm eine ›Niederlage‹ beizubringen.«[64]

Das Gros der Neuropsychiater jedoch stilisierte sich im Gegensatz zu Pönitz und Hoffmann zu Helfern. Beim Studium ihrer Therapieberichte fällt die beinahe reflexhaft anmutende Schilderung der Dankbarkeit der »Geheilten« auf. Man muß sich vor Augen führen, daß es sich hier um Aussagen der »ärztlichen Täter« handelt, in deren Interesse es selbstverständlich lag, ihre Behandlungsmethoden als human und erfolgreich darzustellen. Es existieren unseres Wissens keine aussagefähigen Statistiken zu diesem Komplex und nur einzelne Berichte von Opfern dieser Therapiemethoden. Auch liegt bei der Lektüre der Schilderungen der angewendeten Verfahren der Gedanke nicht allzu fern, daß Äußerungen der Dankbarkeit seitens der »Patienten« in nicht unbeträchtlichem Maß auch von der Angst vor Wiederholungen der »Therapie«, vor disziplinarischen Maßnahmen oder Berichten an die Militärjustiz im Falle kritischer Äußerungen beeinflußt gewesen sein könnten. Dies ist keine Spekulation: Es gab Psychiater, welche, nachdem sie die Symptome durch die Gewaltkur zum Verschwinden gebracht hatten, ihrem Opfer drohten, daß ein eventueller Rückfall bestraft werden würde.

Bumke schreibt in einem die Kriegserfahrungen aufarbeitenden Handbuchartikel, die Soldaten hätten sich nach Beseitigung der Symptome häufig erfreut und erleichtert gezeigt, schränkt jedoch ein: »wenigstens zu Beginn des Krieges«.[65] Die so häufig geschilderte freudige Dankbarkeit der »Geheilten« war also offensichtlich ein seltenes und mit der Dauer des Krieges rapide abnehmendes Phänomen, wie auch den sarkastischen Bemerkungen eines Psychiatrieprofessors aus Leipzig zu entnehmen ist: »Die Dankbarkeit und Freude, die das Heilungswerk begleiteten, waren zumal in letzterer Kriegszeit keineswegs restlos unser Lohn [...] Die Gesinnung mancher unserer Kranken können wir uns noch nachträglich konstruieren, wenn wir hören, wie ein echter konstitutioneller Neurastheniker sich gesund erklärte, weil er doch den Dienst der reichlich rauhen Behandlung seines Neurosenarztes vorzog.«[66]

Besonders eindrucksvoll zeigt Hoffmanns Beschreibung der Zustände in den badischen Nervenlazaretten das wahre Verhältnis zwischen Neuropsychiatern und psychisch dekompensierten Soldaten.[67] Nachdem man zunächst unsystematisch und mit milden, wenig wirksamen Friedensmethoden vorgegangen war, hatte sich in den Lazaretten eine große Anzahl therapieresistenter Fälle angesammelt. Diese Soldaten litten unter ihren Symptomen und der langen Behandlung, die bis dahin meist aus Dauerbädern, Isolation und Freiheitsbeschränkungen bestanden hatte. Mit dem neu eingeführten Kaufmannschen Verfahren waren deren Symptome nun zu beseitigen, und manch einer von ihnen mag froh und möglicherweise auch dankbar gewesen sein, endlich aus dem Lazarett herauszukommen, zumal sie zu jener Zeit in der Regel nach Hause und nicht in Richtung Front entlassen wurden. »Anders wurde es dagegen, als mit längerer Kriegsdauer die Kräfte jedes einzelnen strenger erfaßt werden mußten und auch von dem geheilten Hysteriker größere Leistungen als vorher verlangt wurden. Hierauf reagierte er sofort mit einem gewissen Heilungswiderstand. Dieser konnte sich in verschiedener Weise äußern. Z. B. weigerte der Patient sich von vornherein, sich mit Strom behandeln zu lassen, oder er bereitete während der Prozedur selber Schwierigkeiten, indem er mitten in der Behandlung mit Erregungszuständen und Wutanfällen reagierte, um den Arzt womöglich zum Abbruch der Behandlung zu nötigen.

Oder er begann innerhalb des Lazaretts und draußen in der Öffentlichkeit gegen die ›unmenschliche‹ Behandlung zu hetzen. Es gelang ihm auch gar nicht selten, die Lazarettatmosphäre zu vergiften oder die Öffentlichkeit so gegen die Methode einzunehmen, daß ihre Durchführung auf die größten Schwierigkeiten stieß, zeitweise sogar unmöglich wurde.«[68] Auf den Gedanken, die Methode selbst in Frage zu stellen, kam Hoffmann nicht. Wer sich gegen das Zufügen großer Schmerzen auflehnte, war für ihn ein »kriminelles Element«; ein »Psychopath« war er ja schon kraft neuropsychiatrischer Definition. Jedenfalls dürften die Schilderungen dankbarer Patienten demnach eher eine apologetische – vielleicht auch gewissenentlastende – Funktion für die Psychiater gehabt haben.

Zwei Wortführer der gewalttätigen »Therapeuten«, Kehrer und Nonne, scheuten sich hingegen nicht, Klartext zu reden und das, was manche Kollegen schamhaft zu vernebeln suchten, beim Namen zu nennen: »Es entspricht nicht der Schwere des geschichtlichen Augenblicks, die Wahl der Methodik von ästhetischer Weichfühligkeit oder pseudomoralischer Bedenklichkeit abhängig zu machen.«[69] Nonne bezeichnete den kranken Soldaten als »trotzköpfiges Kind, das nicht den Heilung suchenden, sondern einen der Heilung widerstrebenden [...] Willen hat, [...] so ist er auch zu behandeln, wie ein strenger aber wohlwollender Erzieher ein solches behandelt.« Er verglich die Behandlung mit der »Dressur eines rohen Pferdes«. Man müsse mit Bestrafung, z. B. »Schmälerung der Kost, Isolation«, und Belohnung arbeiten.[70] Auch Kehrer stellte seine Patienten auf eine Stufe mit Tieren und verglich sich selbst mit einem Pferdedompteur: »Ich habe [...] den Vergleich mit der Methode angeführt, die ein Reitkünstler anwenden muß, um ein durch schlechtes Reiten an zahlreiche Unarten gewöhntes gutes Reitpferd durch genaue Einfühlung und Dosierung aller ›Hilfen‹ (Reitreglement!) wieder in die korrekten Gangarten zu bringen. Genauso wie der Reiter für jede richtig oder falsch angesetzte Bewegung des Pferdes auf alle mögliche Weise mit Lob oder Tadel weiterkommt, so wird auch hier je nach dem Maße von gutem Willen und tatsächlicher Leistung in den mannigfachen Entäußerungen des Arztes Lob und Tadel gerecht verteilt. Nur im Notfalle wird wie vom Reiter der Sporn, so hier der schmerzhafte galvanische Schlag zur Anwendung gebracht.«[71]

Für sehr wichtig wurde der »suggestive Charakter« der Station gehalten. Hier sollte eine Luft wehen, »die die Mitte hält zwischen Kasernenton und Lourdesstimmung«. Die neu aufgenommenen Patienten sollten durch »einen Stamm von Geheilten« auf der Station darauf vorbereitet werden, daß es kein Entrinnen gab, und daß man entschlossen war, »keinen Ungeheilten zu dulden«.[72] Nonne zum Beispiel hatte seine ärztlichen Bemühungen unter den Wahlspruch: »Ich lasse dich nicht, du segnest mich denn«[73] gestellt. Auf das gleiche Ziel, dem Patienten die Unentrinnbarkeit seiner Situation immer wieder zu verdeutlichen, mußte das »streng geschulte Personal, dem vor allem jede Mitleidskundgebung verboten ist«,[74] hinarbeiten.

Als weiteres, höchst bedeutungsvolles therapeutisches Agens galt beinahe allen Autoren die militärische Hierarchie, die Vorgesetzteneigenschaft der Ärzte. Diese wurde auch gegen Versuche der politischen und militärischen Führung, dem Patienten zumindest bei den schmerzhaftesten und gefährlichsten Methoden ein Mitspracherecht einzuräumen, vehement verteidigt. Eine Verfügung des Kriegsministeriums, daß »für *erhebliche* Eingriffe [...] die Einwilligung des Kranken«[75] einzuholen sei, veranlaßte Kehrer zu folgender Replik: »Ich kann angesichts dieser Entscheidung aber auch rein ärztlich keine Gründe mehr erkennen, die es uns nahelegen könnten, die Einwilligung des Kranken zu einer bestimmten Kur einzuholen. Ich glaube vielmehr, daß es dem Seelenzustande des Soldaten durchaus konform ist, wenn auch die ärztliche Kur, die unter allen Umständen von einem Vorgesetzten ausgeführt wird, vom Gesetz des Gehorchenmüssens keine Ausnahme macht.«[76]

Kehrer selbst hatte die »Gewalt- oder Zwangsexerziermethode« entwickelt, welche am stärksten von dieser Vorgesetzteneigenschaft des Arztes Gebrauch machte. Seine Kollegen standen ihm allerdings in der Mißachtung und Erniedrigung ihrer Patienten nur wenig nach. So hielt etwa Nonne weniger die Vorgesetzteneigenschaft des Arztes für entscheidend als vielmehr das Gefühl beim Patienten: »Der ist mir über; denn [...] ein Kampf mit dem Neurotiker bzw. mit der Neurose bleibt die Behandlung derselben, einerlei, ob der Kampf in der milden Form der Suggestivhypnose oder als einfache ›intellektuelle Persuasion‹ (Dubois) oder als listenreiche Überführung oder Überrumpelung oder in einer der verschiedenen Abarten des Kaufmannschen oder Kehrerschen Zwangsverfahrens geführt wird.«[77] Folgerichtig ließ er seine Patienten sich vor der Behandlung »stets ganz nackt ausziehen [...], denn ich finde, daß dadurch das Gefühl der Abhängigkeit bzw. der Hilflosigkeit erhöht wird«.[78]

Die Formen der »Kriegsneurotikertherapie«

1. Suggestivbehandlungen: Suggestion, also die Beeinflussung des Willens unter Ausschaltung der klaren Einsicht, war neben der Gewaltanwendung das wichtigste Merkmal der meisten Behandlungsarten für »Kriegsneurosen« im Ersten Weltkrieg. Die Neuropsychiater versuchten, den Patienten durch Induktion von Angst, Schreck und körperlichem Schmerz aus dem affektiven Gleichgewicht zu bringen und durch solche »Affektstöße« den Automatismus der Symptome zu durchbrechen. Letztlich stand, wie oben mehrfach deutlich wurde, die Absicht dahinter, dem Patienten den »sekundären Krankheitsgewinn«[79] zu nehmen, d. h. ihm den Schutz, den die Krankheit vor den Gefahren und Schrecken des Krieges bieten konnte, zu verweigern, ihm also den Aufenthalt im Lazarett noch schreckenerregender zu gestalten als den Aufenthalt an der Front. Lange unterschied zwischen Verbal- und Real- oder Objektsuggestion. Bei der Verbalsuggestion versuchte man, mit dem gesprochenen oder geschriebenen Wort in Form von Behauptungen auf den Patienten einzuwirken: Diese oder jene Maßnahme werde bestimmt helfen, oder dieses oder jenes Symptom werde zweifellos bald verschwinden u. ä.[80] Bei den Realsuggestionen wurden gegenständliche Suggestionsträger verwendet, wie starke faradische Ströme, kräftige galvanische Stromschläge oder in den Kehlkopf eingebrachte Kugeln, die Erstickungsangst hervorriefen. Fast alle Suggestivtherapien wurden zu den »aktiven Therapien« gezählt, welche Lange definierte als »Methoden der Neurosenbehandlung, die unter Einsetzung aller verfügbaren ärztlichen Energie das Symptombild grundsätzlich in kürzester Frist, womöglich in einer ›Sitzung‹ zu beseitigen streben«.[81]

In der Literatur der ärztlichen Täter wurde immer wieder behauptet, daß die Brutalität dieser Verfahren mit der Dauer des Krieges abgenommen habe. Es mag zutreffen, daß diese Neuropsychiater mit zunehmender Therapieerfahrung die Erzeugung der »suggestiven Atmosphäre« auf den Neurotikerstationen durch psychologische Methoden immer besser beherrschten. Sie erreichten möglicherweise damit, den Patienten schon vor der Anwendung der eigentlichen »Therapiemethoden« in eine solche »affektive Spannung« – also Angst – zu versetzen, daß schon relativ geringe Schmerzen symptombeeinflussende Wirkung zeitigten. Viele »Therapeuten« betonten jedoch, daß nur eine »energische Faradisation« zur Beseitigung der Symptome führe.

Zur weiteren Verhinderung des »sekundären Krankheitsgewinns« ließen »Therapeuten« wie Kehrer ihre Patienten nicht einen Augenblick darüber im Zweifel, daß sie keinen von ihnen »ungeheilt« entlassen würden.[82] »Auf den betreffenden Stationen hatte sich eben allmählich eine günstige ›Heilstimmung‹ herausgebildet. Einer erzählte dem anderen, daß hier nicht locker gelassen werde, daß man unbedingt geheilt werden müsse, daß, wenn es nicht mit Hypnose ginge, dann eben Strom käme und daß man *nicht eher beurlaubt oder gar entlassen werde, als bis die völlige Heilung eingetreten sei.* Der Krankheitswille war also schon halb gebrochen, bevor die eigentliche Sitzung begann, und der Arzt bedurfte dann entsprechend weniger der Peitsche, d. h. des Stromes.«[83]

a) **Suggestion in Hypnose:** Die Suggestion in Hypnose hat Nonne bei Soldaten erstmals 1915 angewendet. Die Linderung der Symptome, die sich bei dieser Behandlung einstellte, wurde von ihm als ein wichtiger Beweis für die psychische Verursachung der »traumatischen Neurose« gegen das Oppenheimsche Lager ins Feld geführt und war einer der ausschlaggebenden Gründe für Oppenheims Niederlage auf der Münchener Kriegstagung. Das Hypnoseverfahren läutete also – obwohl in seiner reinen Form ohne physische Gewalt auskommend – den Umschwung in der Behandlung der »Kriegsneurotiker« von schonenden Behandlungsverfahren zu den »aktiven« Therapieformen mit ein.

Im weiteren Verlauf des Krieges allerdings gaben Nonne und andere die reine Hypnosetherapie weitgehend auf. Sie kombinierten sie teilweise mit gewalttätigeren Methoden, vor allem mit Elementen von Kaufmanns »Elektrosuggestivbehandlung« und Kehrers »Gewalt- oder Zwangsexerzieren«, oder wendeten die beiden Zwangsverfahren ohne Hypnose an. Auch in Berichten und Lehrbuchartikeln von Nonnes Kollegen wurde nur selten die reine Verbalsuggestion in Hypnose beschrieben. So schilderte Lange in seinem nach dem Kriege erschienenen Handbuchartikel das räumliche Szenario für die Anwendung des »Hypnose«verfahrens folgendermaßen: »Das Zimmer darf nicht zu klein sein, damit Laufschritt, Exerzieren usw. bequem und ohne Gefahr vorgenommen werden können. Aus demselben Grunde sind raumbeengende Gegenstände mit vorspringenden Ecken und Kanten, an denen die Kranken sich verletzen könnten, von Übel. Ein faradischer Apparat steht griffbereit, aber möglichst wenig auffällig auf einem

Tisch, an dem auch eine Hilfsperson sitzt, die das Protokoll führt und zugleich als Zeuge bei später etwa vorgebrachten Beanstandungen des Arztes durch den Kranken dient.«[84]

Die Empfehlung an die Therapeuten, sich einen Zeugen zu verschaffen, um sich gegen gerichtliche Schritte seitens der Patienten abzusichern, ist in den neuropsychiatrischen Veröffentlichungen des Krieges und der Nachkriegszeit häufig anzutreffen. Auch darin wird deutlich, daß die Autoren selbst keineswegs von der immer wieder propagierten Harmlosigkeit und Vereinbarkeit ihrer Therapiemethoden mit ihrem Hippokratischen Eid und den einschlägigen Paragraphen des Strafgesetzbuches überzeugt waren. Der Gedanke, daß diese Methoden Gegenstand einer Gerichtsverhandlung sein könnten, scheint ihnen doch ein gewisses Unbehagen bereitet zu haben. Gaupp bezog gar die Verhinderung von Anklagen seitens der Patienten in seine Therapie mit ein: »Wie viele Drohungen, daß man sofort nach Friedensschluß mit der Veröffentlichung des gesamten Anklagematerials an die Öffentlichkeit gehen werde, habe ich gehört, und es erforderte manche Stunde pädagogisch-psychologischer Einwirkung, um solche Absichten im Interesse der Heilung zur Aufgabe zu bringen.«[85]

Die Anwendung der Hypnose durch Nonne war anfangs in Psychiaterkreisen auf Kritik gestoßen: Die Kollegen meinten, »daß diese Methode ›ein Rückfall in die alte Mystik‹, ein ›Wiederversinken ins barbarische Mittelalter‹ sei, und daß diese Methode, Männer, die sich für das Vaterland geopfert hätten, zu behandeln, gleich unwürdig sei für den Arzt wie für den Kranken«.[86] Aus ähnlichen Gründen habe es am Anfang des Krieges noch »für unerlaubt« gegolten, »die Diagnose bei Soldaten auf Hysterie zu stellen«.[87] Hysterie gilt ja bis heute im allgemeinen Verständnis als Krankheit, die fast ausschließlich Frauen befällt.

b) Suggestivbehandlung mit elektrischen Strömen: Das am weitesten verbreitete Verfahren der »Kriegsneurotikertherapie« ist unter dem Namen »Kaufmann-Kur« zu einer traurigen Berühmtheit gelangt. Benannt wurde es nach dem Mannheimer Psychiater Fritz Kaufmann, der es im Jahre 1915 als erster bei »Kriegsneurotikern« angewendet hatte.

Der Einsatz schmerzhafter elektrischer Ströme gegen »Neurotiker« oder »Asoziale« war damals jedoch keineswegs neu. Als Straf- und Disziplinierungsmittel für Nichtseßhafte war es schon 1884 in der Zeitschrift »Die Arbeiterkolonie« vorgeschlagen worden: »Ist es nicht möglich, die kurze Haft durch stramme Arbeit zu verschärfen, so ist seitens eines erfahrenen Strafrichters vorgeschlagen worden, durch die Gesetzgebung eine Strafe mit electrischen Hieben einzuführen. Die Electrisirmaschine kann bekanntlich auf das allergenaueste die Stärke der Schläge bemessen und ist ein äußerst billiges Instrument. Jede Erziehung zur Roheit der Exekutivbeamten ist damit ausgeschlossen, und doch würde diese Strafe unbedingt sehr gefürchtet werden und unvergleichlich billiger und barmherziger sein, als eine lange arbeitslose Haft nebst Erziehung zu Faulenzerei. Es ist dieser Vorschlag wenigstens der Erwägung der Gesetzgeber werth. Drei Tage bei Wasser und Brod und zu jeder Mahlzeit drei electrische Hiebe würden Wunder thun und unzählige arme Säufer von der Landstraße bringen.«[88]

Kaufmann selbst hatte bereits im Jahr 1903 mit Strom gearbeitet. Zum Beispiel bei einer nahezu gehunfähigen jungen Frau, »bearbeitete ich [...] die kranke Extremität 10 Minuten lang schonungslos mit der elektrischen Bürste, in die der ganze faradische und galvanische Strom des großen Anschlußapparates geleitet wurde«.[89] Nach dem Auftreten der ersten Fälle von »Kriegsneurosen« paßte er das Verfahren an die militärischen Verhältnisse an und benutzte es etwa vom Ende des Jahres 1915 an in seiner Klinik.

Kaufmann führt vor allem politisch-soziologische und finanzielle Argumente für die Anwendung seiner »Kur« ins Feld. Der Patient und seine Leiden kommen in seiner Argumentation nur am Rande vor: »Ich fürchte aber keinem Widerspruch zu begegnen, wenn ich behaupte, daß auch ein recht großer Teil dieser mit Schonung und Übung behandelten Kranken, ohne wesentlich gebessert zu sein, nach langer Lazarettbehandlung schließlich als dienstunfähig zur Entlassung kommt, viele mit hoher Rente, einzelne noch dazu als ›fremder Wart und Pflege bedürftig‹. Das führt zu unerfreulichen Konsequenzen für die betroffene Familie; es führt ferner für die staatliche Gemeinschaft zu dem Verlust der lebendigen Arbeitskraft; eine nicht unwichtige weitere Folge ist die erhebliche Belastung des Militärfiskus. Ein einfaches Rechenexempel möge das erläutern: Nehmen wir die gewiß niedrig gegriffene Zahl von 100 derart entlassenen Kranken pro Jahr und Armeekorpsbezirk, die Rente des Einzelfalles incl. Kriegszulage mit M. 500.– an, so bedeutet dies für die 25 Armeekorpsbezirke Deutschlands eine jährliche Ausgabe von M. 1250000. Nach Analogie der

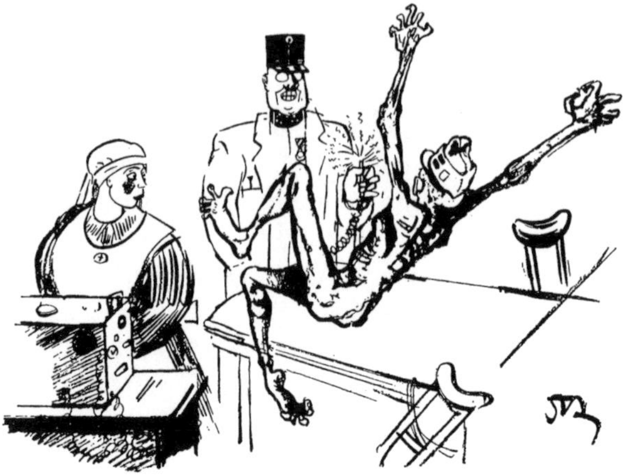

Die Kaufmannmethode
In der Behandlung der Zitterneurose im Kriege lebten die mittelalterlichen Torturen mit modernstem Raffinement auf
Zeichnung von A. Stadler

Abb. 2 Die Kaufmannmethode

Rentenfälle in der Zivilpraxis ist zu erwarten, daß an Stelle der ›negativen Begehrungsvorstellungen‹ im Sinne der Kriegsangst, die sicher in vielen Fällen, wenn auch meist unbewußt, mitspielen, nach dem Friedensschluß ›positive‹ Begehrungsvorstellungen im Sinne der Erhaltung der Rente einsetzen werden, und daß sich auf diese Weise die finanzielle Mehrbelastung weit hinein in die Friedenszeit erstrecken wird. Erzwingt man aber bei diesen Kranken die Heilung, wenn auch nur eine ›symptomatische‹, so werden sie zumindest für ihren bürgerlichen Beruf arbeitsfähig und die Rente kommt in Wegfall.«[90]

Der große Durchbruch seiner Methode gelang wie erwähnt auf der Münchener Kriegstagung, wo Kaufmann sie vor den versammelten Spitzen der Neuropsychiatrie schilderte und damit viel Lob und Anerkennung ernten konnte. Von nun an galt sie den meisten als *die* Methode der Behandlung. Sie wurde sowohl in der reinen, von Kaufmann propagierten Form als auch in den verschiedensten Variationen und Kombinationen mit anderen Verfahren angewendet. Manche Therapeuten arbeiteten mit sehr hohen Stromstärken, was auch zu Todesfällen führte, andere beschränkten sich auf die angstauslösende Präsentation der bedrohlichen Elektroden vor den Augen der Patienten. Die schmerzauslösenden Stromschläge wurden an unspezifischer Stelle oder gezielt an dem Organ, das von den Symptomen betroffen war – auch am Kehlkopf, an den Augen oder an den Ohren, je nach »Geschmack« (Kehrer) des Therapeuten –, appliziert.

Kaufmann sah als wesentliches Element seiner Behandlung die »Überrumpelung« des Patienten an; er selbst nannte sie »Überrumpelungsmethode«. Die von ihm entwickelte Version setzte sich aus vier Hauptbestandteilen zusammen:

»1. suggestive Vorbereitung;
2. Anwendung kräftiger Wechselströme unter Zuhilfenahme von reichlicher Wortsuggestion;
3. strenges Innehalten der militärischen Formen unter Benutzung des gegebenen Subordinationsverhältnisses und Erteilen der Suggestionen in Befehlsform;
4. unbeirrbar konsequente Erzwingung der Heilung in einer Sitzung.«[91]

Er erläuterte diese Punkte näher, wobei seine Ausführungen an Klarheit über die Absichten ihres Autors nichts zu wünschen übriglassen:

ad 1 Es sei zwar nicht unerläßlich, aber erwünscht, den Patienten auf die Therapie vorzubereiten. Dies gelinge besonders leicht, wenn auf der Station durch bereits Geheilte eine »suggestive Atmosphäre« herrsche. Die »suggestive Vorbereitung« verfolgte u. a. den Zweck, »die Einwilligung des Patienten zu der schmerzhaften Prozedur zu erlangen [...] Sie suchte den Hysteriker vor allem dadurch zu gewinnen, daß sie ihm die ›goldene Brücke‹ [...] in die Gesundheit baute; so stellte sie ihm für den Fall der Heilung allerlei Vorteile in Aussicht und versprach ihm beispielsweise Nichtverwendung an der Front, oft auch Entlassung nach Hause.«[92]

ad 2 »Ein psychischer Schock kann nur dann erzielt werden, wenn man durch den Strom empfindliche Schmerzen auslöst. Man kommt [...] besonders bei solchen Kranken, die vorher nie elektrisiert wurden, mit mäßig kräftigen Strömen aus [...] Häufig aber, besonders bei sehr veralteten Fällen, ist man gezwungen, sehr kräftige Ströme anzuwenden [...] Den elektrischen Strom lasse ich etwa 2–5 Minuten wirken, dann werden Übungen vorgenommen, dann wird wieder elektrisiert usw. [...]

ad 3 *Ein außerordentlich wichtiges Hilfsmittel* bei dieser Art von Suggestivbehandlung ist die *Vorgesetzteneigenschaft* des behandelnden Sanitätsoffiziers: Die militärische Disziplin verlangt absoluteste, kritiklose Unterordnung unter die Befehle des Vorgesetzten, und diese schafft für die Erzielung des Suggestiverfolges den günstigsten Boden. *Man muß gerade bei den Patienten mit derartigen psychogenen Störungen vom Aufnahmetag an auf strengstes Innehalten der militärischen Formen sehen*, soweit das eben möglich ist, und dann während der Überrumpelungsbehandlung die Leute, ohne brutal zu erscheinen, sehr scharf anpacken, *die Aufforderungen in knapper Befehlsform*, unter Zuhilfenahme der militärischen Kommandos geben. So lasse ich – nach jeweiliger elektrischer Bearbeitung – Leute mit Zitterbewegungen der Beine oder mit pseudozerebellarer Ataxie Marschübungen nach scharfem militärischen Kommando machen (genau wie auf dem Kasernenhof!), Leute mit Tremor des Kopfes müssen nach Kommando ›Augen rechts‹ bzw. ›die Augen links‹ üben u. dgl. m. [...]

ad 4 *Der Erfolg kann nur erreicht werden durch unerbittliche Hartnäckigkeit in der Durchführung der Behandlung.* Man darf nicht nachlassen, wenn die Heilung nicht gleich nach den ersten Minuten eintritt; man darf nicht müde werden, immer wieder zu betonen, daß dieselbe sicher erreicht wird, man muß den Kranken auf jede Weise zur Überzeugung zu bringen suchen, daß man imstande ist, ihm den eigenen Willen aufzuzwingen [...] Kurz, man muß mit seiner ganzen Persönlichkeit bei der Heilung beteiligt sein. Dann aber bleibt der Erfolg nicht aus, *wenn er auch öfters erst nach ½ bis 1 bis mehrstündiger, andauernder Bemühung eintritt.*«[93]

Die Symptombeseitigung in einer Sitzung wurde auch deswegen angestrebt, weil ja bei einer weiteren Sitzung das Überraschungsmoment weggefallen wäre und man zudem bei einer Wiederholung wegen der Schmerzhaftigkeit mit erheblichen Widerständen des Patienten rechnen mußte.[94]

Kaufmann hob, wie viele seiner Kollegen, hervor, daß seine Überrumpelungstherapie große Anforderung an die Nerven des behandelnden Arztes stelle. Auch für die Patienten sei sie »etwas heroisch«, weshalb er eine sorgfältige Indikationsstellung empfahl. Man brauche jedoch »wenig Federlesens« zu machen, »wenn ein Soldat, der noch nie im Felde war, in der Heimat an Tremor oder an Aphonia hysterica erkrankt; hier liegen in der Mehrzahl der Fälle von vornherein negative Begehrungsvorstellungen vor; das sind die Leute, die nach v. Wagners Wort ›nicht können wollen‹ und deshalb ›nicht wollen können‹«.[95]

Vor der Hypnose, welcher sich der Widerstrebende entziehen könne, habe die Kaufmann-Kur den Vorteil, daß sie auch den Kranken, der nicht zur Heilung »inkliniere«, in die Gesundung hineinzwinge, denn »der gewaltige Schmerzeindruck verdrängt alle negativen Begehrungsvorstellungen«. Einen Wermutstropfen mußte Kaufmann der Anpreisung seiner Überrumpelungsmethode allerdings beigeben: »Zu Feldsoldaten eignen sich die Leute keineswegs mehr.«[96] Im weiteren Verlauf des Krieges wurde von seiten der Neuropsychiater jedoch immer wieder versucht, diese »negative« Prognose in Richtung auf die Wünsche der Generalität zu verbessern.

Eine dramatisch-anschauliche Schilderung der Anwendung von Strömen gibt Kretschmer: »Im Halbdunkel, umgeben von allerlei phantastischem Gerät, liegt ein alter Hysteriker in meinem Heilzimmer auf dem Behandlungstisch. Vorgestern abend war er angekommen, ein früherer Offiziersbursche mit guten Manieren und einem offenen anständigen Gesicht. Das heißt: Er schleppte sich auf zwei Stöcken hängend, zitternd, mit steifen verkreuzten Beinen in unbeschreiblich grotesken Gangfiguren. Er wollte sich gerne heilen lassen, er bat darum, und es war ihm ernst damit. Wie dieser Mann nun auf dem Behandlungstisch liegt und ich nehme die schmerzlose Elektrode zur Hand – eben hatte er noch gelassen und freundlich mit mir gesprochen –, da geschieht etwas Unbegreifliches: er verwandelt sich unter meinen Augen in einen anderen – plötzlich, so wie wenn man an einer sacht laufenden Maschine den Hebel drückt, und es fällt unversehens ein brausendes Räderwerk ein. Ein steifer Blick, ein verzerrtes Gesicht, die Muskeln wie Stricke angespannt, fortstrebend, dagegenstrebend und zusammengekrümmt über etwas Unsichtbarem, was man ihm entreißen will. Man spricht ihm freundlich und beruhigend zu – es ist, als ob man gegen ein zischendes Mühlrad redet. Und mit dem blinden Sträuben und Drängen läuft gleich noch ein zweiter Gang an: ein Zittern, Keuchen und Zucken – die Zähne klappern, die Haare sträuben sich, der Schweiß tritt auf das blaßgewordene Gesicht. Was noch durch diesen Tumult hindurchdringt, das sind kurze, scharfe Zurufe, festes Anfassen, rascher kräftiger Schmerz. Und unter diesen Reizen tritt, wieder mit einem plötzlichen Ruck, eine zweite Verwandlung ein. Man hat fast ein körperliches Gefühl davon, so als ob ein ausgedrehtes Gelenk einschnappte. Auf einmal ist der Wille glatt und gerade, und die Muskeln folgen beruhigt, willig seinem Antrieb. Die ganze Szene hat für den Kriegstherapeuten etwas so vollkommen Typisches, daß er sich noch in der Erinnerung daran zu langweilen beginnt.«[97]

In seiner »launigen Art« charakterisierte Nonne das Verfahren: »Wenn man einen Assistenten hat, dem nichts daran liegt, 6 Wochen wegen Körperverletzung ins Loch zu kommen, und der es unternimmt, sich 1 Stunde und länger mit dem Patienten herumzuschlagen, bis der Patient den Tremor verloren oder der Assistent ihn hat, so soll man es den Assistenten machen lassen.«[98]

c) **Gewalt- oder Zwangsexerzieren:** Die von ihm selbst entwickelte Methode des Gewalt- oder Zwangsexerzierens charakterisierte Kehrer folgendermaßen: »Sicherlich wohl die unmittelbarste, straffste und tiefgehendste Form der Einwirkung auf den Willen überhaupt, insonderheit auf den Willen zur Gesundung und zur Symptomüberwindung, stellt die von mir erdachte und von meinem treuen Mitarbeiter Dr. Berthold im einzelnen weiter ausgebaute Methode des *Gewalt- oder Zwangsexerzieren* [sic!] dar. Was wir mit den bisher erwähnten Willensmethoden in geduldig mühseliger Bearbeitung über viele Tage oder Wochen, *vielleicht* bis zu vollem Erfolge erreichen, leistet das Gewaltexerzieren in Minuten bis höchstens Stunden. Ohne körperliche Zwangsmaßnahmen oder körperliche Einwirkungen wirken wir nur durch den militärischen Befehl: unter Schlag auf Schlag folgenden Kommandos von tunlichster Präzision lassen wir ohne Rücksicht auf die besondere Art der hysterischen Erscheinung die verschiedenen Exerzier- und Freiübungen in raschem Wechsel ausführen. Zweckmäßig wird dabei der Antrieb zur gewollten Bewegungsfolge ab und zu dadurch unterstützt, daß der Arzt sie vor- oder als Schrittmacher mitmacht.«[99] Noch im gleichen Abschnitt relativierte dieser »Therapeut« die eigene Behauptung, seine Methode sei »frei von körperlichen Zwangsmaßnahmen«, dahingehend, daß er, wie bereits erwähnt, in seinen Patienten schlecht erzogene Pferde sah und sie entsprechend behandelte: Im »Notfalle« werde, »wie vom Reiter der Sporn, so hier der schmerzhafte galvanische Schlag zur Anwendung gebracht«. Im Unterschied zum Kaufmannschen Dauerelektrisieren wurde er hier allerdings jeweils nur kurz eingesetzt, um »anspornende« Schmerzreize zu setzen.[100]

Kehrer propagierte fast unverhohlen die völlige Identifikation des Arztes mit dem militärischen Zwangssystem des Kaiserreichs und dessen brutalen Zurichtungs- und Uniformierungsmethoden. Einwände von Kollegen, daß seine Methoden »einen Modus und Ton in die ärztliche Tätigkeit hereintrügen, der am allerwenigsten Leuten gegenüber am Platze sei, die Leben und Gesundheit für andere in Gefahr gebracht hätten«,[101] wischte Kehrer mit der nicht weiter begründeten Behauptung vom Tisch, »daß dem Soldaten die, wenn auch gelegentlich recht brüske, aber stets in den geläufigen militärischen Formen sich haltenden Methoden [...] lieber sein«[102] müßten als zum Beispiel Goldsteins Methode der Scheinoperation.[103]

Die Erhebung des preußischen Kasernenhofdrills zur Therapie ließ auch Körperteile nicht aus, bei denen man es nicht so ohne weiteres für möglich hielte, daß sie solchen Methoden zugänglich seien. Hook, ein Mitarbeiter Kehrers, behandelte psychogene Krampf- und Lähmungszustände an den Augen, indem er zunächst mit faradischen Reizen Bewegungen der Augen hervorrief und dann »unter straffem Antrieb [...] durch Exerzierübungen der Augen in den verschiedensten Richtungen, welche der Patient fortgesetzt im Spiegelbild strenge kontrollieren muß, die letzten Reste der Kontraktur bzw. Lähmung rasch« beseitigte.[104]

Kehrer stellte die Leitung der ihm anvertrauten Nervenbehandlungslazarette unter das Motto »Durchsetzen der militärischen Autorität in allen Einzelheiten«[105] und sorgte dafür, daß jedem, der in eine dieser »Heilstätten« geriet, bald klar wurde, daß es kein Entrinnen gab: »Zu[106] der unermüdlichen Frischhaltung und Sättigung der Seelenluft unseres ärztlichen Wirkungsfeldes mit der auf jeden Kranken ohne Unterschied von Person und Symptom sich herabsenkenden Gewißheit, daß ungeheilt keiner von dannen zieht, ob er mit dieser oder jener Methode angepackt wird, erblicken wir durch alle Methodik hindurch das höchste und letzte Ziel.«[107] Mit spürbarem Stolz führte Kehrer Spontanheilungen nach 1–2 Tagen in seinen Lazaretten auf diese angstgeladene Kasernenhofatmosphäre zurück: Der »Ton des Hauses« hatte sich von einem ärztlichen zu einem militärischen gewandelt; »der ›Kommandoton‹ herrschte vor [...] dem Hysteriker [...] mußte man Angst einflößen, wollte man Herrscher über ihn bleiben. Je mehr er eingeschüchtert wurde, um so sicherer wurden seine Widerstände schon im Keim erstickt.«

Die Angst der Soldaten vor solchen Lazaretten erzielte ihre Wirkung weit über deren Mauern hinaus. Sie »wirkte ganz allgemein der Entwickung hysterischer Tendenzen entgegen«.[108] Mit allen erdenklichen Mitteln wurde versucht, diese »Milieuwirkung« zu erzeugen: »Unter ihren Einfluß geriet der Hysteriker gleich vom ersten Tage an. Schon bei der Aufnahme ins Lazarett bekam er einen gewissen Vorgeschmack, welche ›Schule‹ ihn im Nervenlazarett erwartete. Sie trug nicht das Gepräge der Hilfsbereitschaft und Fürsorge, die sonst bei Lazarettkranken angemessen und üblich war, sondern sie ging ganz kühl und gemessen vor sich.«[109] Auch die »suggestive Vorbereitung« der eigentlichen Behandlung diente u. a. dazu, die Patienten in Panik zu versetzen: »Zugleich gab dieses ›Vorspiel‹ dem Hysteriker einen gewissen Spielraum, sich noch rechtzeitig aus seinen Symptomen ›zurückzuziehen‹. Es kam nicht selten vor, daß er sich wirklich einschüchtern ließ und in der Angst sein Symptom ›abwarf‹, noch ehe der schmerzhafte Stromstoß auf ihn eingewirkt hatte. In den meisten Fällen ließ sich dieser jedoch nicht entbehren.«[110]

Anders als beim Kaufmannschen Verfahren wurde von der militärischen Führung für das Gewaltexerzieren die Einwilligung des Patienten nicht verlangt, da keine unmittelbare Lebensgefahr damit verbunden war. Es konnte ihm der militärische Befehl erteilt werden, sich ihm zu unterziehen. Verweigerung wurde in der Regel mit Disziplinarstrafen belegt.[111]

Kehrers Skrupellosigkeit und seine zupackende Aktivität boten zartfühlenderen Naturen innerhalb der Zunft die Möglichkeit, die brutalen Methoden nicht selbst anwenden zu müssen. So schickte Wollenberg, der damalige Direktor der Straßburger Nervenklinik, seine Patienten »am liebsten nach Hornberg, wo Prof. Kehrer ein kleines militärisches Lourdes geschaffen hatte und Wunderheilungen in großer Menge vollzog. Für uns erwies sich diese Beschränkung [damit meint W. den Verzicht auf die »Aktivbehandlung« dieser Leute in Straßburg, d. A.] später insofern als günstig, als wir nach Ausbruch der Revolution von seiten der gegen ihren Willen Geheilten keine Angriffe zu erleiden hatten.«[112]

Kehrers »scharfe Kuren« hatten noch einen weiteren »Vorteil«, nämlich die Vermeidung von Unsicherheiten darüber, ob ein Patient seine Symptome simuliere und in welchem Maße diese Simulation ihm bewußt sei. Da durch die »Willenszwangskur« Simulanten wie »echte Hysteriker« ihre Symptome verlören, erspare man sich jene »unerquickliche Diskussion [...], bis zu welchem Maß bewußte Willkür reicht«.[113] Die unter einem therapeutischen Mäntelchen kaschierten Behandlungen hatten ohnehin erzieherisch-strafenden Charakter und waren somit für beide Kategorien, »echte« wie »simulierte« Krankheit, gleichermaßen geeignet.[114]

Kehrer plädierte allerdings dafür, »ausgesprochen sensitive Hysteriker« nicht unbedingt »scharfen Kuren« zu unterziehen, sondern zu differenzieren. Solche humanen Anwandlungen relativierte er jedoch in der Regel noch im gleichen Atemzug, um sich und seine Kollegen an ihre »Sendung« zu erinnern: »Andererseits müssen wir uns hüten, da, wo psychasthenische oder hypochondrische Einschläge vorhanden sind, kritiklos mit weicher Hand zu verfahren. Bedenken wir, daß gerade auf uns Nervenärzte die Verantwortung fällt, die Reste der unklaren Massenvorstellung vom nervösen Zeitalter, die vom Frieden her in den Köpfen spukt, zu zerstören und gegebenenfalls auch unseren Feldgrauen zum Bewußtsein zu bringen, daß die Zeit zu ernst ist, um psychasthenischer Reizbarkeit oder körperlich nervöser Mißgestimmtheit nachzugeben.«[115]

d) Andere Suggestivmethoden: Neben den oben beschriebenen »großen Therapieverfahren« gab es eine Reihe von Methoden, die speziell zur Beseitigung bestimmer Einzelsymptome entwickelt worden waren. Auch diese waren teilweise äußerst brutal, wie das Beispiel des Muckschen Verfahrens zeigt, das die funktionelle Stimmlosigkeit durch Hervorrufen eines »Schreis der Todesangst« heilen sollte: »Die Lähmungen infolge plötzlichen Erschreckens oder anderer schreckhafter Eindrücke zeigen sich häufig im Krieg in der gestörten Funktion sämtlicher Verengerer der Stimmritze. Die leichten Grade schwinden von selbst oder durch psychotherapeutische Maßnahmen. In den *schweren* Fällen, die auch durch den faradischen Strom nicht beeinflußt werden, ist es die Aufgabe der Ärzte, diese Kriegsbeschädigten vor der Dienstunfähigkeit zu bewahren und damit Rentenansprüche hinfällig zu machen.«[116]

Muck hielt es ebensowenig wie Nonne und Kehrer für erforderlich, die wahren Ziele seiner Bemühungen zu kaschieren: »Ich ging von folgender Ueberlegung aus: Da bei der funktionellen Stimmlosigkeit die Kehlkopfmuskulatur, die die Phonation besorgt, ganz oder teilweise gelähmt ist und da gleichzeitig der Anblasestrom der Exspiration sehr gering ist, so muß, wenn reflektorisch die Ausatmung zum Schrei gesteigert wird, die Stimme wieder kommen. Dadurch kam ich zu folgender Erwägung: Bringt man in die weit offenstehenden Glottis vorübergehend einen Fremdkörper, der diese zum größten Teil verlegt, so muß bei den Stimmlosen *plötzlich* ein starkes *Angstgefühl des Erstickens* hervorgerufen werden [...] Nach dieser theoretischen Betrachtung ging ich daran, drei Soldaten mit schwerer Schrecklähmung der Kehlkopfmuskulatur durch diese künstlich hervorgebrachte Schreckwirkung zu heilen, indem ich sie vorübergehend in *Erstickungsangst* brachte. Zu dem Zweck wurde unter Spiegelbeleuchtung eine Metallkugel mit einem Durchmesser von 1 cm, die an einem Stiel mit der Krümmung der Kehlkopfinstrumente angebracht ist, plötzlich auf einige Sekunden in den Kehlkopf eingeführt mit einem kurzen kräftigen Druck auf die hintere Kommissur. Die Folge war, daß im Augenblick der Patient erschrak, den Atem eine Zeitlang anhielt, die Zunge losließ und einen Schrei ausstieß. Auf der Höhe dieser Emotion wurden die Patienten aufgefordert zu sprechen. Die Stimme erschien sofort.«[117]

Auch Hirschfeld widmete sich der Therapie von Sprachstörungen. Er applizierte dabei faradische Ströme wie Kaufmann und andere, verschärfte jedoch deren Methoden noch weiter. Er lehnte es ab, die schwersten Symptome frisch Erkrankter erst einmal abklingen zu lassen, und überrumpelte sie sofort nach ihrer Einlieferung mit starken Stromschlägen. In bezug auf die Körperstellen, an welchen er die Elektroden ansetzte, wich er ebenfalls von den Empfehlungen anderer Therapeuten ab: Er elektrisierte direkt die betroffenen Organe, also z. B. bei funktioneller Aphonie den Kehlkopfbereich außen am Hals.[118]

Hirschfeld entwickelte außerdem eine Therapie gegen schweres psychogenes Erbrechen. Diese bestand im wesentlichen darin, die Patienten zu sehr reichlichem Essen zu veranlassen und sie dann, wenn sie sich erbrachen, zu zwingen, das Erbrochene wieder hinunterzuschlukken. »Hier spielte das Moment der militärischen Disziplin eine erhebliche Rolle.«[119]

Er beschritt überdies neue Wege in der Vorbeugung gegen Rückfälle: »Sobald die Kranken phonierten, mußten sie ständig Gedichte aufsagen und zählen [...] Trat wieder ein Nachlassen der Phonation ein, erfolgten sofort sehr energische faradische Reize. Zugleich wurden sie darauf hingewiesen, daß sie laut gesprochen hätten, daß ein Leisesprechen jetzt nur eine üble Angewohnheit oder böser Wille wäre, der bestraft werden würde.«[120]

Diese Methode der Rückfallsprophylaxe wurde von Kollegen Hirschfelds aufgegriffen und praktiziert, indem sie dem von ihnen zur Symptomfreiheit Gequälten zu sagen pflegten, »er habe jetzt bewiesen, daß er imstande sei, seine Symptome zu unterdrücken; man werde das auch weiterhin von ihm verlangen, und jeden Rückfall als ein Zeichen schlechten Willens ansehen und bestrafen«.[121] Die Militärpsychiater und Psychotherapeuten des Zweiten Weltkriegs, die ja zum Teil noch mit denen des Ersten Weltkriegs identisch waren, sollten die Strafandrohung als »therapeutisches« Agens im Verein mit den Militärjuristen schließlich zu einem diabolischen Disziplinierungsinstrument ausbauen.

2. Die »psychiatrischen« Methoden: Die von Lang so genannten Methoden unterschieden sich von den »aktiven« Verfahren dadurch, daß sie keinen »unter aktivster Betätigung des Arztes sich abspielenden, zeitlich begrenzten ›Heilakt‹«[122] beinhalteten, sondern hauptsächlich aus Maßnahmen auf der Station, welche im wesentlichen vom Pflegepersonal durchgeführt werden konnten, bestanden. Solche Maßnahmen gehörten bis vor nicht allzu langer Zeit zum Standardrepertoire der Psychiatrie, die auf psychotherapeutischem Gebiet niemals sonderlich einfallsreich gewesen ist. Sie reichten von der einfachen Bettruhe bis hin zu massiven physischen Einwirkungen auf das Gehirn, wie die – in den 30er Jahren entwickelte und heute wieder verstärkt durchgeführte – Elektrokrampftherapie,[123] die Anwendung von Psychopharmaka sowie Gehirnoperationen, hauptsächlich Leukotomie, Lobotomie oder stereotaktische Eingriffe.

Im Ersten Weltkrieg gab es diese zuletzt aufgezählten Methoden noch nicht. Das Repertoire der damaligen Zeit beschränkte sich in der Hauptsache auf Isolation der Patienten sowie Dauerbäder und kühle Packungen. Das klingt zunächst recht harmlos, erscheint aber seit den Untersuchungen und Experimenten von Hebb und anderen über die psychischen Auswirkungen der »sensorischen Deprivation« und den bekannten Folgen der in den letzten Jahren in vielen Ländern angewandten Isolationshaft in einem anderen Licht. In diesem wird auch die sonst unverständlich erscheinende Einstellung Nonnes zur Binswangerschen »Abstinenzkur« nachvollziehbar: Nonne selbst hatte die von Weichbrodt bei »Kriegsneurosen« angewendeten Dauerbäder bei »refraktären Fällen mit Erfolg« eingesetzt und dabei gefunden, daß »die Isolierung und ›das denkbar geringste Maß an Annehmlichkeiten‹ die Hauptrolle« gespielt habe. Er selbst war bei der Wahl von manipulativen Methoden mit z. T. äußerst brutalem Charakter niemals zimperlich gewesen. Die »Abstinenzkur« schien jedoch auch ihm zu weit zu gehen: »Die absolute Isolierung, die Binswanger empfohlen und in einer Reihe von Fällen durchgeführt hat, ist *wirklich* grausam.«[124]

Die Isolationsmethode bestand darin, den Patienten von allen sozialen Kontakten und möglichst allen Reizen fernzuhalten, um für ihn eine »Atmosphäre tödlicher Langeweile«[125] herzustellen. Es wurde strengste Bettruhe verordnet. Außer dem Arzt durfte nur eine Warteperson und diese nur in dringenden Fällen das Krankenzimmer betreten. Jegliche Beschäftigung – auch Lesen oder Schreiben – wurde unterbunden. Manche Psychiater (z. B. Kretschmer) verschärften die Isolation durch Verdunkelung des Zimmers. Andere setzten die Patienten zusätzlich auf eine möglichst knapp bemessene, flüssige Diät (Milch, Suppen, Brei). Als optimale Dauer der Isolation galten etwa vier bis sechs Wochen.

Auch die Dauerbäder besaßen eindeutig strafenden Charakter. Ihr Erfinder Weichbrodt erklärte dem Patienten: »Ihre Störungen deuten auf einen krankhaften Willen hin; Sie müssen sich daher Mühe geben, wieder die Herrschaft über sich zu bekommen, was Ihnen bis zum nächsten Tag gelingen kann. Sollten Sie es aber allein nicht fertigbringen, so werden Sie im Dauerbad, das durch seine gleichmäßige Wärme sehr heilend wirkt, bestimmt gesund.«[126] Wurde der auf diese Weise verbal Bearbeitete nicht von selbst gesund, steckte man ihn ins Dauerbad und ließ ihn Tag und Nacht darin sitzen, bis zum Verschwinden der Symptome. Bei den meisten verschwanden die Symptome nach 24 Stunden; bei manchen dauerte es erheblich länger.

Todesfälle bei der Anwendung von elektrischen Strömen

Auf der Münchener Kriegstagung berichteten Teilnehmer von Todesfällen, die bei der Anwendung elektrischer Ströme aufgetreten waren. So berichtete Köster-Flensburg: »Bei einem kräftig gebauten Manne, der früher stets gesund gewesen sein soll, zurzeit eine hysterische Lähmung hatte, trat beim Elektrisieren, das ein Flensburger Kollege vornahm, Angstgefühl ein; der Kranke sagte kurz: ›Ich fühle, daß ich sterbe‹, und starb. Sektionsbefund: vergrößerter Thymus. Status thymicolymphaticus. Sonst normaler Befund.« Auch Liebermeister-Düren schilderte einen Fall von »Thymustod« bei Faradisation.[127] Der »status thymicolymphaticus« ist jedoch eine Fiktion. Er hätte auch beim damaligen Stand der medizinischen Wissenschaft höchstens bei Kindern, aber niemals bei erwachsenen Männern diagnostiziert werden dürfen: »Der Terminus entstand aus der Beobachtung, daß man bei Kindern, die plötzlich durch Unfall oder auch aus unerklärtem Grunde verstorben waren, einen relativ großen Thymus mit einer generalisierten Vergrößerung der mesenterialen und paraaortalen Lymphknoten fand. Nach heutiger Ansicht handelt es sich hierbei um normal entwickeltes lymphatisches Gewebe und um einen normalen Thymus, da der Tod – aus anderer Ursache – so plötzlich eintrat, daß es nicht mehr zur Streßinvolution kommen konnte.«[128] Einmal mehr wird hier die Tendenz der Militärpsychiater deutlich, alle Verantwortung, auch jene für den durch ihre »Therapie« verursachten Tod des Patienten, diesem selbst anzulasten, und sei es durch eine noch so absurde Scheindiagnose.

Die Berichte über zu Tode elektrisierte Soldaten, welche während der Diskussion über Wilmanns' Referat »Zur Dienstbrauchbarkeit der Psychopathen« erstattet worden waren, scheinen bei der Versammlung keine besondere Aufmerksamkeit erregt zu haben. Der Referent selbst tat sie in seiner Schlußbemerkung beiläufig ab. Das Kaufmannsche Verfahren sei nach einer langen Serie von Mißerfolgen zu vielversprechend, als daß man es wegen ein paar Toten wieder aufgeben sollte: »Die Todesfälle, über die berichtet worden ist, sind sehr bedauerlich, geben uns aber nicht das Recht, über dieses Verfahren zur Tagesordnung überzugehen. Mißerfolge dieser Art hafteten vielen ärztlichen Verfahren an, die mittlerweile Gemeingut der Ärzte geworden sind; und ich bin der Überzeugung, daß bei richtiger Anwendung der Methode Unglücksfälle sich in Zukunft vermeiden lassen werden.«[129]

»Der unlösbare Konflikt zwischen den Anforderungen der Humanität, die sonst für den Arzt maßgebend sind, und denen des Volkskrieges mußte auch die Tätigkeit des Arztes verwirren [...] Die Stärke der Ströme sowie die Härte der sonstigen Behandlung wurde bis zur Unerträglichkeit gesteigert, um den Kriegsneurotikern den Gewinn, den sie aus ihrem Kranksein zogen, zu entziehen. Es ist unwidersprochen geblieben, daß es damals zu Todesfällen während der Behandlung und zu Selbstmorden infolge derselben in deutschen Spitälern kam [...] Aber ebenso ist es richtig, daß wir ein Volksheer hatten, daß der Mann zum Kriegsdienst gezwungen war, daß er nicht gefragt wurde, ob er gerne in den Krieg geht und man mußte daher darauf gefaßt sein, daß die Leute flüchten wollten und den Ärzten ist so etwas wie die Rolle von Maschinengewehren hinter der Front zugefallen, die Rolle, die Flüchtigen zurückzutreiben. Das lag bestimmt in der Absicht der Kriegsverwaltung. Wie sich die Ärzte in diese Rolle gefunden haben, mag verschieden gewesen sein. Für den ärztlichen Stand war es eigentlich eine Aufgabe, die sich nicht recht damit verträgt [...] Der Arzt soll in erster Linie Anwalt der Kranken sein, nicht der eines anderen. Wie der Arzt in den Dienst eines anderen tritt, ist seine Funktion gestört, und in dem Moment, wo der Auftrag käme, die Leute möglichst bald für den Kriegsdienst wieder tüchtig zu machen, mußte sich ein Konflikt ergeben, für den man den ärztlichen Stand unmöglich verantwortlich machen kann. Zwischen der Unterordnung unter die Humanität und der allgemeinen Wehrpflicht läßt sich ein Kompromiß nicht herstellen.«

Auszüge aus dem Verhandlungsprotokoll vom 14. Oktober 1920 im Untersuchungsverfahren gegen Wagner-Jauregg. Freud 1972, S. 944 ff.

Wilmanns »übersah« dabei allerdings folgendes: Die Bemühungen der Neuropsychiater im Ersten Weltkrieg liefen ja gerade darauf hinaus, den »Kriegsneurosen« den Status einer Krankheit abzuerkennen und ihre Träger als »Psychopathen«, das heißt als von einem hypothetischen Normalitätsdurchschnitt abweichende Minusvarianten zu klassifizieren. Die geschilderten Verfahren waren somit auch keine Therapien, sondern Disziplinierungsmethoden, was ihren Anwendern durchaus klar war und was sie gelegentlich auch unverblümt sagten. Ausdrücke wie »Überrumpelungsmethode«, »Gewaltexerzieren«, »Bekämpfung der Hysteriker« oder die Klassifizierung der Bezeichnung »Therapie« für diese Methoden als »verschämtes ärztliches Mäntelchen« durch Pönitz sprechen hier eine verräterische Sprache. Mit den »ärztlichen Verfahren«, die Wilmanns in verharmlosender Absicht zum Vergleich heranzog, waren offensichtlich Therapien bei schweren, lebensgefährlichen Erkrankungen gemeint, bei denen man nach sorgfältiger ethischer Abwägung bereit ist, gefährliche, aber hilfeversprechende Verfahren zu akzeptieren. Die Ärzte jedoch, die die »Kriegsneurosen« behandelten, nahmen Todesopfer bei der Anwendung von Disziplinierungsmaßnahmen gegenüber Menschen in Kauf, denen sie selbst den schützenden Krankenstatus abgesprochen hatten, um sie mit eben diesen gewalttätigen Verfahren traktieren zu können. Daß dieses Vorgehen überdies durch den Vergleich mit ebenfalls gefährlichen, aber möglicherweise lebensrettenden Therapieformen gerechtfertigt wurde, offenbart einen erschreckenden Tiefpunkt des Standes ärztlicher Ethik.

Der österreichische Stabsarzt Jellinek befaßte sich in einem Vortrag im Juni 1918, also wenige Monate vor Kriegsende, mit den aufgetretenen Todesfällen bei der Anwendung der »sinusoidalen Faradisation«. Er berichtete, daß bis dato – offensichtlich in Österreich und Deutschland zusammen – über 10 Todesfälle in der Fachliteratur berichtet worden sei. Er nahm jedoch eine größere Dunkelziffer an, zumal allein ihm selbst drei bisher unveröffentlichte Fälle bekannt geworden seien.

In der Absicht, die Bedeutung dieser Zahlen herunterzuspielen, zog Jellinek einen Vergleich, der deutlich macht, welche enorme Verbreitung die Anwendung der »Kaufmann-Kur« zum damaligen Zeitpunkt hatte: »Von technischer Seite ließ ich mir sagen, daß viele tausende elektrische Anschlußapparate, die Sinusstrom liefern, in Österreich-Ungarn und in Deutschland in Gebrauch stehen; doch wenn wir annehmen, daß nur je 100 Ärzte in Österreich-Ungarn und in Deutschland mit Sinusstrom elektrisieren, daß nur 300 Tage im Jahre und nur 5 Mann pro Tag behandelt werden, so ergibt das in den vier Kriegsjahren die Zahl von 1200000 behandelten Fällen beziehungsweise Elektrisationen!«[130] Die ihm bekannte Zahl von 13 Todesfällen hielt er angesichts dieser Zahlen für vernachlässigbar.

Obwohl zumeist mit starken Wechselströmen gearbeitet wurde[131] – in der Regel mit 70–80 Volt, gelegentlich sogar 100 Volt (die normale Arbeitsspannung in Häusern, Werkstätten und Fabriken betrug damals 110 Volt) –, wollte Jellinek die Ursache der Todesfälle nicht in der physiologischen Wirkung der Elektrizität, sondern in der Schockwirkung einer plötzlichen Elektrisierung auf Menschen mit bereits pathologischer Konstitution sehen. Von den »psychisch Minderwertigen«

waren nach dieser Lesart nur die gefährdet, die zusätzlich noch körperlich »minderwertig« waren. Er bezeichnete folgerichtig die Todesfälle als »natürliche«: »Der Sinusstrom war die Gelegenheitsursache für einen ›plötzlichen Tod aus natürlicher Ursache‹. Diese Feststellung erscheint nicht bloß vom wissenschaftlichen, sondern auch vom forensischen Standpunkt aus von Belang.«[132] Damit war zugleich das Problem der Entschädigung der Angehörigen des Verstorbenen – ganz im Sinne des Reichsfiskus und der Unfall- und Rentenversicherungsträger – gelöst. Die Belege, welche er für seine These vom »natürlichen Tod« anführte, sind dünn und wenig überzeugend.

Er selbst hatte einen Selbstversuch durchgeführt. Die Schilderung dieses Experiments ist eindrucksvoll und kann wohl eine Ahnung davon vermitteln, was die Opfer dieser »Therapeuten« auszuhalten hatten. Allerdings muß man sich darüber im klaren sein, daß bei ihnen die Elektroden sehr selten an den Händen, häufiger an empfindlicheren Körperteilen (Hals, Zunge, Ohren, Bauchdecke, Genitalien etc.) angesetzt wurden: »Die Versuche führte ich in der Weise aus, daß ich eine größere (zirka 25 cm) und eine kleinere (runde von 3 cm Durchmesser) stark angefeuchtete Elektrode mit den Händen erfaßte; die blanken metallenen Elektrodenstiele gingen zwischen den Grundphalangen des zweiten und dritten Fingers durch.

1. Versuch. Sinusregler maximal [...] herausgezogen und jetzt wird allmählich der Motorregler von Stufe 1–13 gleichfalls herausgezogen und bei jeder einzelnen Stufe folgende Wirkung notiert:

Stufe 1: Kaum zu spüren:
Stufe 2: Leises Kribbeln an den Berührungsstellen.
Stufe 3: Stärkeres Kribbeln an den Berührungsstellen, nicht unangenehm.
Stufe 4: Stärkeres Kribbeln bis zum Handgelenk hinauf.
Stufe 5: Kräftige Contraction der Handbinnenmuskeln.
Stufe 6: Wirkung verstärkt, spontanes Handöffnen möglich.
Stufe 7: Intensive Elektrisation bis in die Mitte des Vorderarms fühlbar, wie durch gewöhnliche Faradisation erzeugt.
Stufe 8: Kräftige Muskelcontraction bis in den Ellbogen fühlbar. Loslassen noch möglich.
Stufe 9: Contraction recht schmerzhaft.
Stufe 10: Steigerung der Schmerzen, Loslassen nur mit größter Anstrengung möglich.

Stufe 11: Steigerung der früheren Wirkung.
Stufe 12: Ruckartige und schmerzhafte Erschütterung der Arme bis in die Schultergelenke, Loslassen nicht möglich.
Stufe 13: Steigerung der Wirkung, Loslassen ganz ausgeschlossen, Gefühl der absoluten Hilflosigkeit.«[133]

Die südwestdeutschen Nervenlazarette als Musteranstalten für »erfolgreiche Kriegsneurotikertherapien«

Die Zahl der in dieser Zeit entwickelten Methoden und deren Kombinationen und Variationen ist fast unübersehbar. Mit zunehmender Dauer des Krieges wurden, in Relation zur wachsenden Anzahl und Therapieresistenz der affektiven Störungen, immer gewalttätigere Verfahren entwickelt und angewendet. Hoffmann unterschied für den Bereich des 14. Korps – Südwestdeutschland, hauptsächlich Baden – vier Phasen dieser Eskalation ärztlicher Brutalität: »Einer Anfangszeit *unsystematischer* Behandlung folgen drei Perioden *systematischer* Behandlung: 1. die Methode der *milden Psychotherapie* nach Art der Friedensmethoden, 2. die Periode der *Überrumpelungsmethoden*, durch die Einführung des Kaufmannschen Verfahrens gekennzeichnet, 3. die Periode der *Zwangsbehandlung*, in der das Behandlungssystem von Kehrer und Berthold zur Anwendung kam.«[134]

Die Periode der unsystematischen Behandlung dauerte von Kriegsbeginn bis etwa Mitte 1915. Man brachte die erkrankten Soldaten getrennt voneinander – wegen der befürchteten »psychischen Anstekkung« – auf internistischen Krankenhausstationen in den Städten unter und behandelte sie »symptomatisch«, d. h. mit Pflege und Schonung. Dadurch wurde jedoch keine Heilung erreicht. Im Gegenteil: Die »Kriegsneurosen« entwickelten trotz der Isolierung ansteckende Wirkung und riefen bei der städtischen Bevölkerung Mitleid hervor. Deshalb wurden bereits ab Ende 1914 »Sonderabteilungen« eingerichtet, die man vom Sommer 1915 an in ländliche Gegenden verlegte und unter fachärztliche Leitung stellte.[135]

Hier begann man eine Mischung aus »milden psychotherapeutischen« Verfahren, wie Zuspruch, Ermunterung und Überredung, und körpertherapeutischen Methoden anzuwenden, wie Bettruhe, Bäder, Massagen, Übungen, milde Faradisation und Arbeitstherapie. Mit diesen Methoden konnten nur geringe Erfolge im Sinne der militärisch-politischen Führung erzielt werden. Stern berichtete von Entlassungen aus dem Heeresdienst von bis zu 74% des »Gesamtmaterials der Nervenlazarette«.[136] Die wenigen, die man wieder »k. v.« schreiben konnte, wurden z. T. bereits in der Garnison, fast ausnahmslos aber an der Front wieder rückfällig. Die Einführung härterer »psychiatrischer« Behandlungsmethoden, hauptsächlich Isolierung und »zu Tode Langweilen«, sowie die Verschärfung der Lazarettdisziplin brachten vor allem bei den von Kretschmer so genannten »Objektivierten« keine wesentliche Änderung.

Mit der »Kaufmann-Kur«, im Jahr 1916 allgemein eingeführt, konnte dann zunächst die große Zahl der »objektivierten Fälle [...] aufgearbeitet« werden. Nach einer ersten »erfolgreichen« Phase, in welcher man »jeden Patienten in der gleichen Weise, ohne Rücksicht auf die psychische Wirkung, durch die Enge des Schocks zwang, um ihn wieder ins Geleise zu bringen, was etwas von einer Vergewaltigung an sich« hatte, begannen sich die Rückfälle wieder zu häufen.[137] Hoffmann führte dies auf die mangelnde Bekämpfung der Heilungswiderstände und der Rückfalltendenz zurück. Außerdem wären mit zunehmender Kriegsdauer »mehr geheilte Hysteriker kriegsbrauchbar gemacht«[138] worden.

Unter den »objektivierten Neurotikern« hatte die Kaufmannsche Behandlung zwar »aufgeräumt«,[139] die immer verzweifeltere Lage an der Front und die schwieriger werdende Ersatzlage, auf welche die Führung mit der Aushebung zunächst als untauglich Eingestufter und die Ärzte mit inflationärer k. v.-Schreibung von Verwundeten und Kranken reagierten, ließen die Zahlen der »Kriegsneurotiker« aber wieder rapide ansteigen. »Es handelte sich jetzt darum, die anderen [die »nichtobjektivierten Neurotiker«, d. A.], die bisher immer entschlüpfen und ausweichen konnten, zu fassen. Vor allem mußten auch Wege gefunden werden, ihre Kräfte straffer als bisher zu erfassen. Immer weniger drehte es sich um ärztliche Probleme, irgendwelche Symptome zu bekämpfen oder krankhafte Anlagen zu behandeln als um die rein pädagogische Aufgabe, den schlechten Massenwillen zu bezwingen.«[140] Dies bedeutete die endgültige Aufkündigung einer empathisch-solidarischen Arzt-Patient-Beziehung und die Einordnung des Ärztestandes in die Front gegen die eigenen geschundenen Soldaten. Die Psychiater und Neurologen waren endgültig zu den »Maschinengewehren hinter der Front« geworden, deren Funktion Sigmund Freud[141] nach dem Krieg im Prozeß gegen Wagner-Jauregg so eindrucksvoll schildern sollte (siehe Kasten, S. 64). Die Folgen dieser weiteren Radikalisierung der Neuropsychiater bekamen offensichtlich als erste und am deutlichsten die Patienten in den badischen Nervenlazaretten zu spüren. Wegen des guten Rufs, den diese in der einschlägigen Fachwelt genossen, wurden refraktäre Fälle aus allen Teilen des Reiches hierher geschickt. Hier wurden sie u. a. der Kehrerschen »Gewalt- oder Zwangsexerziermethode« unterworfen, mit deren Hilfe man nahezu jedem »Kriegsneurotiker« seine Symptome »so unerfreulich machte, daß er sich mit aller Gewalt davon befreite«.[142]

Die Nervenlazarette mit ihrem nun nahezu zur Perfektion gereiften Zwangstherapiesystem bildeten jedoch im Bereich des 14. Korps nur das Zentrum eines Netzes, das über das ganze Land gespannt war und aus welchem es für die »Kriegsneurotiker« kaum mehr ein Entrinnen gab. Nach der Symptombeseitigung wurden sie einer »Nachbehandlung« unterzogen, die aus Exerzierübungen mit einem Unteroffizier und allmählicher Lockerung der strengen Lazarettdisziplin bestand. Das geringste Anzeichen eines Rückfalls wurde mit sofortiger erneuter Verschärfung der Maßnahmen beantwortet. Das »Hauptziel« dieses Verfahrens »war die systematische Unterdrückung der Rückfalltendenz«. Danach folgte eine »Arbeitsbehandlung« in der Munitionsindustrie bei relativ hohem Arbeitslohn, welcher einen zusätzlichen Anreiz zum Gesundwerden bieten sollte. Ein entscheidender Unterschied zum früheren Vorgehen war allerdings, daß die »Geheilten« nicht wie vorher aus dem Militärverhältnis entlassen, sondern lediglich beurlaubt wurden. So waren sie ständiger Kontrolle unterworfen und konnten jederzeit wieder ins Lazarett zurückbeordert werden. Auch die wieder k. v.-geschriebenen Soldaten versuchte man »unter dem Druck einer ständigen Zwangslage leistungsfähig zu erhalten«. Es gab eine Bestimmung, nach welcher ein Rückfälliger in das Lazarett zurückgebracht werden mußte, das ihn vorher behandelt hatte. »Die Bestimmungen lauteten so, daß es keine Möglichkeit des Entschlüpfens für ihn gab; es blieb ihm keine andere Wahl als die zwischen Symptomfreiheit, entsprechenden Leistungen einerseits und Nervenlazarett andererseits.« Soldaten, die man weder an der Front noch in der Munitionsindustrie für brauchbar hielt, wurden in »Neurotikerkompagnien« zusammengefaßt – Arbeiterkompanien, die mit allen Hilfsmitteln zur Behandlung Rückfälliger, u. a. auch mit Elektrisiergeräten, ausgerüstet waren. »Hier konnte natürlich ein sehr starker Druck auf den Hysteriker ausgeübt werden [...] [Hier] sammelte sich nun das schwerere Psychopathenmaterial unter den Hysterikern, besonders die schwierigen, die Ordnung und Disziplin der Truppe und Fabrikbetrieb gefährdenden Elemente. Die Truppe war von ihnen befreit; ihr verderblicher Einfluß beschränkte sich jetzt auf einen engen Kreis. Auch von der Zivilbevölkerung wurden aufrührerische Elemente, dadurch, daß man sie nicht nach Hause entließ, in zweckmäßiger Weise ferngehalten«.[143]

Der Beitrag zum politisch-militärischen Disziplinierungsapparat des Kaiserreiches, den Psychiatrie und Neurologie damit aus freien Stükken leisteten, beschränkte sich aber nicht auf die noch aktiven Soldaten: »Die Tendenz, überall unter den Hysterikern aufzuräumen, und sie in der zweckmäßigsten Weise unterzubringen, damit sie der Allgemeinheit nach ihren Kräften dienstbar wurden, erstreckte sich nun auch auf die früher als dienstunbrauchbar mit Renten nach Hause Entlassenen; man suchte sie nachträglich noch zu einem Heilverfahren heranzuziehen. Sie wurden zur Nachbehandlung aufgefordert; falls sie diese verweigerten, wurden sie militärisch eingezogen und zur Nachbehandlung gezwungen.«[144]

So war im Bereich des 14. Korps ein »lückenloses System« geschaffen worden; die badischen Nervenlazarette bildeten »eine geschlossene Front gegen die Kriegshysteriker. Die zweckmäßige Organisation der Behandlung ermöglichte die weitgehendste Erfassung des gesamten Hysterikermaterials im Korpsbereich, seine Heilung und kriegszweckmäßigste Verwendung.« Es konnten nie dagewesene »Erfolge« vermeldet werden. Von 957 Fällen, welche Ende 1917 während dreier Monate im Bereich des 14. Korps »behandelt« wurden, konnte bei 933 (ca. 97,5 %) Symptomfreiheit erzwungen werden. Von 203 im selben Zeitraum »nachbehandelten« Rentenempfängern wurden 174 (ca. 86 %) »restlos geheilt« und somit, wie Hoffmann stolz vermerkt, von 67233 Mark ursprünglich zu zahlender Rente nahezu 60000 Mark eingespart. Auch Zivilpersonen, die bereits seit 10 bis 15 Jahren Unfallrenten bezogen hatten, wurden durch Nachbehandlungen dieser Art »restlos von ihren Symptomen befreit«. Die militärische Verwendbarkeit der »objektivierten Hysteriker« war jedoch nach wie vor gering. Die

»nichtobjektivierten« hingegen hielt »die Angst vor dem Nervenlazarett in Schach«. Diese Angst besaß eine »Fernwirkung«, welche auch die Zahl der »Simulanten und Aggravanten« eindämmte.[145]

Dennoch war dieses raffiniert geknüpfte Netz zur Kontrolle der Fluchttendenz der Soldaten nicht in der Lage, Schritt zu halten mit der zunehmenden Eskalation von Angst und Schrecken dieses Krieges. Die Zahl der »Kriegsneurotiker« schwoll trotz der vereinten Bemühungen von Neuropsychiatrie und militärischer Führung in einem für diese besorgniserregenden Maße an, zumal es in den Heimatlazaretten »für den Nachdruck und die Schärfe des therapeutischen Vorgehens doch eine gewisse Grenze [gab]. Die Überschreitung derselben beschwor die Gefahr der Meuterei, der Revolution im Lazarett hervor.«[146] Man begann daher, um auch letzte verbleibende Reste »sekundären Krankheitsgewinns« zu beseitigen, die »frontnahe Psychiatrie«[147] zu propagieren. Das badische System der »Kriegsneurotikerbekämpfung« hatte sich in den Augen seiner Propagandisten gleichwohl als durchaus tauglich erwiesen, mit dem Problem »traumatische Neurose« fertig zu werden, allerdings nicht mehr unter den Verhältnissen, die in den letzten Monaten des Weltkriegs herrschten.

Die »frontnahe Psychiatrie«

Die allgemeine Einführung der »Kaufmann-Kur« und die weiteren Verschärfungen der neuropsychiatrischen Methoden wie das »Kehrersche Zwangsexerzieren« verringerten die Belegungszahlen der Nervenlazarette nur für kurze Zeit. Die zunehmende physische und psychische Erschöpfung der Fronttruppen sorgte für Nachschub, der die durch Perfektionierung und Verschärfung der militärpsychiatrischen Verfahren erzielten »Erfolge« alsbald wieder zunichte machte. Die Schraube der unmittelbar auf den Patienten einwirkenden Maßnahmen konnte nicht weiter angezogen werden. Es war zu Todesfällen durch die Anwendung von Strom und vermutlich auch zu Selbsttötungen[148] gekommen. In den Lazaretten begann sich vereinzelt sogar Widerstand gegen die ärztlichen Peiniger zu regen. In dieser Situation mehrten sich in der Neuropsychiatrie die Stimmen, die ein grundsätzlich anderes Verfahren forderten. Die Verwundeten waren bis dahin nach der ersten Versorgung zur weiteren Behandlung ins Hinterland verlegt worden, häufig sogar auf Reichsgebiet – die Fronten waren ja nicht allzuweit von den Reichsgrenzen entfernt. Genauso war man mit den Soldaten verfahren, die an der Front an affektiven Störungen erkrankten, denn die Nervenlazarette befanden sich fast alle in der Heimat. Dieses Verfahren stieß angesichts der Verschärfung der Lage in der Militärpsychiatrie zunehmend auf Kritik. Die Bemühungen der Kehrers, Nonnes, Mucks, Kretschmers und all der anderen, den Lazarettaufenthalt der physisch und psychisch zermürbten Soldaten so aversiv wie möglich zu gestalten, wurden von den Schrecken der Front trotz des zynischen Einfallsreichtums und der Skrupellosigkeit dieser Ärzte konterkariert.

Die verzweifelte Situation in den Schützengräben ließ die Erinnerung der dorthin zurückgetriebenen »Geheilten« an die Schrecken der Nervenlazarette nach kurzer Zeit verblassen; sie wurden bald rückfällig. Zudem begann sich die wachsende Zahl der »Kriegsneurotiker« trotz der Abschottung der Nervenlazarette und ihrer Verlegung aufs Land nachteilig auf die Stabilität der »Heimatfront« auszuwirken. Die zynische Rechnung der Neuropsychiater ging angesichts der wachsenden Kriegsmüdigkeit an der Front und in der Heimat immer seltener auf. So machten sie sich daran, auch noch den letzten Fluchtweg von der Front zu verbauen: Sie setzten, neben dem Befehl, daß keine »somatischen Diagnosen« im Sinne der Oppenheimschen Schule mehr gestellt werden durften, das Verbot durch, Frontsoldaten mit frisch aufgetretenen affektiven Störungen in die Etappe zu entlassen. Beide Maßnahmen wurden als wichtiger Fortschritt der Militärpsychiatrie gefeiert: »Dadurch, daß im 3. Kriegsjahr endlich verboten wurde, auf den Wundtäfelchen im Felde als Diagnose das Wort ›Nervenshock‹ zu notieren, daß verboten wurde, die ›Zitterer‹ oder sonstwie hysterisch Reagierenden in die Heimat zurückzusenden, daß Nervenabteilungen dicht hinter der Front unter Leitung wissenschaftlich durchgebildeter Psychiater eingerichtet wurden, und daß auch in der Heimat versucht wurde, in ebenso geleiteten Nervenlazaretten eine aktive Psychotherapie durchzuführen, sind erhebliche und bis heute wohl in ihrer Größe und Bedeutung unterschätzte Erfolge erzielt worden. Diese Maßnahmen haben sicher Schlimmeres verhütet und zweifellos mit dazu beigetragen, daß die Front im Westen bis zum schmerzlichen Ende festgestanden hat.«[149]

Einer der eifrigsten Befürworter dieser »frontnahen Psychiatrie« war

Kurt Schneider, der für Auffangpositionen dicht hinter der Front plädierte, aus denen eine Entlassung nur in eine Richtung, nämlich nach vorn, möglich sein sollte: »Wir sehen viele Leute, die mit nervösen Symptomen von vorn kommen und sich in der Ruhe des Reviers in kurzem vollkommen erholen und wieder in den Graben gehen können, während sie einmal ins Lazarett oder gar in die Heimat gelangt, schwerlich wieder ›k. v.‹ werden dürften [...] *Die Regimentskrankenstube ist ein Ort der Auslese*; nichts ist verkehrter, als alle nervösen Zustände von dort nach rückwärts zu schicken, denn damit gehen der Truppe unnötig Leute verloren.«[150]

Eine der zentralen Überlegungen hinter diesen Vorschlägen war es, daß die Soldaten mit nervösen Symptomen erst gar nicht auf die Idee kommen sollten, ihre Störung sei eine Krankheit und könnte sie über eine längere Zeit vom Einsatz an der Front befreien. Die Atempause, in der sie über ihre Situation nachdenken oder von Kameraden oder – in der Heimat – von Verwandten beeinflußt werden könnten, sollte so kurz wie möglich sein. Schneider: »*Die Psychotherapie so unmittelbar nach dem psychischen Trauma ist leicht.* Vielfach genügt Ruhe, ordentlicher Schlaf und die Versicherung, wirklich einige Tage oder etwa während der augenblicklichen Stellungsperiode nicht mehr vorn verwendet zu werden, völlig, um die Kranken wieder ganz genesen und ›k. v.‹ werden zu lassen [...] Niemals habe ich bei der Truppe auch nur in *einem* Fall den Verdacht von ›Begehrungsvorstellungen‹ im Sinn der Rente gehabt. Diese sind spätere Früchte, gewachsen im Lazarettleben unter dem Einfluß von Kameraden, Verwandten oder eigener ruhiger Überlegung.«[151]

Auf Betreiben Stiers wurde im Frühjahr 1917 eine »Durchforstung aller Heimatlazarette durch eigens hierfür gebildete Kommissionen angeordnet und durchgeführt«. Im Volksmund wurden diese »Heldengreifkommissionen« genannt.[152] Einigen Kollegen ging es offensichtlich nicht weit genug, die Kranken nur an die Front zurückzutreiben und sie dort zu halten. Sie jagten die psychisch Kranken aus »therapeutischen« und »prophylaktischen« Gründen ins Trommelfeuer. Es überrascht nicht, daß gerade Nonne voll des Lobes für diese »Gepflogenheit« war: »Es gab Truppenteile, bei denen es therapeutische Gepflogenheit war, die Abwehrneurosen ins Trommelfeuer zu schicken, und die Ärzte solcher Truppenteile berichten, daß dieses Vorgehen von großem prophylaktischem Wert gewesen sei.«[153]

Die umfassende Verwirklichung der »frontnahen Psychiatrie«, wie sie ihren Erfindern und Befürwortern vorschwebte, wurde durch das Kriegsende verhindert. Sie propagierten sie jedoch gleich nach dem Friedensschluß als eines der wirksamsten Instrumente der »Kriegsneurotikerbekämpfung« für den »nächsten Krieg«. Wieder war es Nonne, der die Schraube noch ein Stück weiter gedreht sehen wollte. Er gab zu bedenken, »ob nicht doch einige Neurotikerabteilungen in Kriegslazaretten hinter der Front eingerichtet werden sollten, mit der Möglichkeit, Neurotiker, die im Heimatgebiet Schwierigkeiten machen, dorthin zur Behandlung zu verlegen, und mit der Bestimmung, daß Entlassungen und Verlegungen in der Regel nur in Richtung der Front vor sich gehen dürften«.[154] Eine neurotische Erkrankung sollte dann nicht nur keine Möglichkeit mehr bieten, von der Front wegzukommen, und sei es nur für einen begrenzten Zeitraum: Soldaten, die in der Heimat psychisch krank wurden, sollten zur »Therapie« in die Frontlazarette verlegt und nach der Symptombeseitigung in speziellen Kompanien zusammengefaßt werden.

3. Nach dem Ersten Weltkrieg: Der Krieg gegen die »Neurotiker« geht weiter

Am Ende des Ersten Weltkrieges standen sich die »Kriegsneurotiker« und ihre »Therapeuten« voller Haß gegenüber. Dieser Haß hatte sich in einer Art Teufelskreis aufgeschaukelt: Auf die epidemieartig anwachsenden, immer therapieresistenter werdenden und stets neue Symptomvarianten hervorbringenden »Kriegsneurosen« hatten die Psychiater mit immer drastischeren Folter- und Disziplinierungsmethoden geantwortet. Angesichts der Lage an der Front aber waren selbst die brutalsten Methoden zur Erfolglosigkeit verurteilt. Die »Therapeuten« reagierten mit der »frontnahen Psychiatrie«. Doch auch diese verlor angesichts der nervenzermürbenden Situation des Soldaten an der Front ihre Wirksamkeit. Die Foltermethoden der Neuropsychiater waren gescheitert, was sie erbitterte, was sie aber zugleich, obwohl das Ende des Krieges endgültig den augenfälligen Beweis erbrachte, nicht wahrhaben wollten: Die Soldaten, als erste die Matrosen der Kriegsmarine, begannen ihre Therapie selbst in die Hand zu nehmen, indem sie das Übel an der Wurzel packten. Sie machten einfach dem Krieg ein Ende. Diese Therapie erwies sich als äußerst erfolgreich: Die Symptome des weitaus überwiegenden Teils der »Kriegsneurotiker« verschwanden über Nacht. Viele dieser spontan Geheilten beteiligten sich aktiv an der Novemberrevolution und versuchten, ihre ehemaligen Folterer zur Rechenschaft zu ziehen. Manche »Therapeuten« mußten »schleunigst die Flucht ergreifen«.[1] Der eine oder andere geriet gar in Lebensgefahr: »Ich habe am 9.11.18 zahlreiche Neurotiker rasch gesund werden sehen [...] Ich habe unter den übelsten Helden jener Revolutionstage manchen Mann wiedergefunden, der mir aus meinen Neurotikerlazaretten in der Feigheit seiner Seele nur allzu bekannt war, und ich habe einen der erfolgreichsten Ärzte meiner Nervenlazarette nur mit Mühe vor einem schlimmen Schicksal bewahren können.«[2]

Die Standesfunktionäre und die Sprecher der Neuropsychiatrie gingen jedoch schon nach einer kurzen Zeit der Irritation wieder in die Offensive: »Und so hat unsere Zeit, statt den Ärzten und ganz besonders den Psychiatern erhöhte Geltung zu verschaffen, einstweilen das Gegenteil bewirkt und die Psychiaterhetze sogar in eine neue Phase treten lassen; insbesondere wird das System der pädagogischen Behandlung der Kriegspsychoneurosen von demagogischer Seite weidlich ausgebeutet; als ob sie ein Kriegsspecifikum gewesen wäre! Hier gilt es kräftig abzuwehren. Vor allem gilt es, dem Volke durch die Tat zu beweisen, daß wir stets nur sein Bestes gewollt haben und in diesem Sinne weiter handeln wollen.«[3]

Die Neuropsychiater zogen aus den Ereignissen am Ende des Krieges nicht die Lehren, die auf der Hand gelegen hätten, sie registrierten die Spontanheilungen vielmehr mit großer Erbitterung und sarkastischen Kommentaren, besonders dann, wenn sich ehemalige »Kriegsneurotiker« statt für Gott, Kaiser und Vaterland auf der linken Seite des politischen Spektrums betätigten: »Sehr interessant war es, Erfahrungen zu sammeln über das Verhalten der Neurotiker bei uns nach der Revolution. Der Neurotiker wird auf Grund seiner seelischen Konstitution stets erklären, daß er zu hart behandelt wurde, ebenso wird der Neurotiker mit Naturnotwendigkeit weniger zu leisten versuchen als von ihm verlangt wird, auch das liegt im Wesen der abnormen seelischen Konstitution. [...] Diese Neurotiker [...] konnten während der Revolution Erstaunliches leisten im Reden, Agitieren, Herumlaufen, Schreiben und Organisieren. Auf meiner Abteilung trat ein refraktärer Zitterer, der sich über zu harte Behandlung beschwert hatte, als Soldatenrat in Funktion und war von Morgen bis Abend in gehobener Stimmung tätig für seine ›Untergebenen‹, befreit von Unlustgefühlen und allen motorischen Reizerscheinungen, getragen von der Zweckhaftigkeit seines Daseins und seiner Tätigkeit [...] Die letzten Neurotiker verschwanden von der Straße aufgrund ihres Herrengefühls.«[4]

Die kaum verhohlene Wut über die spontane Heilung der »Kriegsneurosen« und über die Kritik an den brutalen Behandlungsmethoden sowie der Versuch, der Gesellschaft die Psychiatrie für weitere Dienste zu empfehlen, die aus diesen Ausführungen Stranskys und Nonnes herausklingt, hatten nicht zuletzt handfeste standespolitische Hintergründe: Bis zum Ersten Weltkrieg war die Psychiatrie in Deutschland weniger eine medizinische Teildisziplin gewesen, die in der Lage war, psychische Krankheiten zu heilen, als vielmehr eine Verwahrinstitution. Die psychiatrischen Kliniken und Heilanstalten der Vorkriegszeit waren überfüllt; das Methodenrepertoire der Psychiatrie, im wesentlichen bestehend aus Bettruhe, Isolierung und Fixierung der Patienten sowie Dauerbädern, verdiente den Namen Therapie kaum. Das massenhafte Auftreten der »Kriegsneurosen« bot nun den Psychiatern erstmals die Möglichkeit, in einem gewissen Sinne »therapeutisch« tätig zu sein, indem sie versuchten, psychisch Kranke wieder gesund, das heißt kriegstauglich oder wenigstens arbeitsfähig zu machen.[5] Diese Tätigkeit hatte ihnen in den führenden Schichten des Kaiserreiches eine gewisse Anerkennung verschafft und ihr Fach auf dem Wege zu einer wirklichen medizinischen Disziplin – zumindest in ihren eigenen Augen – ein gutes Stück vorwärtsgebracht. Dieses berufsständische »Kapital« drohte nun durch die Revolution, die sich abzeichnende Demokratisierung und die Empörung weiter Bevölkerungskreise über die Brutalität der »Kriegsneurotikerbehandlung« wieder verlorenzugehen.

Die deutsche Psychiatrie sah sich nach dem Ersten Weltkrieg massiver Kritik ausgesetzt und befand sich in einer handfesten Existenzkrise. Nach einer kurzen Phase der Irritation standen die deutschen Psychiater und Neurologen jedoch wie vor dem Weltkrieg in ihrer überwiegenden Mehrheit wieder auf der Seite der konservativen und restaurativen Kräfte und boten ihre Dienste beim »seelischen Wiederaufbau des deutschen Volkes«[6] gleich auf mehreren Gebieten an: unter anderem bei der Unterdrückung der Revolution, bei der Bekämpfung der »traumatischen Neurosen« und der damit zusammenhängenden Rentenansprüche von Unfall- und Kriegsopfern, beim Wiederaufbau der Armee, bei der von großen Teilen der Junkerschaft und des Bürgertums ersehnten Beseitigung der Weimarer Republik und der Rückkehr zur nationalistischen und militaristischen Ausrichtung der Gesellschaft. Ärzte, Psychiater und andere erklärten gesellschaftliche Prozesse mit einem sozialdarwinistischen Begriffssystem und propagierten die »Rassenhygiene« und die Sterilisation »Erbkranker«. Bereits im Jahre 1920 forderten der Jurist Binding und der Psychiater Hoche[7] die Freigabe der Vernichtung »lebensunwerten Lebens«.

Nationalkonservative Einstellung und standespolitische Interessen der Neuropsychiater ließen sich hier vortrefflich verbinden.[8] Die Demokratie hielten viele von ihnen ohnehin eher für ein Hirngespinst als für eine mögliche Form des Zusammenlebens der Menschen. Der Staat ihrer Träume war der autoritäre Führerstaat: »Ungezählte Male ist es schon dargelegt worden, daß die wirklich gleichberechtigte Teilnahme der Massen an der Herrschaft jedes Volk zugrunde richten müßte. ›Vernunft ist stets bei Wenigen nur gewesen‹. Wer die Menge kennt, ihre Unwissenheit und Kurzsichtigkeit, ihre Urteilslosigkeit und Leichtgläubigkeit, ihre Selbstsucht und ihren Wankelmut, ihre Bestimmbarkeit durch Schlagworte und Hetzereien, wird darüber nicht im Zweifel sein, daß sie gänzlich unfähig ist, die Zügel der Regierung zu führen. Das wirkliche Volk sieht ganz anders aus als dasjenige, dem die staatsrechtliche Vorstellung die unbeschränkte Entscheidung über die wichtigsten Daseinsfragen anvertrauen zu können glaubt. Glücklicherweise ist aber auch eine tatsächliche Volksherrschaft gänzlich unmöglich. Unfehlbar ordnen sich die Massen einzelnen Führern unter, die durch irgendwelche Eigenschaften über sie hervorragen. Sie sind die wahren Herrscher; den von ihnen geleiteten Massen bleibt nur der Schein der ›Souveränität‹. Nicht die letzteren entscheiden, sondern die überlegenen Persönlichkeiten, die es verstehen, sie zur Gefolgschaft zu zwingen.«[9]

Psychiatrie, Sozialdarwinismus und Rassenhygiene

Der Erste Weltkrieg hatte der Einschätzung der Sozialdarwinisten und Rassenhygieniker, Krieg sei ein wertvolles Hilfsmittel zur »Aufartung« des Volkes, einen massiven Dämpfer versetzt. Die Massenvernichtungsmittel der Materialschlachten hatten keinerlei Unterschied zwischen »erbbiologisch Wertvollen« und »Minderwertigen« gemacht; im Gegenteil: Gerade die »physisch oder psychisch Minderwertigen«, also nach ihrer Auffassung auch die »Kriegsneurotiker«, hatten, insgesamt gesehen, bessere Überlebenschancen gehabt als die körperlich und seelisch Robusteren. Besorgnis und Erbitterung über diese vermeintlich negative Auslese durch den Krieg waren schon Triebfedern für die Propagierung der »frontnahen Psychiatrie« gewesen. Nun, am Ende des Krieges mit seinen furchtbaren Opfern in allen Bevölkerungsschichten, war das Gros der »Parasiten, Nutzlosen und Schädlinge« nicht, wie etwa Nonne es sich gewünscht hatte, den »Heldentod« gestorben.[10]

Auf der anderen Seite waren im Hungerwinter 1916/1917 (»Kohlrübenwinter«) zahlreiche Insassen psychiatrischer Anstalten verhungert oder an Mangelkrankheiten gestorben, was von vielen Psychiatern eher mit Erleichterung als mit Entsetzen registriert und durchaus als Lösungsmöglichkeit zukünftiger gesellschaftlicher und politischer »Probleme« diskutiert wurde. So sah sich Bonhoeffer, damals Vorsitzender des Deutschen Vereins für Psychiatrie, lediglich veranlaßt, dieses Massensterben »fast gutzuheißen in dem Gedanken, daß durch diese Opfer vielleicht Gesunden das Leben erhalten bleiben könnte«,[11] und Kraepelin warnte vor allzugroßer »Menschenfreundlichkeit«: »Der Krieg hat eine fürchterliche Auslese unter unseren fähigsten und opferwilligsten Männern gehalten; verschont blieben in erster Linie die Untauglichen und Selbstsüchtigen. Aber auch die menschenfreundlichen Bestrebungen, überall die Schwachen zu stützen, den Elenden, Siechen und Verkommenen zu helfen, wirken nachdrücklich einer zielbewußten Züchtung der Tüchtigen entgegen: sie beladen die Schultern der Leistungsfähigen, auf denen unsere Zukunftshoffnung beruht, mit wachsenden Lasten, unter denen ihre Kräfte schließlich erlahmen müssen. Da wir in der Welt nicht alleinstehen, sondern dem schärfsten Wettbewerbe anderer Völker ausgesetzt sind, dürfen wir diese Belastung nicht schrankenlos, sondern nur soweit ausdehnen, wie wir sie ohne Schädigung unserer Selbstbehauptung ertragen können. Das klingt hart, ist aber eine bittere Notwendigkeit, wenn nicht die guten Bestandteile unseres Volkes durch die minderwertigen zugrunde gerichtet werden sollen.«[12]

Hier sahen die Psychiater einen wichtigen Ansatzpunkt für ihre Bemühungen, sich der Gesellschaft für die Zukunft unentbehrlich zu machen. Schon vor dem Krieg, so Stransky, »haben [...] die positiv eugenetischen Bestrebungen wichtige Stützen an den Psychiatern gefunden«. Nun, nach dem Desaster, müsse die »völkische Erziehungsarbeit« der Psychiater einsetzen und darauf hinwirken, »daß die Vorstellung alles Entarteten und dessen, was es charakterisiert, im Volksbewußtsein ein negatives, die Vorstellung alles Gesunden hingegen ein positives Fühlszeichen erhalte«. Stransky ahnte bereits, auf welcher Seite des politischen Spektrums die Verbündeten in diesem Kampf gegen die »Entartung« zu suchen sein würden: »Ich glaube darum, es sei der Platz der deutschen Psychiatrie in dem Kampfe wider die innere Entartung an der Seite all jener Kräfte, welche diesen Kampf ernstlich zu führen gewillt sind, und es sei hier die Hand auch solcher Verbündeter nicht zurückzuweisen, denen man sie aus politischen oder sonstigen, bei uns im Lande leider nur allzu mächtigen Doktrinarprinzipien in anderen Belangen nicht immer gerne reicht.«[13]

Psychiatrische Schützenhilfe bei der Bekämpfung der revolutionären Bewegungen 1918/1919

Da sich unter den Anführern der Novemberrevolution von 1918 und der Münchener Räterepublik auch Leute befanden, die z. T. schon vor dem Krieg oder als Soldaten während des Krieges mit psychiatrischen Diagnosen versehen worden waren, fühlten sich viele Psychiater auf dem Gebiet der klinischen Klassifizierung und der Bekämpfung dieser Revolutionäre besonders kompetent. Wie schon während des Krieges etikettierten sie diejenigen, die unter großen physischen und/oder psychischen Belastungen krank wurden, als »minderwertig«, gaben aber diesem Etikett nun eine zusätzliche politische Dimension:

Da sich unter denen, die für ein gerechteres und friedlicheres System kämpften, nachdem das alte militaristische Kaiserreich zusammengebrochen war und Millionen von Menschen mit in seinen Untergang gerissen hatte, auch solche ehemaligen Soldaten fanden, die schon an den Schrecken und Greueln des Krieges krank geworden waren, lag für ihre ehemaligen Therapeuten die Sache klar auf der Hand: Die Revolutionäre waren sämtlich »Psychopathen«, und die Revolution selbst war Ausdruck einer Geisteskrankheit. Gaupp faßte diese »psychiatrische Diagnose« in verblüffender Einfachheit zusammen: »Der politische Radikalismus ist z. T. nichts anderes als ein neurasthenisches Symptom.«[14]

Die Klassifizierung politischer Gegner als Geisteskranke hatte zwar damals schon eine gewisse Tradition, jedoch gaben gerade die in den Jahrzehnten vor dem Ersten Weltkrieg entwickelten naturwissenschaftlichen Theorien der Neuropsychiatrie und die eben erst systematisierte Terminologie den Diffamierungen den Anschein wissenschaftlicher Fundierung. Wie groß die Lücke zwischen behaupteter Kompetenz dieser selbsternannten Diagnostiker gesellschaftlicher und politischer Zeiterscheinungen und der Seriosität ihres Materials und ihrer Methoden war, kann an den Veröffentlichungen einiger ihrer Wortführer gezeigt werden.

Der Münchener Psychiater Eugen Kahn tat sich bei der Einstufung von Revolutionären als »Psychopathen« besonders hervor. Er hatte führende Persönlichkeiten der Münchener Räterepublik nach deren Verhaftung psychiatrisch begutachtet. Schon seine Definition des

»Psychopathen« zeigt, daß er mit reinen Wertungen arbeitete: »Als Psychopathen werden in der Psychiatrie psychisch nicht ganz intakte Persönlichkeiten bezeichnet, die bei im allgemeinen ausreichender, nicht selten sogar guter Verstandesbegabung Mängel auf dem Gebiete des Fühlens und Wollens aufweisen; Mängel, die diese Persönlichkeiten zwar keineswegs als geisteskrank erscheinen, die sie aber oft genug im Leben falsche Wege gehen und auch scheitern lassen.«[15]

Es handelt sich bei dieser Definition jedoch keineswegs nur um die persönliche Meinung Kahns, sondern um die allgemeine Auffassung in der damaligen Psychiatrie. So beschreibt auch Kraepelin – offensichtlich ohne zu merken, daß er damit den sensiblen, psychisch gesunden und intelligenten Menschen schildert – die »hysterische Persönlichkeit« folgendermaßen: »Die mangelhafte Entwicklung des zielbewußten Willens, die der hysterischen Veranlagung zugrunde liegt, kann sich mit ausgezeichneter Verstandesbegabung und namentlich mit Lebhaftigkeit der gemütlichen Regungen verbinden, die unter Umständen eine besondere Fähigkeit in sich schließt, sich der Umgebung anzupassen, sie zu verstehen, auf sie zu wirken und sie zu beherrschen.«[16]

Es erscheint im ersten Augenblick befremdlich, daß ausgerechnet Menschen, die eine Revolution anführen, der zielbewußte Wille abgesprochen wird. Die obige Darstellung der Entwicklung der »traumatischen Neurose« hat jedoch gezeigt, daß die zeitgenössischen deutschen Psychiater unter »Willen« nicht die psychische Energie des Menschen zur Durchsetzung seiner Wünsche, Vorstellungen und Rechte verstanden, sondern vielmehr die Kraft und die Bereitschaft, von außen – von Staat, Wirtschaft und Militär – aufgezwungene Belastungen und Zumutungen zu ertragen, ohne aufzubegehren oder zusammenzubrechen. Aufgrund dieser Definition konnte jeder, der mit den herrschenden Zuständen unzufrieden oder nicht bereit oder in der Lage war, sie zu ertragen, in psychopathologische Kategorien eingeordnet und somit den gewalttätigen »Therapie«-, Isolierungs-, Disziplinierungs- und Ausgrenzungsmethoden unterworfen werden.

Kahn beschrieb, neben anderen, drei der führenden Köpfe der Revolution in München unter Benutzung eines infamen psychiatrischen Begriffsinventars:[17]

An dieser Interpretation des Willensbegriffs durch deutsche Militärärzte haben auch zwei Weltkriege nichts ändern können:

»Die Ausschaltung des individuellen Haltungs- und Bewegungstypus zugunsten eines Massentypus, die Drosselung der Motorik hat den Sinn, eine beruhigte, für den Befehl und dadurch für ein einheitliches Handeln empfängliche Grundhaltung zu erzeugen und mit der einheitlichen äußeren Haltung auch eine Vereinheitlichung der inneren Verfassung der zu schulenden Menschengruppe zu erreichen. Mit dem Abstellen der individuellen Typologie wird zugleich ein wesentlicher Störfaktor ausgeschaltet, der seelische Untergründe haben könnte, Äußerungen der Unlust, des Widerwillens, des Trotzes, sei es auch nur durch die Andeutung einer Gebärde. Auch der Typus der Temperamente muß einem Gleichmaß unterworfen werden. ... Das Ziel ist eine psychophysische Uniformierung, die mehrere oder selbst viele Personen als ein einheitlich handelndes Subjekt erscheinen läßt und ein einheitliches Handeln zu erreichen versucht. ... Dem militärischen Stillstehen ist ein wesentlicher Bewußtseinsinhalt zugeordnet, der hohe Grade von Aktivitätsbereitschaft in sich schließt, die bedingungslose Bereitschaft, den zu erwartenden Befehl zu befolgen. Mit dieser auf ein bestimmtes Handeln gerichteten Bereitschaft, die befohlen ist, sind individuelle Ausdrucksweisen unvereinbar, das ›Hurra‹ ausgenommen, dem der Charakter einer repräsentativen Gebärde zukommt ...«

Aus: Rodenwald 1960, S. 1f.

1. »Otto Wasner« (Pseudonym):
   »Gymnasialbildung; studierte. War freier Schriftsteller, Journalist, mehrfach auch Redakteur. Dichtete; sozialistische Schriften. Verheiratet, geschieden; später wieder geheiratet. Hielt Vorträge und Lehrkurse über soziale und historische Themata für Arbeiter. Januar 1918 nach mißlungenem Streik wegen Landesverrats unter Anklage; lange Haft. Leitete die Revolution in süddeutschem Bundesstaat, dessen Ministerpräsident er dann wurde. Gewandter Redner, politischer Dilettant. Richtete Arbeiter- und Soldatenräte ein; versprach allen Parteien etwas. Belehrte Spartakisten, die eine bürgerliche Zeitung besetzt, zweifelhafte Existenzen, die in eine ausländische Gesandtschaft eingedrungen waren; hielt im Theater Rede an Mittelschüler; inszenierte Revolutionsfeiern. Glaubte, guten Frieden machen zu können. Wurde erschossen. Intelligent, erregbar, phantastisch, fanatisch; eitel bis zur Selbstüberschätzung, großspreche-

risch; Phraseur, Poseur; empfindsam (Briefe). Fanatischer Psychopath.«[18]

Diese Beschreibung gilt Kurt Eisner, dem ersten Ministerpräsidenten der »Republik Bayern«, die er im November 1918 proklamiert hatte. Seine Ermordung im Februar 1919 wurde zum Anlaß für die Ausrufung der Münchener Räterepublik.

2. »Werner Leidig« (Pseudonym):

»Auf Gymnasium wegen sozialistischer Umtriebe relegiert. Wurde Apotheker; vom 22. Lebensjahr an freier Schriftsteller; wurde damals Anarchist. Gab später anarchistisch-literarische Zeitschrift heraus. ›Kaffeehausliterat‹, ›Kaffeehausanarchist‹; bezeichnete sich früher selbst als ›Edelanarchist‹. 1906 bestraft, weil er in Flugblatt zum Streik aufgefordert hatte; 1909 wegen Beleidigung der Polizei bestraft. Gründete 1910 mit anderen anarchistische Gruppe ›Tat‹, für die männliche und weibliche Mitglieder aus Münchens verrufenster Wirtschaft gewonnen wurden; suchte ›dem Lumpenproletariat menschliche, sozialistische und kommunistische Ideen lebendig zu machen‹. Schrieb u. a. ›Nur der Deutsche ist stolz auf die Arbeit, während der Romane die Arbeit als notwendiges Übel empfindet.‹ Meint, daß die besten Elemente aller Nationen in den Zuchthäusern vorkommen (sic!); wurde von seinen Schützlingen selber bestohlen, von seinen Parteifreunden nicht ernstgenommen, als Werkzeug benützt. Im November 1918 sehr tätig bei der Revolution, die ihm aber nicht weit genug ging; gründete Gruppe der ›revolutionären Internationalisten‹; wollte Diktatur des Proletariats, Räteverfassung. Hervorragend beteiligt an der Ausrufung der Räterepublik, an der Bildung des revolutionären Zentralrats, in dem er mitsaß. Bei Putsch verhaftet. Vor Gericht: will voll verantwortlich, kein Psychopath sein;[19] aphoristisch geistreichelnd, erregbar, fanatisch, phantastisch, verworren, eitel, großes Selbstgefühl, Poseur; kritiklos, haltlos. Fanatischer Psychopath (15 Jahre Festung).«[20]

Mit dieser Beschreibung ist Erich Mühsam gemeint, der sozialistische Schriftsteller, Revolutionär und Anarchist. Mühsam, Mitglied im Zentralrat der Münchener Räterepublik, wurde nach deren gewaltsamer Beseitigung zu 15 Jahren Festungshaft verurteilt und im Jahr 1934 von den Nationalsozialisten nach grausamen Folterungen im Konzentrationslager Oranienburg ermordet.

3. »Erwin Sinner« (Pseudonym):

»Schwer belastet. Sorgenkind. Als Knabe hysterische Gehstörung, Darm- und Blasenstörungen, Nahrungsverweigerung, Schlaflosigkeit, Lebensüberdruß. Begabter Gymnasiast, schauspielerisches Talent, hohe Meinung von sich; macht sich interessant, dichtet, markiert den Künstler. Immer bei Ärzten, viel in Sanatorien. Will Schauspieler, Dramaturg, Konsul werden. Hört literarische, juristische, nationalökonomische Vorlesungen. August 1914 begeistert eingerückt. Aus der jüdischen Gemeinde ausgetreten. März 1915 bis April 1916 im Feld bei der Artillerie; wurde Unteroffizier; hielt sich gut. Mit zahlreichen nervösen Beschweren ins Lazarett; dauernd a.v.H. [= arbeitsverwendungsfähig Heimat, d. A.] Studierte weiter. Mitgründer eines ›kulturpolitischen Bunds der deutschen Jugend‹. Wieder in Sanatorien; dichtet. Kommt in den Münchener Januarstreik 1918 hinein; verliest eigenen Aufruf an das deutsche Volk; ist in der Heimat Kriegsgegner geworden; hetzt in Versammlungen zum Streik. Verhaftet; wegen nervöser Beschwerden bald entlassen. Nach § 81 StrPO. in der Klinik; intelligent; erregbar, gedrückt, enttäuscht, verzweifelt; stottert, schluckt, weint, schluchzt in der Erregung; hat nur ›die Wiedererweckung des religiösen Menschen und die Befreiung des Geistes‹ beabsichtigt; gequält, theatralisch, Phrasen; empfindsam, wirr, unreif, beeinflußbar; drängt danach, sich hervorzutun, beachtet zu werden; disharmonisch; Menschheitsbeglücker! Klein, schwächlich, emotionelles Schüttelzittern. Nicht § 51. Verfahren vom Reichsanwalt eingestellt, da dem S. als hysterischer Persönlichkeit der Dolus nicht zuzutrauen. Gleich nach dem 7.XI.1918 nach München. Vorsitzender im Zentralrat; für die Räteverfassung; Februar bis April führend; viele Erlasse. April Abschnittskommandeur der Roten Armee; gegen Blutvergießen, für Verhandeln. Verschwindet am 30.IV.; verbirgt sich bis zu seiner Verhaftung. Vorm Standgericht sehr gewandt; bringt eigenen Gutachter mit, der ihn im Gegensatz zum psychiatrischen Sachverständigen als psychisch durchaus intakt schildert; will voll verantwortlich sein. Als dichterisches Talent, lauter, weltfremd bezeichnet. Hysterische Persönlichkeit. (5 Jahre Festung.) [...] Sinner ist der Prototyp des intellektuellen hysterischen Dégénérés.«[21]

Hinter diesem Pseudonym verbirgt Kahn den Dichter und Schriftsteller Ernst Toller, der zu den Führern der Münchener Räterepublik gehörte

»Der Direktor der psychiatrischen Klinik ist jener berühmte Professor Kräpelin, der in einem Münchener Bierkeller einen Bund zur Niederkämpfung Englands gegründet hat.

›Herr‹, fährt er mich an, als ich ihm vorgeführt werde, ›wie können Sie es wagen, die berechtigten Machtansprüche Deutschlands zu leugnen, dieser Krieg wird gewonnen, Deutschland braucht neuen Lebensraum, Belgien und die baltischen Provinzen, Sie sind schuld, daß Paris noch nicht erobert ist, Sie verhindern den Siegfrieden, der Feind heißt England.‹

Das Gesicht des Professors rötet sich, mit dem Pathos des manischen Versammlungsredners sucht er mich von der Notwendigkeit alldeutscher Politik zu überzeugen, ich lerne, daß es zwei Arten Kranke gibt, die harmlosen liegen in vergitterten klinkenlosen Stuben und heißen Irre, die gefährlichen weisen nach, daß Hunger ein Volk erzieht, und gründen Bünde zur Niederwerfung Englands, sie dürfen die harmlosen einsperren.«

Ernst Toller, 1936, S. 78, über die psychiatrische Untersuchung nach seiner Verhaftung wegen seiner Teilnahme am Januarstreik 1918 in München.

und nach deren Zerschlagung verurteilt wurde. Als Jude mußte er 1933 emigrieren und starb 1939 in New York durch Suizid.

Diese Fallbeschreibungen enthalten ein Sammelsurium von Vorurteilen und haßerfüllten subjektiven Wertungen. Ist das Urteil »Psychopath« einmal gefällt, müssen selbst alltägliche Eigenschaften, Ereignisse und Tätigkeiten (»dichtet«, »geschieden«, »will Schauspieler werden« etc.) zu dessen Begründung herhalten. Als besonders erschwerend wird die jüdische Abstammung gewertet. Kahn zum Beispiel hob, ohne näher zu erläutern warum, diejenigen unter den von ihm Begutachteten in einer Statistik hervor, »die nachweislich von jüdischen Eltern stammen«.[22] Kraepelin betonte ebenfalls die »starke Beteiligung der jüdischen Rasse an jenen Umwälzungen« und hatte auch gleich eine Begründung parat, ohne seinen Lesern jedoch etwas über die Quellen seiner Erkenntnisse mitzuteilen: »Die Häufigkeit psychopathischer Veranlagung bei ihr könnte mit dazu beigetragen haben, wenn auch wohl hauptsächlich ihre Befähigung zu zersetzender Kritik, ihre sprachliche und schauspielerische Begabung sowie ihre Zähigkeit und Strebsamkeit dabei in Betracht kommen.«[23]

Kraepelins »Psychiatrische Randbemerkungen zur Zeitgeschichte« aus dem Jahr 1919, aus denen das obige Zitat entnommen ist, sind eine reiche Fundgrube für Belege der haßerfüllten, als wissenschaftlich verkauften, jedoch jeglicher wissenschaftlichen Grundlage entbehrenden »Diagnosen« des Zeitgeistes und der fortschrittlichen Strömungen in der damaligen Gesellschaft, kurz: der Psychopathologisierung des politischen Gegners. Dabei betrachtete er keine Vereinfachung oder Verdrehung der Tatsachen als unter seiner Würde stehend, wenn sie nur der Bestätigung des eigenen nationalkonservativen und reaktionären Weltbildes dienten. Gleich am Anfang seines Aufsatzes warf er die im Jahre 1919 durchaus naheliegende Frage auf, ob die Kriegsbegeisterung, die das gesamte Volk bei Ausbruch des Krieges erfaßt hatte, mit dem Ausdruck »Kriegspsychose« richtig beschrieben werden könnte. Diesen Gedanken wies er weit von sich. Nach seiner Auffassung »bedarf es doch wohl kaum der eingehenderen Erörterung, daß hier von einer krankhaften Störung nicht im entferntesten die Rede sein kann«. Vielmehr wären jene Begeisterungsausbrüche der Massen geradezu der Ausdruck der hervorragenden psychischen Gesundheit des Volkes gewesen, denn: »Nur ein alterndes oder sieches Volk würde dem Kampfe um sein Dasein mit schwächlicher Nachgiebigkeit ausweichen. Wir dürfen es daher als ein Zeichen für die Vollkraft unserer Volksseele betrachten, daß wir mit stürmischer Begeisterung in den ungleichen Kampf zogen, als uns der Vernichtungswille unserer Feinde mit eisernem Ringe umschloß, daß wir bereit waren, der Zukunft jedes, auch das schwerste Opfer zu bringen, und daß wir an der Hoffnung, den Sieg zu erringen, auch dann noch festhielten, als die ungeheure Übermacht ihn der nüchternen Überlegung unmöglich zu machen schien [...] Hier von Kriegspsychose zu sprechen, heißt die urwüchsigen Regungen unseres Seelenlebens verkennen. Weit eher könnte man den maßlosen Haß der Franzosen gegen uns als krankhaft bezeichnen, wenn nicht auch er im Selbsterhaltungstriebe wurzelte, der unsere Nachbarn vor dem Gespenst einer Vernichtung durch die deutschen Barbaren erzittern läßt.«[24] Dies ist – nach einem vierjährigen Krieg, der mit 20 Millionen Opfern der bis dahin größte und furchtbarste der Weltgeschichte gewesen war – ein bemerkenswertes Beispiel der Realitätsumdeutung im Sinne der eigenen Hypothesen; bemerkenswert zumal Kraepelin als Psychiater sich hauptsächlich mit dem Verhältnis seiner Patienten zur Realität befaßte.[25]

Während also die Kriegsbegeisterung von 1914 laut Kraepelin keine

Krankheit der »Volksseele« war, traf diese Diagnose für die Versuche der Soldaten und der Zivilbevölkerung, das Joch des Krieges und der Monarchie, die das Land in diesen Krieg hineingetrieben hatte, abzuschütteln, nach seiner Auffassung durchaus zu. Er unternahm den Versuch, die »Dolchstoßlegende« psychiatrisch zu untermauern: Nicht die politische und militärische Führung seien schuld an der Niederlage und Kapitulation des Reiches gewesen, sondern: »Die Volksstimmung drängte rücksichtslos nach raschem Frieden um jeden Preis. So kam die unbegreifliche Annahme der Waffenstillstandsbedingungen zustande, die uns wehrlos der Willkür unserer Feinde auslieferte.«[26]

Kraepelins hypothetische »Volksseele« reagierte unter großem Druck ähnlich wie der »unterentwickelte«[27] einzelne in belastenden Situationen, nämlich mit hysterischen Störungen: »Die Berechtigung, die blinden Aufwallungen der Volksseele bei politischen Umwälzungen mit ihrem rücksichtslosen Wüten gegen alles Bestehende und gegen das eigene Wohl mit hysterischen Entladungen zu vergleichen, wird kaum bezweifelt werden können.«[28] Diese somit in ihrer Gesamtheit »psychopathische Volksseele« sei dann in Zeiten der Umwälzung eine leichte Beute für »psychopathische Führer«, unter denen sich wiederum ein großer Anteil Juden befinde.

Die zeitgenössische Neuropsychiatrie beschränkte sich jedoch nicht auf die bloße psychiatrische »Diagnose« der Zeitereignisse und ihre Einordnung in sozialdarwinistische, rassistische und politische Pseudokategorien; sie machte auch »Therapievorschläge«. So berief sich Brennecke, der seine »Erkenntnisse« über die psychopathologischen Grundlagen von Revolutionen aus der Begutachtung von Inhaftierten gewonnen hatte, die an den Hamburger Unruhen im April und Juni 1919 beteiligt gewesen waren, bei der psychiatrischen Einschätzung der Ereignisse auf Kraepelin, erarbeitete aber darüber hinaus Vorschläge, wie derartige »Erkenntnisse« umzusetzen seien.

Brennecke sah die psychologischen Ursachen von Revolutionen »in dem tiefwurzelnden Egoismus des Einzelindividuums und dem summierten brutalen Egoismus der Masse«. Auch er hatte eine Psychologie der »Massenseele« entworfen, welche letztere er wiederum individualisierte. Sie sei »primitiv und unkompliziert und zeichnet sich durch erheblichen intellektuellen Tiefstand, dadurch bedingte Kritiklosigkeit und Urteilsschwäche, primitives Gefühlsleben und hemmungslose Affekte aus«.[29]

Diese Masse mit ihrer primitiven und hemmungslosen »Seele« könne nun auf drei Arten von Führern treffen: einmal auf den »echten berufenen Führer«; aus dieser Konstellation ergebe sich dann das »geordnete Staatswesen«. In unruhigen Zeiten würden jedoch entweder Durchschnittsmenschen, die Brennecke als »Fabrikware« bezeichnete, oder aber »Psychopathen« an die Spitze von revolutionären Bewegungen gespült. Für die ersteren hatte dieser Diagnostiker des Zeitgeistes nur Verachtung übrig. Es handle sich um Menschen, »die der Zufall der gewaltigen Umsturzbewegung aus der Masse selbst an die Oberfläche geworfen [hat]. Nun klammern sie sich halt- und hilflos, als echte Mitglieder der Masse, mit allen Fabrikwareneigenschaften derselben ausgestattet, an den wankenden Trümmern gestürzter Throne eine Zeitlang fest, um schließlich bei irgendeiner Gelegenheit zurückzusinken in den Schlamm, aus dem sie emporgeworfen wurden; ein wahrlich verächtlicher, aber unbedeutender und harmloser Typus wertloser Durchschnittsmenschen.«[30]

Weitaus gefährlicher als letztere seien die »Psychopathen«, von Brennecke zeitweilig auch, in großzügiger Ausweitung des Begriffs, »Debile«[31] genannt. Bei diesen bestünde »fast bei allen Formen [...] eine Überwertigkeit des Ich-Komplexes, d. h. ein erhöhtes Selbstgefühl, das sich nach Kraepelin aus einer Verbindung von Empfindlichkeit, Rücksichtslosigkeit und Anmaßung zusammensetzt«. Weitere Symptome seien: »Schwäche der Kritik- und Urteilsfähigkeit, Unsachlichkeit, defekte Willenstätigkeit und affektive Insuffizienz.« Daraus resultiere eine ständige seelische Unrast und Disharmonie. Die Ursache dafür verlegten sie »wie die meisten halluzinierenden oder paranoiden Geisteskranken [...] nach außen, schieben die Schuld den äußeren Verhältnissen, in der menschlichen Gesellschaft herrschenden Mißständen zu und fühlen sich verkannt«.[32]

Diese »Erkenntnisse« zeigten die Notwendigkeit auf, »die Allgemeinheit, speziell die staatliche Ordnung vor den Schädigungen durch solche psychisch defekten Einzelindividuen wirksam zu schützen. Diese Aufgabe fällt den gesetzgebenden Körperschaften wie der praktischen Psychiatrie bzw. der Irrenfürsorge zu.«[33]

Brennecke sah bei der Bekämpfung dieser »Psychopathen« durch Psychiatrie und Justiz jedoch Gefahren:

1. Obwohl die »Psychopathen« aus psychiatrischer Sicht zumeist voll verantwortlich zu machen seien, könnten Richter mildernde Umstände geltend machen.
2. Die Haft verstärke die »antisozialen und gesellschaftsfeindlichen Tendenzen« der »Psychopathen«, d. h., nach der Haft seien sie möglicherweise noch gefährlicher als vorher.

Besonders der erste Punkt ist hier sehr aufschlußreich und zeigt ein grundlegendes Dilemma auf, in dem sich die Psychiatrie in bezug auf die Psychopathendiskussion befand: Einerseits bot die Einstufung eines politischen Gegners als geistig und ethisch minderwertig die Möglichkeit, der Diskussion, ob sein Anliegen berechtigt sei, mit dem Hinweis auf seine psychischen Defekte auszuweichen und die Sanktions- und Ausgrenzungsmittel, welche Staat und Gesellschaft für solche Fälle bereithielten, auf ihn anzuwenden. Andererseits schützte der § 51 des Strafgesetzbuches einen Beschuldigten vor Strafe, wenn er für unzurechnungsfähig erklärt wurde. Das wiederum durfte auch nicht sein. Der »Psychopath« sollte dem Zugriff der Justiz und dem der Psychiatrie gleichermaßen ausgeliefert sein. Bereits im Jahre 1917 hatte Kretschmer dafür plädiert, den »Hysteriker« für seine Symptome »haftbar«[34] zu machen, besonders dann, wenn diese trotz »therapeutischer Maßnahmen« nicht schwinden wollten oder nach erfolgter »Heilung« wieder zurückkehrten: »Für alle Störungen, die erfahrungsgemäß stets bei gutem Willen des Patienten auf dem Wege physiologischer Willensübung heilbar sind [...] können und müssen wir den Hysteriker selbst verantwortlich machen. Wenn er aus psychopathischem Eigensinn oder aus unlauteren Motiven trotz bester Anleitung nicht diese Störungen beseitigen will, so wird billigerweise er und nicht die Gesellschaft die Folgen zu tragen haben.«[35]

Kretschmer hatte mit diesen Ausführungen die Grundlage für die brutale Behandlung der »Kriegsneurotiker« geschaffen. Gleichzeitig waren sie ein Ausgangspunkt der »soziologischen« Interpretation der »Hysterie« und »Psychopathie«, welche die Diskussion der 20er Jahre über weite Strecken beherrschen sollte. Für die strafrechtliche Behandlung der »Psychopathen« im Sinne ihrer Psychiater erwies sich die soziologische Interpretation als äußerst hilfreich. Bis zum Beginn des Zweiten Weltkrieges hatten sie es im Verein mit den Juristen nicht nur geschafft, jeden möglichen Zweifel an der vollen strafrechtlichen Verantwortlichkeit der zu »Psychopathen« Erklärten zu zerstreuen, es war ihnen sogar gelungen, Psychopathie als Strafverschärfungsgrund zu etablieren.[36]

Brennecke entwarf, um den von ihm gesehenen Gefahren durch die »revolutionären Psychopathen« zu begegnen, einen ganzen Katalog von Maßnahmen:[37] Die Strafjustiz müsse ermächtigt werden, »gegen psychopathische antisoziale Verbrecher sofort das Entmündigungsverfahren einleiten zu lassen und sie außerdem unter ständige strenge Polizeiaufsicht zu stellen«. Dazu gehöre allerdings eine »wirksame, die Staatsordnung erhaltende Polizei« und die »Errichtung von Zwischenanstalten, in denen unter psychiatrischer Leitung und streng durchgeführtem Arbeitszwang die antisozialen und gemeingefährlichen Minderwertigen gesetzlich untergebracht werden könnten«.[38] Dieses Ziel liege jedoch in weiter Ferne.[39]

Die soziologische Interpretation der »traumatischen Neurose«

Nachdem die somatische Interpretation der Entstehung »traumatischer Neurosen« auf der Münchener Kriegstagung endgültig von der psychologischen abgelöst worden war, begannen gleichzeitig soziologische Gesichtspunkte bei der Betrachtung ihrer Ätiologie in den Vordergrund zu treten.[40] Diese Betrachtungsweise war keineswegs neu, hatte man doch schon während des »Simulationsstreits« die Einführung der Unfallhaftpflicht, also eine soziale – nicht eine medizinische – Ursache für die »railway spine« ausgemacht. Im Jahre 1890 hatte A. Hoffmann in seinem Vortrag »Die traumatische Neurose und das Unfallversicherungsgesetz« diesen Zusammenhang in den Mittelpunkt seiner Überlegungen gestellt.[41] Von Struempells daraus abgeleiteten »Begehrungsvorstellungen« waren nur noch kleine Schritte zu Begriffen wie »Begehrneurose«, »Rentenneurose« oder »Rentenkampfneurose« erforderlich gewesen. Die Ursachen der Krankheit wurden also teilweise aus dem Individuum heraus in gesellschaftlich-politische Zusammenhänge verlegt. Die Neuropsychiater jener Zeit waren zwar noch bereit, dem Unfallopfer zuzugestehen, daß seine Symptome von den physischen und psychischen Erschütterungen des Traumas ausgelöst worden waren, führten jedoch langwierige und von Rückschlägen geprägte Heilungsprozesse darauf zurück, daß den Betroffenen Renten und/oder leichtere Arbeitsbedingungen winkten. Bestätigt sahen sie sich in dieser Auffassung durch Fälle, in denen sich die Symptome nach Zahlung einer einmaligen Abfindung an Stelle einer Rente zurückbildeten. Die Forderungen nach Änderung der Unfallhaftpflicht- und Unfallversicherungsgesetze wurden lauter. Verlangt wurden u. a. bessere Ausbildung der ärztlichen Gutachter, das Anlegen strengerer Maßstäbe bei der ärztlichen Begutachtung von Unfallpatienten, Verantwortlichmachen des Kranken für seine Neurose und eben Kapitalabfindung[42] statt Rente.

Bis zum Ersten Weltkrieg blieb es jedoch meist bei solchen Forderungen. Erst nach dem massenhaften Auftreten der »Kriegsneurosen« konnten sich die Vertreter dieser harten Linie durchsetzen. Auf der oben beschriebenen Münchener Kriegstagung der Neuropsychiater von 1916 wurde Hoches Resolution über die »Kapitalabfindung von Kriegsneurosen« ohne Diskussion einstimmig angenommen: »Es ist mit Sicherheit zu erwarten, daß unter den gesundheitlichen Nachwirkungen des Krieges, welche den Feldzugsteilnehmern den Anspruch auf eine Entschädigung gewähren, Störungen nervöser Art eine zahlenmäßig sehr bedeutende und in ihrem Einfluß auf die Volksgesundheit und die nationale Arbeitskraft verderbliche Rolle spielen werden.

Die tatsächlichen nervösen Kriegsbeschädigungen werden, wie wir das aus tausendfacher Berührung mit nervösen Unfallsfolgen im Frieden ableiten können, in ihrer Tragweite vervielfacht werden durch die Verquickung mit den seelischen Einwirkungen des Entschädigungsverfahrens.

Insbesondere werden wir mit einer großen Anzahl von Neurosefällen zu rechnen haben, bei denen durch die Form der Entschädigung in einer fortlaufenden Rente (die nach den Militär-Pensionsgesetzen ausschließlich in Frage kommt) eine Wiederkehr der Arbeitsfähigkeit verzögert oder gänzlich verhindert wird (›traumatische Neurosen‹, ›Rentenneurosen‹ usw.).

Für Erkrankungen dieser Art ist im Interesse des einzelnen Geschädigten wie der gesamten Volksarbeitskraft die endgültige Erledigung der Entschädigungsansprüche in Form der Kapitalabfindung als das wirksamste Heilmittel zu erstreben.«[43]

Wie zufällig traf sich hier das Interesse von Versicherungsträgern und entschädigungspflichtigen staatlichen Institutionen an einer möglichst billigen Erledigung von Ansprüchen mit der aktuellen Krankheitslehre der Neuropsychiatrie. Gegen die »minderwertigen Psychopathen«, denen es nicht gelang, den Krieg und die häufig unmenschlichen Arbeitsbedingungen jener Zeit ohne körperliche und seelische Schäden zu überstehen, hatten die Ärzte – neben den Gewalttherapien – ein weiteres Disziplinierungsmittel entwickelt. Dieses konnte nun in Friedenszeiten, in denen die Bevölkerung die Foltermaßnahmen möglicherweise nicht mehr so einfach hinnehmen würde, verstärkt angewendet werden.

Aus der einschlägigen Fachliteratur der letzten Kriegsmonate und der Nachkriegszeit bis weit in die 20er Jahre hinein sind die Bestrebungen der Neuropsychiater im Verein mit den Versicherungsträgern und staatlichen Institutionen deutlich herauszulesen. Die Namen der Befürworter und Anwender der rabiaten Behandlungsmethoden des Krieges – Nonne, Gaupp, Hoche, Bonhoeffer, Stier und anderer – sind hier wiederum zu finden; aber auch jüngere Standesvertreter wie Panse, die dann von 1933 an eine unrühmliche Rolle spielen sollten, begannen sich bei der Beschäftigung mit diesem Thema zu profilieren und zu radikalisieren.

Zunächst wurden Mittel gesucht, die befürchteten Ansprüche der ehemaligen »Kriegsneurotiker« auf Rente, soweit möglich, abzuweisen. Bresler sprach aus, was viele seiner Kollegen dachten: »[...] die Fortdauer der maßlos übertriebenen Einschätzung leichter nervöser Erscheinungen, wie sie noch vor wenigen Jahren allgemein in der Begutachtung üblich war, könnte geradezu katastrophale Folgen nach sich ziehen, nicht nur für die Finanzen des Staates, sondern vor allem für Gesundwerden und Zufriedenheit der Bürger, wenn sich die unheilvollen pessimistischen Anschauungen, die so lange über das Schicksal der Unfallneurotiker geherrscht, auf die *Kriegsneurosen* übertrügen«.[44]

Stier stellte klar, wo er und seine Standesgenossen den Schwerpunkt ihrer Aufgabe sahen. Die Beurteilung der »Unfallneurosen« sei »nicht bloß eine ärztliche, sondern in besonderem Maße auch eine volkswirtschaftliche Frage«.[45] Ein Zitat von Hoche wirft ein Schlaglicht auf die Haltung, die viele dieser Ärzte ihren Patienten gegenüber einnahmen. Er berichtet, ein ärztlicher Vertreter einer Versicherungsgesellschaft habe gesagt: »Für mich ist jeder Unfallneurotiker ein Schweinehund.«[46] Die Fronten waren also, wie schon während des Krieges, geklärt, die Gegner waren in Gestalt der ehemaligen »Kriegsneurotiker« und der »Unfallneurotiker« identifiziert. Die Ärzte verbündeten sich mit staatlichen und gesellschaftlichen Institutionen gegen ihre Patienten und lieferten »wissenschaftliche« Rechtfertigungen für die billige Abspeisung von Kriegs- und Unfallopfern.[47]

Zum Aufbau und zur Stabilisierung der Front gegen Rentenansprüche ehemaliger »Kriegsneurotiker« und zukünftiger Unfallopfer bot es sich an, die Kriegserfahrungen der Neuropsychiatrie auf die Friedenssituation zu übertragen. Dazu war zunächst einmal die Auflösung des solidarischen Verhältnisses zwischen Arzt und Patient auch im Frieden erforderlich. Hatte während des Krieges die Rettung des Vaterlandes gegen den äußeren Feind als Begründung für diese Entsolidarisierung herhalten müssen, so wurden nun die Kriegs- und Unfallopfer selbst zu Feinden der eigenen Gesundung und somit des Wohles der Gesellschaft erklärt. Ein aufschlußreiches Beispiel für die Rechtfertigung der einseitigen Aufkündigung des Arzt-Patient-Verhältnisses bietet die damals vieldiskutierte und häufig zitierte Veröffentlichung Singers. Er bemühte einleitend zwar noch die Floskel vom »Zusammengehörigkeitsgefühl zwischen Arzt und Patient«, welches »eine ethische Bindung zwischen Hilfesuchendem und Helfer« sei, es gebe aber Fälle, »wo jenes ethisch fixierte Kontaktverhältnis zwischen Arzt und Patient auf eine ganz andere, scheinbar sogar konträre Bahn gedrängt werden muß. Fälle, in denen das Verhalten des Arztes vom ersten Moment seines Eingreifens an entscheidend ist für das Wohl und Wehe des Kranken, für dessen ganzes Leben; in denen geradezu der Kampf des Arztes gegen Vorurteil und Einbildung, Zwangsvorstellungen und andere psychische Entgleisungen eines Erkrankten im Interesse des einzelnen, im Interesse der Familie und des Gesamt-Gemeinwesens, selbst mit harten Mitteln zu einem Sieg führen muß, soll der Kranke nicht für immer als solcher gezeichnet, sein Haus für immer zum Armenhaus gemacht werden.«[48] Bei diesem »Kampf« sah Singer das Wissen des Patienten um seine Rechte als eine von dessen »Waffen« an: »Es ist [...] zu erwarten, daß die parteipolitischen Organe es sich angetan sein lassen werden, die Arbeiter in jeder Weise *aufzuklären* über ihre Stellung zu Arbeitgebern, ihre Rechte im Gesunden und im Falle der Erkrankung. Demgegenüber müssen Ärzte und müssen Versicherungsgesellschaften gewappnet sein, u. z. [und zwar?, d. A.] mit den gleichen Waffen.«[49]

Diesem Kämpfer gegen Patientenrechte wäre es am liebsten gewesen, wenn das von Gewalt geprägte Vorgesetztenverhältnis zwischen den Sanitätsoffizieren und den kranken Soldaten ohne Einschränkungen auf die Beziehung zwischen Ärzten und Patienten der Friedenszeit hätte übertragen werden können. Aber daran mochte selbst er nicht ganz glauben; er fürchtete vielmehr, »daß das wundervolle und Heilung fördernde Verhältnis des Vorgesetzten zum Untergebenen bis auf einen minimalen Rest zusammenschrumpft. Zwar der Zwang zur Behandlung wird bleiben können. Aber den Soldaten konnte der Militärarzt auch zu einer Kur zwingen, die dem Patienten Schmerzen, Unannehmlichkeiten, Beschwerden verursacht; der Kranke konnte in ein Milieu versetzt werden, das einen solchen Mangel an Erfreulichem und Anregendem versprach, daß die Sehnsucht nach der Entfernung aus dem Krankenhaus allein schon Stimulans war für die Anspannung aller Gesundungs-Energien.«[50]

Der jüdische Neurologe und Dirigent Kurt Singer sollte später, als die von ihm hier herbeigewünschte Militarisierung der deutschen Gesellschaft auf schlimme Weise verwirklicht wurde, selbst deren Opfer werden. Er gründete 1933 den »Kulturbund deutscher Juden«, eine der letzten Enklaven deutsch-jüdischen Kulturlebens. Dieser wurde 1941 von der Gestapo aufgelöst. Singer starb 1944 im Konzentrationslager Theresienstadt.

Manche seiner Kollegen waren in bezug auf die Disziplinierungsmöglichkeiten der Ärzte weniger pessimistisch und hielten die Übertragung der Kriegsverhältnisse auf die Behandlung der »Unfallneurotiker« im Frieden zumindest teilweise für möglich. So meinte Küppers, einer der Psychiater, die gegen Ende des Krieges gefordert hatten, auch zivile »Unfallneurotiker« in »Kriegsneurotikerlazarette« einzuweisen und dort wie »Kriegsneurotiker« zu behandeln, daß sich im Frieden nicht allzuviel ändern müsse: Das Geheimnis der »Kriegserfolge« liege nämlich »in der Verknüpfung der persönlichen Autorität mit der militärischen, die in der Strafgewalt des Vorgesetzten verkörpert ist. Die Strafgewalt des Neurosenarztes im Frieden ist gesetzlich festgelegt im § 606 RVO, der die Entziehung der Rente bei unbegründeter Verweigerung der Behandlung androht. Diese Möglichkeit muß nur ausgenutzt werden.«[51]

Singer gab der Hoffnung Ausdruck, daß von der durch den Krieg bewirkten Militarisierung der Gesellschaft, von der im Kaiserreich gewohnten Einteilung in Unten und Oben und von dem Prinzip »Befehl und Gehorsam« möglichst viel in den Frieden hinübergerettet werden könnte: »Die vielen Monate und Jahre des diszipliniertesten Lebens, des unbedingten Gewöhnens an Gehorsam, des Unterordnens unter Verfügungen und höherrangige Willensleistungen werden in unseren Leuten eine neue, besonders geartete Einstellung auf ihr Wollen und Handeln erzeugt haben, die es zu fixieren und auszunutzen gilt. [...] es ist Pflicht, sie [die ehemaligen Soldaten, d. A.] in gleicher Weise und mit gewichtigen Gründen zu belehren, daß erst der Zwang zur Erstarkung und Gesundung eines einzelnen Kranken eine Möglichkeit schafft, den Gesamtkörper des Staates in allen Teilen gesund und wehrfähig zu halten.«[52]

Am Ende seiner Ausführungen schlug Singer konkrete, aus diesen Überlegungen resultierende Maßnahmen vor. Mit ihrer Hilfe sollte versucht werden, die im Kriege »bewährten« Prinzipien und Methoden der Gewalt und Isolation soweit nur eben möglich auch im Frieden anzuwenden:

1. Verhinderung des Ausbruchs einer ›traumatischen Neurose‹ durch Isolierung des Unfallkranken in einem speziellen Krankenhaus zum Zweck der Unterscheidung zwischen »subjektiven« und »echten« Beschwerden und zur Ausschaltung der »einer Neurose Vorschub leistenden subjektiven Momente (Familie, schnelle ›Rechts‹beratungen usw.)«.
2. Komme es dennoch zu hysterischen Symptomen, so setze »die Pflicht der aktiven Therapie ein, die ebenfalls nicht mehr ganz in den freien Willen des Hysterikers (der meist kein einwandfrei guter ist) gelegt werden dürfte. Wenn eine etwa aus Chirurg, Internist und Neurologen zusammengesetzte Anstaltskommission das Vorhandensein einer organischen Störung leugnet und damit eo ipso das Bestehen eine Hysterie diagnostiziert, wenn dieselbe Kommission erklärt, daß durch geeignete Behandlung die krankhaften Symptome beseitigt, die Arbeitsfähigkeit erhöht oder voll hergestellt werden kann, so hat der Patient entweder das Recht erworben, sich dieser Therapie zu unterziehen, oder das Recht verwirkt, mit seiner Familie ausgehalten, behandelt und bezahlt zu werden.«
3. Schließlich müsse »die Einschätzung der Erwerbsfähigkeit nicht im Hinblick auf eine versteckte irgendwie geartete organische Erkran-

kung, sondern auf eine vom Willen nie ganz unabhängige, im schlechtesten Falle unbequeme, aber die normale Betätigung nicht völlig lahmlegende funktionelle Beschwerde« erfolgen, d.h., im Zweifel gegen den Patienten entschieden werden.[53]

Singers Gedanken und Vorschläge fanden lebhafte Resonanz bei seinen Kollegen. In bezug auf deren politische Durchsetzbarkeit überwogen allerdings, zumindest vorläufig, die skeptischen Stimmen: »Die heutige Mentalität des Volkes und der bestimmenden Behörden steht der Möglichkeit entgegen, diese nach voller Übereinstimmung aller Erfahrenen einzig richtigen Prinzipien durchzuführen. [...] Erschwerend für die Fortsetzung der im Kriege bewährten Behandlungsmethoden für den Frieden bleibt die Tatsache, daß dort die Einstellung des Seelenlebens auf die militärische Disziplin und daß die Massensuggestion der auf Flucht in die Gesundheit eingestellten Stationen fehlt«,[54] bedauerte Nonne. Er fand jedoch Trost bei einem Blick in die Zukunft: Es werde »auch der gegenwärtigen Periode der Nachgiebigkeit gegen die auf pathologischem Grunde ruhenden Krankheiten und gegen die auf physiologischem Grunde ruhenden normalen Wunschtendenzen eine Periode straffer Zügelführung folgen. Dann mögen sich die Therapeuten und Gutachter erinnern, daß von 1915–1918 durch deutsche Neurologen und Psychiater bewiesen wurde, daß die Kriegsneurosen mit ihrem mannigfachen und buntscheckigen Symptomenkomplex durch zielbewußtes, energisches ärztliches Selbsthandeln zu heilen sind, sowie daß zum Festhalten der Heilung ein einiges Zusammengehen von Ärzten, militärischen, gutachterlichen und richterlichen Instanzen gehört.« Die »Kriegsneurose« sei eine »Abwehrkrankheit«, und die Abwehr könne allein durchbrochen werden »durch eine psychische Operation, die nur gelingen kann, wenn der Wille des Arztes der stärkere ist und als solcher vom Kranken empfunden und anerkannt wird«.[55]

Das politische und gesellschaftliche Klima der Weimarer Republik ließ die Träume der Neuropsychiater von der Beibehaltung der Machtfülle, die sie während der Kriegszeit über die von ihnen als Kriegs-, Unfall-, Renten-, Begehrungsneurotiker und Psychopathen klassifizierten Menschen besessen und weidlich mißbraucht hatten, zunächst nicht in Erfüllung gehen. Das Vorgesetztenverhältnis, das bei der Durchsetzung ihrer gewalttätigen »Therapie«methoden so hilfreich gewesen war, bestand nun gegenüber den Rentenansprüche erhebenden ehemaligen »Kriegsneurotikern« nicht mehr; noch weniger besaßen sie eine Befehlsbefugnis über die Unfallopfer der Friedenszeit. Weder ließen sich die brutalen Methoden des Krieges anwenden, noch konnten die Rentenzahlungen im erwünschten Maße gekürzt oder verweigert werden. Die soziologische Interpretation der »Unfallneurosen«, bei den Ordinarien der Neurologie und Psychiatrie – unter ihnen zahlreiche ehemalige Kriegstherapeuten – kaum noch umstritten, hatte noch keineswegs in die Praxis aller medizinischen und juristischen Instanzen Eingang gefunden; noch weniger gehörte sie im von den Neuropsychiatern erwünschten Umfang zum Stand des allgemeinen Wissens in der Bevölkerung. Die »Kriegszitterer«, die auch noch in den 20er Jahren ein alltäglicher Anblick in den Straßen der Städte waren, und die Unfallopfer erregten ein den Intentionen dieser Neuropsychiater und der Versicherungsgesellschaften und -behörden völlig zuwiderlaufendes Mitleid in der Bevölkerung und, was sie für noch schlimmer hielten, bei vielen ärztlichen Gutachtern. Die Suche nach Mitteln zur Verhinderung dieses Mitleids war Gegenstand zahlreicher neuropsychiatrischer Tagungen und Veröffentlichungen jener Zeit. Auf der Jahresversammlung der Gesellschaft Deutscher Nervenärzte 1925 sprach der Freiburger A. Hauptmann in seinem Vortrag mit dem programmatischen Titel »Krieg der Unfallhysterie« vielen seiner Kollegen aus dem Herzen: »Wohl keiner wird unter Ihnen sein, der es nicht schmerzhaft am eigenen Leibe erfahren mußte, wie hartnäckig sich die Berufungsinstanzen allen gutgemeinten Erklärungen tüchtiger Sachverständiger über das wirkliche Wesen der Unfalls-Hysterie immer wieder verschlossen. Und wenn diese Instanzen das taten, so lag es zum großen Teil daran, daß sich immer wieder zahlreiche Ärzte fanden, ja leider auch sogar neurologische Fachärzte, welche uns mit ihren Gutachten in den Arm fielen. Und sie fanden bei den Gerichten um so williger Gehör, weil sie so rührende Töne anschlugen, sich zum Anwalt menschlicher Gefühle machten und uns Andere als mitleidlose Diener des Gesetzes hinstellten.

Ich habe das nie als einen Vorwurf betrachtet, dessen ich mich zu schämen hätte. Denn niemand wird verkennen, daß es jetzt mehr denn je unsere Pflicht ist, den Staat und jede Zwischeninstanz vor allen unnötigen Ausgaben zu bewahren und andererseits jeden Scheinkranken wieder zur Arbeit brauchbar zu machen.«[56]

Hauptmann hatte die herrschende Lehre aber nicht nur intellektuell verarbeitet, sondern auch in sein »ärztliches Gefühlsleben« integriert: »Denn immer wieder, wenn ich mit einem Hysteriker zu tun habe, finde ich, daß ich ihm nicht die gleichen ärztlichen Gefühle entgegenbringen kann wie einem meiner anderen Patienten. Wenn diese Gefühle etwa eine Mischung aus Mitleid, Helfenwollen und diagnostischem Interesse sind, so ist wohl das diagnostische Interesse auch dem Hysteriker gegenüber vorhanden, bisweilen meldet sich das Gefühl des Helfenwollens, das Mitleid aber stellt sich nicht ein.«[57]

Diesen vereinten Bemühungen der Neuropsychiater, affektiven Störungen im Zusammenhang mit Unfällen und Kriegsfolgen den Krankheitswert abzusprechen, wurden von staatlichen und gesellschaftlichen Instanzen immer wieder Hindernisse in den Weg gestellt. Der »nach dem Krieg sozialdemokratisch geleitete Staat [hatte] weder die Kraft noch den Willen [...], unberechtigten Rentenansprüchen überhaupt kraftvoll entgegenzutreten«, wie Stier 1936 rückblickend konstatierte.[58] Als im Jahr 1925 gar die Ausdehnung der Unfallversicherung auf die gewerblichen Berufskrankheiten bevorstand, schaltete sich wieder einmal Bonhoeffer – diesmal zusammen mit dem Internisten Wilhelm His – in die Diskussion ein: Bei den »Unfallneurotikern« des Friedens handle es sich durchweg um »Psychopathen«; nur im Kriege könnten auch »normal Konstituierte« bei großer körperlicher und affektiver Erschöpfung erkranken. Die sogenannte traumatische Neurose sei also lediglich als »psychopathische Reaktion« zu betrachten und entstehe nicht aus dem Trauma, sondern sei eine »Folge des Rentenerwartungseffekts«. Deshalb sei eine strengere Begutachtung dringend erforderlich, wobei auch »Fehlurteile« in Kauf zu nehmen seien, »deren soziale Tragweite sicher in keinem Verhältnis steht zu dem Schaden, der durch die Entwicklung der Rentenneurose hervorgerufen wird«.[59]

Damit hatten Bonhoeffer und His die Auffassung der Mehrheit der Kollegen ausgesprochen. Stier,[60] Panse[61] und andere setzten die Diskussion fort und erstellten Begutachtungsrichtlinien für die Rentenanträge von Kriegs- und Unfallopfern, in welchen sie den Zusammenhang zwischen Unfall oder Kriegstrauma und psychischen Folgen negierten. Diese Richtlinien gewannen großen Einfluß auf die Rechtsprechung und auf Entscheidungen des Reichsversicherungsamts.[62]

Nicht zuletzt hatten die Neuropsychiater damit auch erste theoretische Grundlagen für die Ausgrenzung und »Ausmerzung« der »Asozialen«, »Gemeinschaftsfremden« und »Gemeinschaftsschädlinge« gelegt, auf die sich wenige Jahre später die Nationalsozialisten stützen sollten. Sie standen zudem, vermeintlich besser gewappnet, bereit, ein »Desaster« ähnlich dem des Ersten Weltkrieges im »zukünftigen Krieg« zu verhindern.

4. Die Militärpsychiatrie 1933 bis 1945

»Man darf wieder vom Kriege sprechen.« Mit diesem freudigen Ausruf leitete der Internist Wilhelm His sein 1931 erschienenes Buch »Die Front der Ärzte« ein, eine der zahlreichen Veröffentlichungen jener Zeit von Ärzten, die am Ersten Weltkrieg teilgenommen hatten. Wehmütige Erinnerungen an den »großen Krieg« paarten sich darin mit ärztlichen Erfahrungsberichten sowie Empfehlungen für den offensichtlich für unvermeidlich gehaltenen »künftigen Krieg«.

Die nationalsozialistische Herrschaft zeichnete sich bereits am Horizont ab; die psychiatrisch-theoretischen Vorbereitungen für den nächsten erwarteten Krieg waren weitgehend abgeschlossen. Es war ein umfangreiches Begriffsinventar zur Ausgrenzung von »Psychopathen«, »Hysterikern«, »Minderwertigen« etc. geschaffen worden, und die Mehrheit der Neuropsychiater hatte ihre Einstellung gegenüber den so Etikettierten weitgehend radikalisiert. Die Stoßrichtung der in der Zeit der Weimarer Republik verfeinerten und an den Opfern des Ersten Weltkriegs und den Unfallopfern der Friedenszeit erprobten »diagnostischen«, »therapeutischen« und »vorbeugenden« Methoden der Neuropsychiatrie konnte mit Beginn der Hitlerschen Aufrüstung wieder auf die Soldaten gelenkt werden. Die Neuropsychiater waren überzeugt, daß sie die richtigen Lehren aus dem Ersten Weltkrieg gezogen hatten, und waren entschlossen, sie rücksichtslos anzuwenden, nachdem die Hitlerdiktatur die individuellen Rechte beseitigt hatte: »für eine den Interessen des Heeres gerecht werdende Beurteilung der psychopathischen Reaktionen [...] ist die Bahn heute frei«, lautete das zufriedene Resümee Stiers,[1] des Nestors der deutschen Militärpsychiatrie, schon wenige Monate nach Wiedereinführung der allgemeinen Wehrpflicht.

In die lange Liste der neuropsychiatrischen Veteranen des Ersten Weltkriegs, die es kaum erwarten konnten, den neuen Machthabern ihren reichen Erfahrungsschatz für deren Kriegsplanungen zur Verfügung zu stellen, trugen sich auch Nonne und Bonhoeffer ein. Nonne durfte als Gastreferent bei den Lehrgängen für die »Beratenden Psychiater« noch einmal seine rabiaten »Therapie«methoden aus dem Ersten

Weltkrieg propagieren; Bonhoeffer veröffentlichte zum 20. Jahrestag des Kriegsausbruches einen Rückblick, der gleichzeitig ein Ausblick auf den nächsten Krieg war, angereichert mit einschlägigen Erfahrungen, die er in Form von Empfehlungen präsentierte.

Bonhoeffer plädierte für die »frontnahe Psychiatrie«, da »Psychopathen und psychopathische Reaktionen« sich damals in der Heimat als »gefährliches Ferment« erwiesen hätten. Dem (Un-)Geist der Zeit entsprechend diskutierte er das »Psychopathenproblem« unter »rassenhygienischen Gesichtspunkten«. Die »generelle Ausmerzung« oder »volle Beseitigung« der »Psychopathen« lehnte er zwar ab, allerdings nicht aus humanitären, sondern aus praktischen Gründen. Er war der Auffassung: »daß es, auch wenn die Möglichkeit bestände, ein törichtes und schädliches Unternehmen wäre, generell auf eine Ausmerzung der Psychopathen hinzuwirken, weil unter diesen Variationen der Norm erhebliche Werte in geistiger, gemütlicher und willensmäßiger Art enthalten sind. Ihre volle Beseitigung käme auf eine Nivellierung in der Richtung der Durchschnittlichkeit und der Subalternität hinaus.«[2]

Selbstverständlich fehlte bei Bonhoeffer nicht die Klage über die »dysgenische« Wirkung des Krieges. 60% der Gefallenen des Weltkriegs, also ca. eine Million Soldaten auf deutscher Seite, seien gesunde junge Männer zwischen 19 und 29 Jahren gewesen. Dagegen hätten die »schlimmen Psychopathenkategorien« den Krieg in ihrer Mehrzahl überlebt. Dies werde auch im »künftigen Krieg« so sein: »Auch das energische Bemühen Deutschlands, in seinem Volke systematisch und durch Gesetz das Erbkranke zu bekämpfen und das Erbgesunde zu fördern, wird gegenüber dem Ausmaß der dysgenischen Wirkung der bisherigen Kriegsform nicht ausreichen, den Schaden auszugleichen.«[3]

Im Versailler Vertrag waren alle Institutionen des Sanitätswesens des Kaiserreichs verboten worden. Mit Beginn der Wiederaufrüstung durch Hitler wurden sie in kürzester Zeit neu geschaffen und – wo für erforderlich gehalten – erweitert, ergänzt und ausgebaut. Zur Sicherstellung des Nachwuchses an Sanitätsoffizieren wurde bereits 1934 in der Nachfolge der »Kaiser-Wilhelms-Akademie« die »Militärärztliche Akademie« gegründet. Dem daran angeschlossenen »Wissenschaftlichen Senat für das Heeres-Sanitätswesen« gehörte eine Reihe der bekanntesten Vertreter der damaligen Medizin an, darunter auch die Psychiater Bonhoeffer und Bumke.[4] Im Jahre 1937 wurde die Institution der »Beratenden Ärzte« für jeden militärisch wichtigen medizinischen Fachbereich geschaffen.

Hauptthema der militärpsychiatrischen Veröffentlichungen waren selbstverständlich die »Psychopathen«. Bereits im Ersten Weltkrieg hatte Wollenberg die teilweise komplexen Schemata zur Einteilung der verschiedenen »Psychopathentypen« für das Militär vereinfacht und auf zwei »Typen« reduziert. Er unterschied zwischen »Versagern« und »Störern«.[5] Nach 1933 kamen dann noch weitere solcher Reduzierungen hinzu. Otto Wuth, der spätere »Beratende Psychiater beim Heeressanitätsinspekteur« und somit bis weit in den Zweiten Weltkrieg hinein der oberste Militärpsychiater des Heeres, unterschied zwischen »Gutwilligen« und »Schlechtwilligen«. Simon schließlich machte mit seiner Einteilung keinen Hehl daraus, daß es nicht um die Entwicklung nosologischer Kategorien ging, sondern darum, Mißliebige, politische Gegner und Schwache zu etikettieren und auszuschalten: Er teilte die »Psychopathen« in einem Vortrag auf einer Sitzung der Militärärztlichen Gesellschaft München am 2. November 1937[6] kurzerhand in »linke« und »rechte« ein.[7]

»[...] zerbrechen lassen, was zerbrechen muß«: Maßnahmen gegen die »linken Psychopathen«

Der Bericht dieser eben erwähnten Sitzung kann sowohl wegen des Inhalts von Simons Vortrag und der anschließenden Diskussion als auch wegen der Zusammensetzung der Teilnehmer einen Eindruck von den psychiatrisch-militärischen Kriegsvorbereitungen jener Jahre vermitteln. Unter den Teilnehmern befanden sich u. a. der General der Artillerie v. Reichenau, Generalmajor Hartmann – Kommandeur der 7. Division, Prof. Dr. Bumke – Direktor der Psychiatrischen und Nervenklinik der Universität München und Beratender Psychiater im Wehrkreis VII; des weiteren Vertreter der Obersten SA-Führung, des Arbeitsdienstes, der Hitlerjugend sowie »Herren vom Kriegsgericht«.

Zu den »rechten Psychopathen« – den »Versagern« – zählte Simon »Nervöse«, »psychasthenische Weichlinge«, »konstitutionell Verstimmte«, »Zwangskranke«, »Wirklichkeitsfremde«; zu den »linken

Psychopathen« – den »Störern« – zählte er »erregbare Psychopathen«, »Haltlose«, »pathologische Lügner«, »geschlechtlich Abnorme«. Er betonte die Wichtigkeit der Früherkennung für das Militär. Dazu wäre eine enge »Zusammenarbeit der Musterungsbehörden mit den Gesundheitsämtern, den psychiatrischen Fürsorgestellen und den Ämtern für Volksgesundheit notwendig«; des weiteren »Aufklärung der Truppenoffiziere und [...] der ausbildenden Dienstgrade über das Wesen der Psychopathie und ihre Erscheinungsformen«. Ziel sei – anders als bei der Reichswehr, für die Hoffmann und Kittel »Fernhaltung und Ausmerzung«[8] empfohlen hatten –, alle Möglichkeiten der »Erziehung« vor einer Entlassung auszuschöpfen.

Simon warnte insbesondere eindringlich vor der Entlassung von »Störern«. Er rekurrierte dabei auf die »Erfahrungen« aus dem Ersten Weltkrieg: »Wir wissen, daß dieser linke Flügel der Psychopathen im Kriege als Soldaten an der Front nicht verwendet werden konnte, und auf der anderen Seite, daß die Anreicherung der Heimat mit diesen Elementen noch größere Gefahren mit sich gebracht hat, als wenn man sie an der Front verwendet hätte. Wir haben im Kriege erfahren, und besonders am Kriegsende, während der Revolution 1918 und in der Räte- und Spartakistenzeit zu fühlen bekommen, wie schlimm und wie verheerend sich die zersetzende Tätigkeit dieses linken Flügels der Psychopathen ausgewirkt hat. [...] Wenn wir uns vorstellen, daß ein *Zukunftskrieg* für die Front die größten Anstrengungen und Opfer bringen wird, wenn wir uns vorstellen, daß auch in einem Zukunftskriege der linke Flügel der Psychopathen an der Front keine Verwendung finden kann, wenn wir uns weiter vorstellen, daß gerade in der Heimat die größten Anforderungen hinsichtlich einer Stärke an das Volk gestellt werden, so müssen wir fordern – wenn wir bestehen wollen –, daß vor allem in der Heimat alle Störungen ausgeschlossen sind, die, vom Volk selbst ausgehend, die an sich schon schwer belastete seelische Widerstandskraft annagen und untergraben können.«

Wie aber hatte man sich diese gefährlichen Leute vorzustellen, die das deutsche Volk beim Versuch der Revision der Ergebnisse des Ersten Weltkriegs zu behindern drohten? »Die gefährlichsten Störungselemente dieser Art sind, wie die Erfahrung schon einmal gelehrt hat, der linke Psychopathenflügel. Hier finden wir diejenigen, die sich teils heimlich, teils offen als Hetzer und Aufrührer betätigen. Hier sind diejenigen, die, vielleicht nicht unintelligent, gerissen und dabei gut getarnt, Unzufriedene um sich sammeln, diejenigen, die der feindlichen Propaganda am meisten zugänglich sind und sie verbreiten, diejenigen vor allem, die ihre Fahne nach dem Wind drehen.«

Der Referent hatte einen ganzen Katalog an möglichen Maßnahmen gegen diese »gefährlichen« Leute mitgebracht: »Ich kann mir vorstellen, daß man für das Vorliegen einer schweren Psychopathie etwas einführt wie die *Meldepflicht* für die übertragbaren Krankheiten. Diese Meldungen müssen von zentralen Stellen, etwa den Gesundheitsämtern oder vielleicht besser der Staatspolizei registriert werden, so daß man im Falle der Bedrohung des Staates die gefährlichen Elemente sofort greifen kann, bevor sie ihre zersetzende Tätigkeit entfalten können. [...] Man wird nicht umhin können, den linken Flügel der Psychopathen, der weder an der Front noch hinter der Front verwendet werden kann, irgendwie zu verwahren, und zwar dort, wo er zur Arbeit unter Aufsicht herangezogen werden kann. Stier hat vorgeschlagen, die gefährlichsten unter ihnen in *Konzentrationslagern* in der Heimat zu versammeln. Man wird auch die im Krieg leerstehenden *Arbeitsdienstlager* zur Absonderung solcher Elemente verwenden können, man wird vielleicht die mindergefährlichen in *Arbeitskompanien* zusammenfassen. [...] Die Lösung des Problems der Psychopathen in der *Wehrmacht* hat nicht nur Wichtigkeit für die Truppe selbst und das Leben in dieser Gemeinschaft. Sie hat auch eine hervorragende Bedeutung für unseren *Staat* und für den Schutz und die Erhaltung unseres *Volkes*. Es müssen hier alle berufenen Stellen mitarbeiten [...] Man kann damit nicht warten, bis die wissenschaftliche Erforschung der Psychopathie noch weiter fortgeschritten ist. [...] Wir erkennen den Psychopathen, wir wissen, daß es einen linken Flügel gibt, und wissen, welche Gefahr er darstellt. Nach dieser [...] Erkenntnis müssen wir jetzt handeln.«

Die Aussprache, welche dieser Tirade folgte, stand ihr hinsichtlich ihrer Menschenverachtung in nichts nach. General von Reichenau ergriff das Wort: Er stehe auf dem Standpunkt, daß bei all diesen Fragen das Interesse des einzelnen gegenüber dem der Gesamtheit zurücktreten müsse. Für die Praxis stimme er in der Behandlung dem Grundsatz zu: zu retten, was zu retten ist, aber auch zerbrechen lassen, was zerbrechen muß.

Auch Geheimrat Bumke schloß sich den praktischen Schlußfolgerungen des Vortragenden an. Er wies darauf hin, daß man in den ersten Kriegsjahren dem Anwachsen der Zahl der Psychopathen ungerüstet gegenübergestanden habe. Dies sei heute auf Grund der *Kriegserfahrungen* nicht mehr der Fall. Es gelte, die asozialen und antisozialen Persönlichkeiten schon im Frieden zu erfassen und bei Kriegsbeginn entsprechend zusammenzufassen. Zum Schluß betonte er, daß Leute mit psychogenen Reaktionen und hysterischen Zustandsbildern als psychische Infekte in der Truppe wirken können und daß deshalb zur Vermeidung unangebrachten Mitleids, wie es im Weltkriege nicht selten beobachtet werden konnte, Aufklärung der Offiziere erforderlich sei. Er hob hervor, daß das Psychopathenproblem im Kriege ohne entsprechende Härte nicht gelöst werden könne.[9]

Soweit dem Sitzungsbericht zu entnehmen ist, erhob sich kein Widerspruch gegen diese Äußerungen. Man war sich offensichtlich über die Maßnahmen einig, mit denen man dem »Psychopathenproblem« zu Leibe zu rücken gedachte: Erfassung, Registrierung, Isolierung, an der Front halten, Meldung bei der Staatspolizei, Einweisung in Konzentrationslager und Vernichtung (»zerbrechen lassen«).

Die nationalsozialistische Ideologie, zu welcher sich ein Großteil der Neuropsychiater bekannte, und insbesondere die darin enthaltene sozialdarwinistische Ideologie in Verbindung mit der Entrechtung des Individuums zugunsten der »Volksgemeinschaft« hatten die Bahn frei gemacht für eine noch weit rigorosere Ausgrenzung und »Ausmerzung« der Schwachen und Kranken als im Ersten Weltkrieg. Allerdings waren damals bereits die Voraussetzungen dafür geschaffen worden. Aus der Beobachtung, daß der größte Teil der Soldaten den Krieg ohne – oder zumindest ohne auffällige – psychische Schäden überstanden hatte, war das neuropsychiatrische Dogma entstanden, daß ein gesunder und »vollwertiger« Mensch den Krieg ohne psychische Erkrankung überstehen kann. Dies hatte für die anderen, welche zu »Minderwertigen« gestempelt wurden, bereits nach dem Ersten Weltkrieg fatale Folgen gehabt, vor allem in Form von Kürzung oder Aberkennung von Kriegsrenten. Nun aber kam etwas Neues hinzu: Demjenigen, der die physischen und psychischen Belastungen des Krieges nicht aushielt, wurde von seinem Arzt nicht mehr nur einfach körperliche oder seelische »Minderwertigkeit« unterstellt. Die »Minderwertigkeit« erhielt eine zusätzliche – in einem gewissen Sinne moralische – Komponente: Die Neuropsychiater attestierten ihren Patienten nun zusätzlich »eine ausgesprochen asoziale Haltung, [...] denn im Kriege ist nun einmal jeder Volksgenosse dazu da, mit Einsatz von Gesundheit und Leben sich überall dazu zu betätigen, wo das allgemeine Wohl dieses verlangt und wohin er gestellt wird und sei es auch unter Opferung seines Lebens«.[10]

Damit waren alle möglicherweise in diesem Zusammenhang auftretenden ärztlich-ethischen Schwierigkeiten und Bedenken endgültig und mit einem Schlage beseitigt: Aus einem ärztlichen war ein »moralisches« oder gar strafrechtliches Problem geworden; die sich auf diese Weise selbst entlastenden Ärzte konnten sich auf die Entwicklung von Maßnahmen konzentrieren, welche geeignet waren, die Soldaten daran zu hindern, »der Hölle der Front zu entschlüpfen«.[11]

Militärpsychiatrische Kriegsvorbereitungen

Die Institution der Beratenden Ärzte

Auf den Ebenen der Heeressanitätsinspektion, der Heeresgruppenärzte sowie der Armee- und der Wehrkreisärzte wurde, wie bereits erwähnt, bald nach der Wiedereinführung der allgemeinen Wehrpflicht die Institution der Beratenden Fachärzte geschaffen, u. a. in den Fachgebieten Chirurgie, Innere Medizin, Hygiene, Pathologie, Psychiatrie, Gerichtsmedizin, Wehrphysiologie, Röntgenologie und Dermatologie.[12] Die Beratenden Ärzte hatten in der Regel keine Befehlsbefugnis, sondern vorwiegend beratende und unterstützende Funktion. In den Wehrkreisen waren es zumeist Ordinarien des jeweiligen Fachgebiets an einer Universität des Wehrkreises – fast ausschließlich hochqualifizierte und bekannte Fachleute.

1936 wurde in der »Militärärztlichen Akademie« eine Abteilung für Wehrpsychiatrie und Wehrpsychologie eingerichtet. In diesem und im folgenden Jahr rekrutierte deren Leiter, der »Beratende Psychiater beim Heeressanitätsinspekteur« Otto Wuth, Beratende Psychiater bei den Wehrkreisärzten aus der Elite der damaligen Neuropsychiatrie an den Universitäten der Wehrkreise.[13] Die Aufgaben der »Beratenden Psychiater« sind in der H.Dv. (= Heeresdienstvorschrift) 21/230[14] festgehalten. Dort heißt es:

»Der Beratende Psychiater berät die behandelnden Sanitätsoffiziere v. a. bei der Behandlung der Psychopathen und Kriegsneurotiker.

Den Kriegsgerichten steht er als Gutachter, den Truppenbefehlshabern zur Beratung in psychologischen Fragen zur Verfügung.

Im einzelnen:

1. Gutachten für Kriegsgerichte.
2. Gleichschaltung der Gutachter an Kriegsgerichten (Teilnahme an Verhandlungen).
3. Beobachtung der Nervenabteilungen bei den Kriegslazaretten.
4. Sichtung anderer Krankenabteilungen auf Neurotiker.
5. Psychiatrische Beobachtung der Hirnverletztenabteilungen.
6. Bearbeitung der Berichte über die seelische Situation in den Kriegslazarett-Nervenabteilungen.
7. Kontakt mit den Sanitätsformationen rückwärtiger Dienste.
8. 10tägige Berichte betreffend seelischen Zustand der Truppe, Gutachten, Delikte, besondere Vorkommnisse an den Sanitätsinspekteur.
9. Sofortige Meldung von Anhäufung von Neurotikern, von Fahnenflucht usw.
10. Sicherstellung wissenschaftlichen Materials. Über gewünschte wissenschaftliche Fragestellungen gehen jeweils noch Anweisungen zu.
11. Berater in Fragen der seelischen Hygiene.
12. Fühlungnahme bei Armeeoberkommandos mit Offizieren betreffs des seelischen Zustands der Truppe, mit Gerichten und Seelsorgern.
13. Sortierung und Verteilung anfallender Nervenkranker:
    a) Erschöpfungsneurasthenie.
    b) Psychogene leichte Reaktionen: Neurotikerabteilungen hinter Kriegslazarett (Arbeitstherapie, Suggestionstherapie).
    c) Schwere hysterische Reaktionen: über Neurotikerabteilungen, evtl. Heimat.
    d) Psychosen: Heimat.

Im ganzen:

Fühlungnahme mit Front und rückwärtigen Diensten und Berichte an Zentrale; von dort selbst Anweisungen.«[15]

Beratende Psychiater im Ersatzheer (Stand 2. April 1942)

Prof. Dr. Mauz, Königsberg	Wehrkreis I
Prof. Dr. Thiele, Greifswald	Wehrkreis II
Prof. Dr. de Crinis, Berlin	Wehrkreis III
Prof. Dr. Bostroem, Leipzig	Wehrkreis IV
Prof. Dr. Hoffmann, Tübingen	Wehrkreis V
Prof. Dr. Pohlisch, Bonn	Wehrkreis VI
Prof. Dr. Panse, Köln	Wehrkreis VI
Prof. Dr. Bumke, München	Wehrkreis VII
Prof. Dr. Villinger, Breslau	Wehrkreis VIII
Prof. Dr. Kleist, Frankfurt/M.	Wehrkreis IX
Prof. Dr. Bürger-Prinz, Hamburg	Wehrkreis X
Prof. Dr. Ewald, Göttingen	Wehrkreis XI
Prof. Dr. C. Schneider, Heidelberg	Wehrkreis XII
Prof. Dr. Meggendorfer, Erlangen	Wehrkreis XIII
Dr. Einsle, Erlangen	Wehrkreis XIII
Dr. Fuchs, Wien	Wehrkreis XVII
Prof. Dr. Scharfetter, Graz	Wehrkreis XVIII
Dr. Otten, Riesenburg	Wehrkreis XX
Dr. Weigel, Posen	Wehrkreis XXI

BA-MA H 20/473

Mit Beginn des Krieges wurden auch bei den Korps-, Heeresgruppen- und Armeeärzten an der Front Beratende Ärzte – auch Psychiater – eingesetzt. Sammelstelle für Berichte der Beratenden Ärzte aus den Wehrkreisen des Reiches und von der Front sowie Befehlszentrale war die Heeressanitätsinspektion.

Kriegsvorbereitungen der Abteilung für Wehrpsychiatrie und Wehrpsychologie an der Militärärztlichen Akademie

Die 1936 neugegründete Abteilung für Wehrpsychiatrie und Wehrpsychologie an der Militärärztlichen Akademie und die von ihr rekrutierten Beratenden Psychiater begannen mit Hochdruck an den psychiatrischen Kriegsvorbereitungen zu arbeiten. Man versuchte die Erfahrung mit den »Kriegsneurotikern« des Ersten Weltkriegs und mit den »Unfallneurotikern« aus der Zeit vor 1914 und aus der Weimarer Republik

Beratende Psychiater beim Feldheer (Stand April 1942)

Prof. Dr. v. Kogerer	Stab Armee San. Abt. 518
Dr. habil. Mikorey	Ber. Psych. b. leit. San. Offz. d. dtsch. Heeresmission Rumänien
Dr. Ernst	Stab Armee San. Abt. 522
Dr. Herrmann	Stab Armee San. Abt. 523
Dr. Kemper	Stab Armee San. Abt. 563
Prof. Dr. Beringer	Armeearzt 4
Dr. Betzendahl	Armeearzt 9
Prof. Dr. Kolle	Armeearzt 11
Prof. Dr. Sioli	Armeearzt 17
Dr. Scheller	Armee San. Abt. 582 Armeearzt
Prof. Dr. Flügel	Armee San. Abt. 542 Armeearzt
Prof. Dr. Kurt Schneider	Armee San. Abt. 501
Prof. Dr. v. Stockert	Armee San. Abt. 592 (mot)
Dr. Büssow	Leit. San. Offz. beim Wehrmachtsbefehlshaber Südost
Dr. Skalweit	Ber. Psychiat. b. d. Panzergruppe Afrika
Prof. Dr. Roggenbau	Ber. Psychiat. einer Armee
Dr. Wilke	Befehlsstelle Süd OKH/Gen. Qu.
Dr. v. Baeyer	Ber. Psychiat. 16

BA-MA H 20/473

zu systematisieren, um daraus detaillierte Anweisungen und Richtlinien für das Verhalten der Wehrmachtsführung, der Truppenführer und der Ärzte zu entwickeln. Unterstützt wurden sie dabei von den Universitäten, zu denen ja die Beratenden Psychiater in ihrer Doppelrolle als Ordinarien und Militärpsychiater das Bindeglied darstellten. Die Curricula wurden auf die Kriegsvorbereitungen zugeschnitten. Der Vorlesungsplan der Universität Würzburg vom 15. Dezember 1939 sah z. B. für das Fach Wehrmedizin, Abschnitt Psychiatrie/Psychologie folgende Schwerpunkte vor:

»I. Allgemeiner Teil

1. Die Lehren vom Aufbau der menschlichen Persönlichkeit.
2. Charakterkunde.
3. Konstitutionstypen und ihre psychischen Eigenschaften.

4. Rassetypen.
5. Psychopathische Persönlichkeiten.
6. Psychopathentypenlehre.

II. Spezieller Teil

1. Die Bedeutung der Geisteskrankheiten in der Wehrmacht (Diensttauglichkeit, Entlassung, Dienstbeschädigung).
2. Die Bedeutung der Psychopathen in der Wehrmacht.
   a. Diensttauglichkeit
   b. Entlassung
   c. Dienstbeschädigung
   d. Selbstmorde und Selbstmordversuche
   e. Unerlaubte Entfernung und Fahnenflucht, Urlaubsüberschreitung
   f. Kameradendiebstahl
   g. Dienstverweigerung (Sektierer, Fanatiker)
   h. Renitenz
   i. Homosexualität in ihren Beziehungen zu einzelnen Psychopathentypen
   k. Psychopathische Reaktionen in ihrer speziellen Bedeutung für die Wehrmacht

III. Wehrmachtsforensische Psychiatrie

1. Zubilligung des § 51,1–2, sowie daraus zu ziehende Folgerungen.
2. Sonderabteilungen (Organisation, Wesen, Ziele, Erfolge).

IV. Aufgaben der Wehrmachtspsychiatrie im Kriege

1. Kriminalität (Antisoziale, Selbstverstümmelungen, Simulation).
2. Kriegshysteriker.
3. Massenpsychosen (Panik).

V. Seelische Hygiene in Frieden und Krieg

Seelischer Zustand der Truppe und dessen Beeinflussung (Einfluß von Ernährung, Ruhe, Überanstrengung, Erschöpfung, Hunger, Alkohol, Nikotin, sexuelle Hygiene, Freizeitgestaltung). Psychologie des Führers.

VI. Krankenvorführungen an den Nervenabteilungen der Standortlazarette mit Besprechung der jeweils vorliegenden militärischen Fragestellungen.

gez. Grafe (Dekan)«[16]

Dieser Katalog umfaßt in groben Umrissen das Aufgabenspektrum der Militärpsychiatrie bei Kriegsbeginn, wie es bereits in dem Vortrag von Simon und in der Heeresdienstvorschrift für die Beratenden Psychiater sichtbar wurde. Allerdings wurde den Vorgesetzten bereits im ersten Kriegsmonat klar, daß die Kriterien zur Fernhaltung der »gefährlichen Psychopathen« zu eng gefaßt waren und man zudem einige wichtige Punkte übersehen hatte: »Nach der heutigen H. Dv. 252/1 würden alle Psychopathen g. v. (= garnisonverwendungsfähig) sein, also in der Heimat zusammengeballt werden. Dem Gebote folgend, den rechten Mann an den rechten Platz zu stellen, wird man aber lediglich solche als g. v. ansehen, die wirklich den Anforderungen nicht gewachsen sind (Phobische, Zwangskranke, Psychasthenische usw.). Im Gegensatz zu diesen, die nicht *können*, stehen die, die nicht *wollen*, also die, bei denen die psychopathische Abartigkeit sich vor allem in ihrem sozialen Verhalten manifestiert. Wenn hier Schwierigkeiten auftreten, so ist das bei Kriegsdienstfähigen nicht eine ärztliche, sondern eine disziplinarische Angelegenheit. Mit diesen teils asozialen, teils antisozialen Elementen fertig zu werden, ist Sache der Truppe und des Rechtswesens.«[17]

Dies bedeutet eine auf den ersten Blick erstaunliche Wandlung bezüglich des bis dahin immer wieder betonten Anspruchs der Neuropsychiatrie, federführend zu sein bei der Registrierung und der Entscheidung über das weitere Schicksal der »Psychopathen«. Allerdings ist zu bedenken, daß die neuen Machthaber unter tatkräftiger und zum Teil maßgeblicher theoretischer und praktischer Mithilfe der Neuropsychiater von 1933 bis zum Beginn des Krieges bereits einen Großteil der »Psychopathen«, »Minderwertigen«, »Erbkranken«, »Asozialen«, »Antisozialen«, »Volksschädlinge«, »Gemeinschaftsschädlichen« registriert, sterilisiert, interniert und teilweise auch getötet hatten:

– Am 14. Juli 1933 war das »Gesetz zur Verhütung erbkranken Nachwuchses« verabschiedet worden, das im Januar 1934 in Kraft trat. Bis 1945 wurden auf der Grundlage dieses Gesetzes 200 000 bis 350 000 Menschen[18] sterilisiert. Federführender Kommentator war der Psychiatrieprofessor Ernst Rüdin gewesen, seit 1918 Leiter der Abteilung für Genealogie und Demographie in der Deutschen Forschungsanstalt für Psychiatrie.
– Vom Sommer 1933 an begann man »Asoziale« in die Konzentrationslager zu sperren. »Darunter verstand die Gestapo alles mögliche. Neben wirklichen Landstreichern, Speckjägern, kleinen Taschendieben und Jahrmarktgaunern, notorischen Säufern, Zuhältern und Alimentendrückebergern gab es unter den als asozial Verhafteten auch genug Leute, denen nichts anderes vorzuwerfen war, als daß sie zweimal zu spät zur Arbeit gekommen waren oder unberechtigt Urlaub genommen, ohne Genehmigung des Arbeitsamtes den Arbeitsplatz gewechselt, ihr nationalsozialistisches Dienstmädchen ›schlecht behandelt‹, als Eintänzer ihr Brot verdient hatten – und was dergleichen ›Vergehen‹ mehr waren. Hunderte deutscher ›Betriebsführer‹, stramme Parteigenossen, haben Gefolgschaftsmitglieder, die ihnen nicht paßten, einfach als ›arbeitsscheu‹ angezeigt, worauf sie in Arbeitslager oder KL überstellt wurden.«[19]
– Carl Schneider, später Ordinarius in Heidelberg und Beratender Psychiater im Wehrkreis XII, hatte für »Asoziale« 1933 ein gestuftes System, von der Sterilisation bis zur Verbringung in Konzentrationslager, gefordert, um »eine neue Zeit mit neuen Menschen zu versehen«.[20]

Einige der Beratenden Psychiater und ihrer Assistenten hatten neben ihrer Funktion als Wissenschaftler und ihrer Arbeit für die Wehrmacht noch ein weiteres Betätigungsfeld. Sie waren Gutachter der »T4«-Vernichtungsaktion[21] von psychisch Kranken. Zu diesen Mehrfachfunktionären gehörten u. a.:

– Prof. Dr. Kurt Pohlisch: Ordinarius in Bonn, Beratender Psychiater im Wehrkreis VI (Münster), Leiter des »Rheinischen Provinzial-Instituts für Psychiatrisch-Neurologische Erbforschung«, Tötungsgutachter der »Reichsarbeitsgemeinschaft Heil- und Pflegeanstalten«.

- Prof. Dr. Friedrich Panse: Assistent Pohlischs in Bonn und im »Rheinischen Provinzialinstitut«, Tötungsgutachter der »Reichsarbeitsgemeinschaft Heil- und Pflegeanstalten«, ab 1942 Beratender Psychiater im Wehrkreis VI (Münster), Leitender Abteilungsarzt im Reservelazarett in Ensen bei Köln, Erfinder eines neuen Verfahrens zur Behandlung der »Kriegsneurosen« (auf dieses im Landserjargon »Pansen« genannte Verfahren werden wir weiter unten eingehen).[22]
- Prof. Dr. Carl Schneider: Ordinarius in Heidelberg, Beratender Psychiater im Wehrkreis XII (Heidelberg), Tötungsgutachter der »Reichsarbeitsgemeinschaft Heil- und Pflegeanstalten«. Er ließ z. B. »besonders interessante« geistig Behinderte töten, um ihre Gehirne zu untersuchen.[23]
- Prof. Dr. Friedrich Mauz: Ordinarius in Königsberg, Beratender Psychiater im Wehrkreis I (Königsberg), Tötungsgutachter der »Reichsarbeitsgemeinschaft Heil- und Pflegeanstalten«.
- Prof. Dr. Villinger: 1934–1939 Chefarzt in Bethel, ab 1939 Ordinarius in Breslau, Beratender Psychiater im Wehrkreis VIII (Breslau), Tötungsgutachter der »Reichsarbeitsgemeinschaft Heil- und Pflegeanstalten«. Er »erfand« u. a. auch die »endogene – also angeborene – Arbeitsscheu«.[24]

Ein weiterer Grund für die vorsichtige Zurückhaltung der Neuropsychiater in der Heeressanitätsinspektion, die in krassem Gegensatz zu den in den ersten Aufrüstungsjahren mit Vehemenz vorgetragenen Planungen zur Ausschaltung der »Psychopathen« stand, dürfte die Angst der Staats- und Parteiführung vor den Zuständen der Jahre 1918 und 1919 gewesen sein. Damals hatte das brutale Vorgehen der Ärzte gegen die »Kriegsneurotiker« den Aufstand der Soldaten gegen die Regierung nicht nur nicht verhindert, es spricht im Gegenteil einiges dafür, daß es in nicht unbeträchtlichem Maße zum Ausbruch der Novemberrevolution beigetragen hatte. Hitler und seine Parteigenossen hatten – wie alle Gewaltherrscher – Angst vor oppositionellen Gruppen und Strömungen, die ihrer Machtposition gefährlich werden konnten. Kaum etwas konnte also weniger in ihrem Interesse liegen, als durch allzu rigoroses Vorgehen gegen psychisch dekompensierende Soldaten ein Oppositionspotential in der Wehrmacht heranzuzüchten.

Für die Annahme eines dämpfenden Einflusses von ganz oben auf den »therapeutischen« und vernichterischen Impetus der Neuropsychiater spricht auch das sich hartnäckig haltende Gerücht, daß die vorübergehende Blindheit Hitlers gegen Ende des Ersten Weltkriegs nicht – oder zumindest nicht allein – auf Gaseinwirkung zurückzuführen, sondern eine psychogene Reaktion gewesen war, und somit der zu einem der Helden des Weltkrieges stilisierte Führer selbst möglicherweise zu diesen »Kriegsneurotikern« gerechnet werden mußte. Diesbezügliche Äußerungen hatten zwei bekannte Neuropsychiater, nämlich Wilmanns und Gruhle, ihre Stellung und Karriere gekostet. In seiner autobiographischen Schrift »Ein Psychiater berichtet« erwähnt Bürger-Prinz, daß der Heidelberger Ordinarius Wilmanns die damalige Augenkrankheit Hitlers als »hysterische Ausweichreaktion« bezeichnet hatte, worauf er seine Stellung verlor und in Untersuchungshaft genommen wurde.[25] Bastian berichtet über den Psychiater Gruhle, dessen Karriere durch Versetzung in die Provinz jäh endete, weil er eine Dissertation betreut hatte, in der behauptet worden war, daß Hitlers Blindheit im Weltkrieg psychische Ursachen gehabt habe.[26]

Eine weitere Überlegung dürfte nicht unwesentlich zu der vorsichtigen Haltung der Psychiater in der Heeressanitätsinspektion am Vorabend des Krieges und in den ersten Kriegsjahren beigetragen haben. Es war ja nicht auszuschließen, daß auch verdiente Parteigenossen, an die Front abkommandiert, dort psychisch dekompensierten und damit in die von den Neuropsychiatern für solche Soldaten vorgesehene Maschinerie (frontnahe Behandlung, »aktive Therapie«, Sonderabteilung, Konzentrationslager oder Hinrichtung wegen »Wehrkraftzersetzung«) gerieten. Dieser Gefahr wollte die in der Zentrale in Berlin sitzende Leitung der Wehrmachtspsychiatrie sich und ihre Kollegen nicht aussetzen und hielt die Beratenden Psychiater zunächst zu einem vorsichtigen Vorgehen an. Der überwiegenden Mehrzahl der letzteren war eine solche Zurückhaltung unverständlich, und sie drängten immer wieder auf die Freigabe des Einsatzes ihrer »bewährten Methoden« oder wendeten diese, ohne sich um eine Erlaubnis zu kümmern, einfach an.[27] Wuth und seine Stellvertreter, die in der Zentrale eher spürten, woher der politische Wind gerade wehte, mußten ihre Kollegen in den Wehrkreisen und an der Front häufig in ihrem rücksichtslosen »therapeutischen« Impetus dämpfen.

Von diesen waren viele nicht nur bereit, brutaler als selbst die Nazis gegen die »Kriegsneurotiker« vorzugehen, sie betätigten sich häufig auch als Kritiker zu »milder« Urteile der Wehrmachtsjustiz, deren entsetzliches Wüten unter den »Psychopathen«, »Deserteuren« und »Wehrkraftzersetzern« Messerschmidt und Wüllner[28] eindringlich geschildert haben.

»Blitzkrieg«: Die offen hysterischen Reaktionen bleiben aus

Der in Erinnerung an den Ersten Weltkrieg erwartete und befürchtete Massenanfall der »klassischen Kriegsneurosen« stellte sich in den ersten beiden Jahren des Zweiten Weltkriegs nicht ein. Die Neuropsychiater fanden jedoch nach einer kurzen Phase der Irritation alsbald eine einleuchtende Erklärung: Der Stellungskrieg 1914 bis 1918 hatte für den einfachen Soldaten ein verzweifeltes Ausharren in schmutzigen, meist kalten und feuchten Schützengräben unter dem nahezu pausenlosen Trommelfeuer der gegnerischen Artillerie bedeutet, unterbrochen nur durch blutige und verlustreiche Infanterieangriffe und -gegenangriffe. Erholungspausen hinter der Front waren selten und kurz gewesen. Tod oder schwere Verwundung hatten dem Soldaten tagtäglich sinnlich vor Augen gestanden, nur der Zeitpunkt ihres Eintreffens war unsicher gewesen. In dieser verzweifelten Situation waren die bewußte Flucht von der Front durch Simulation oder Aggravation psychischer und körperlicher Störungen sowie Selbstbeschädigung, aber auch die unbewußte Flucht in die »Kriegsneurose« Möglichkeiten gewesen, der Gefahr, getötet oder schwer verstümmelt zu werden, zu entgehen. Angesichts dieser im Verlauf des Krieges immer schlimmer werdenden Situation hatten – wie gesehen – sogar die sich parallel zur Verschärfung der Lage der Soldaten steigernden brutalen »Therapie«methoden der Neuropsychiater ihre abschreckende Wirkung verloren.

Die mit schnellen motorisierten Einheiten durchgeführten Bewegungsfeldzüge von 1939 bis zum Stillstand des Angriffs auf die Sowjetunion im Winter 1941/1942 boten dagegen ganz andere Bedingungen. Sie verliefen zunächst mit relativ geringen Verlusten auf deutscher Seite und waren für die Soldaten abwechslungsreicher. Das entnervende Warten auf den Tod im Schützengraben, welches im Ersten Weltkrieg über weite Strecken Soldatenalltag gewesen war, bildete in dieser Phase des Zweiten Weltkrieges die Ausnahme.

Zudem waren nun die politische und militärische Führung und das Sanitätswesen besser auf mögliche affektive Reaktionen der Soldaten vorbereitet. Sie hatten zum einen bei den »Psychopathenauskämmungen« der 30er Jahre bereits einen großen Teil möglicher »Risikopersonen« miterfaßt und »ausgesondert« und zum anderen ein Überwachungsnetz geschaffen, das mit Beginn des Krieges in Funktion trat und es ermöglichte, psychisch dekompensierende Soldaten schnell zu erkennen und zu isolieren. Die Anwesenheit von Psychiatern bei den kämpfenden Truppen ermöglichte zudem das frühzeitige Erkennen von Erschöpfungszuständen und anderen physischen oder psychischen Reaktionen auf große Belastungen, so daß ein Zurückziehen solcher Einheiten in Ruheräume zur Erholung veranlaßt werden konnte. Diese prophylaktische Maßnahme war unter dem Einfluß der hauptsächlich bei der Luftwaffe tätigen tiefenpsychologisch orientierten Psychotherapeuten des sogenannten Göring-Instituts[29] entstanden.

Psychosomatische Störungen statt Kriegszittern

Die Überraschung und Irritation der Neuropsychiater über das seltene Auftreten der aus dem Ersten Weltkrieg nur allzu bekannten sichtbaren affektiven Reaktionen hielten indessen nur wenige Wochen an. Bereits bei der Tagung der Beratenden Ärzte am 3. und 4. Januar 1940[30] und bei der Feldärztlichen Tagung am 6. Februar 1940[31] zählte die Verlagerung der Folgen psychischer und physischer Belastungen der Soldaten in den Bereich der inneren Organe zu den wichtigsten der erörterten Themen. Zu diesem Zeitpunkt gab es in einigen Feldlazaretten schon Beobachtungsabteilungen zur Unterscheidung von somatisch und psychisch bedingten Organerkrankungen. Am 27. April des Jahres erging dann die Verfügung des Heeressanitätsinspekteurs zur Einrichtung sogenannter Beobachtungslazarette.[32]

Kurt Gutzeit, Beratender Internist beim Heeressanitätsinspekteur, hielt auf der Tagung im Januar 1940 ein Referat mit dem Titel »Neurosen – Psychopathie – organische Erkrankungen«. Dieser Titel zeigt, daß die Psychiater und Internisten einem Symptomwandel der psychogenen Störungen auf der Spur waren. Der Referent konstatierte einen starken Anstieg der »Leichtkranken«. Sie klagten – so Gutzeit – vorwiegend über Magen-, Herz- und rheumatische Beschwerden.[33] Bei den meisten gelinge eine sichere diagnostische Klärung des Zusammenhangs zwischen diesen Beschwerden und dem objektiven Befund nicht. In dieser Gruppe befänden sich die Neurotiker, z. T. seien auch »Aggravanten« darunter. Im Verein mit den Psychiatern müßten die Internisten diese Fälle diagnostisch genau abklären, da einerseits »ungerechte Härte bei verkannten Organerkrankungen *Unwillen* und *Mißstimmung* hervorrufen«, andererseits jedoch »Milde und Nachsicht gegenüber Wehrunwilligen und Drückebergern bald Schule machen und ihre Zahl lawinenartig zum Ansteigen bringen« würden.[34]

Gutzeit hatte sich bereits Gedanken gemacht, wie man gegen diese »Wehrunwilligen und Drückeberger« vorgehen könnte. Was die Rigorosität seiner Vorschläge angeht, stand er seinen Kollegen aus dem psychiatrischen Fachbereich in nichts nach. Teile der Ärzteschaft waren schon in den ersten Kriegsmonaten wieder bereit, für das Ziel der »Stärkung der Wehrkraft« über Leichen zu gehen: »Der Truppenarzt hat [...] in erster Linie die Felddienstfähigkeit zu erhalten. [...] Was im Revier irgendwie mit Aussicht auf Erfolg behandelt werden kann, muß dort behandelt werden, *auch auf die Gefahr hin*, daß ein oder das andere mal ein Leiden zu spät erkannt wird und für den Träger ungünstig ausläuft. [...] Im Interesse der Erhaltung und Stärkung des Wehrwillens muß ein unnötig *langes Verweilen* von Kranken oder Verwundeten in Lazaretten [...] unbedingt vermieden werden. [...] Die Sanitätsoffiziere müssen dahin erzogen werden, schnelle Entscheidungen über das Vorliegen einer Krankheit, die Behandlungsbedürftigkeit, den Behandlungsplan und die Frage der Verwendungsfähigkeit zu treffen. Für diese Entscheidung ist die enge Zusammenarbeit zwischen Internist und Psychiater oft von maßgeblicher Bedeutung, so daß in Beobachtungslazaretten die Verbindung dieser Fachvertreter ein wichtiges Erfordernis darstellt. [...] Bei Berücksichtigung dieser Grundsätze werden wir der Leichtkranken sicher bald Herr werden und dem Heer auch diejenigen Kräfte zur nützlichen Verwendung erhalten, die aufgrund körperlicher Fehler oder von konstitutionell bedingter Anfälligkeit nicht völlig kv. sind.«[35]

Der Psychiater und »Sonderführer« Weiler, der das Problem auf dieser Tagung aus der Sicht seines Fachgebiets beleuchtete, plädierte dafür, diejenigen, deren Erkrankungen man für psychisch bedingt halte, in »Sonderabteilungen« unterzubringen, »da die Truppe von solchen Elementen befreit werden muß [...] In diesen [Sonderabteilungen] werden sie unter besonders strenger disziplinärer Behandlung, bei schwerer Arbeit und eben genügender Ernährung, nicht besonders geschützt vor etwaigem feindlichen Beschuß und anderen Kriegsgefahren ihren Kriegsdienst abzuleisten haben. Ihr Schicksal wird am ehesten andere von dem Versuch abhalten, durch störendes Verhalten einem unlieben Dienst zu entrinnen. [...] Der Krieg fordert Gesundheit und Leben ungezählter braver, vollwertiger Soldaten. Es würde daher jedem Gerechtigkeitsgefühl Hohn sprechen, wollte man das Leben Minderwertiger schützen.«[36]

Die nächste und vermutlich letzte Stufe der Sanktionen gegen »bösartige Störer«, darüber waren sich Gutzeit und Weiler ebenfalls bereits einig, sollte das Konzentrationslager sein. Die Ankömmlinge in den Sonderabteilungen seien »darauf aufmerksam zu machen, daß ein nicht entsprechendes Verhalten in der Sonderabteilung schließlich zu seiner Ausstoßung aus dem Heere und Unterbringung in einem K.Z.-Lager Veranlassung geben könne«.[37]

Hatten im Ersten Weltkrieg – zumindest zeitweise – die Flucht in psychische Krankheit oder Simulation und Aggravation psychischer Störungen Möglichkeiten geboten, der Hölle der Front zu entfliehen, so waren diese Auswege durch den sich auf die sozialdarwinistische Ideologie berufenden Terror des Nazistaates und seiner Ärzte bereits vor dem Zweiten Weltkrieg verbaut worden. Psychische Krankheit schützte ihren Träger nun nicht mehr vor Tod und Verwundung, sondern setzte ihn obendrein der Gefahr der Vernichtung durch jene aus, in deren Obhut er sich in seiner Not begab. So bot sich demjenigen, der sich »seiner kriegsflüchtigen Tendenz« bewußt war, lediglich eine perfekte Simulation körperlicher Krankheiten oder eine für die Ärzte nicht als solche erkennbare »Selbstverstümmelung« als Fluchtweg[38] von der Front. Organisch bedingte Störungen wurden ja – bis zu den ärztlichen Tagungen am Anfang des Jahres 1940 – noch als Krankheiten anerkannt. Sie wurden ebenso wie Verletzungen ärztlich behandelt und konnten bei entsprechendem Schweregrad zur Herausnahme aus der Front oder gar zur Entlassung aus der Wehrmacht führen.

War der Soldat sich seiner »kriegsflüchtigen Motive« nicht bewußt, so bot sich aus den gleichen Gründen die unbewußte »Flucht« in eine Organneurose eher an als ein offensichtliches und möglicherweise schwer sanktioniertes »hysterisches Symptom«. Dies hatten die Psychiater im Verein mit den Internisten früh erkannt, und die Spezialisten beider Fachgebiete mühten sich nun gemeinsam, diesen neuen Fluchtweg von der Front zu verbauen.

Die politische und die militärische Führung scheuten sich allerdings noch, den rabiaten Neuropsychiatern und Internisten freie Hand bei der Anwendung der vorgeschlagenen Methoden zu lassen. Die Kriegslage und die Zahl der erkrankten Soldaten ließen dies noch nicht erforderlich und aus den bereits geschilderten politischen Gründen auch nicht ratsam erscheinen. So wurden vorwiegend mildere psycho- und somatotherapeutische Methoden angewendet.

Bei der »Feldärztlichen Tagung« am 6. Februar 1940 dominierte nicht die »Schulmedizin«, wie bei der »Tagung der Beratenden Ärzte« im Januar, sondern die anthropologisch-biologische Schule Viktor von Weizsäckers und Richard Siebecks. Diese propagierten ihre milderen – jedoch aufwendigeren und langdauernden – »biographisch-therapeutischen Konzepte«. Die eigentlich fällige Kontroverse wurde jedoch nicht ausgetragen. Man verschärfte zu diesem Zeitpunkt lediglich das Verfahren der Auslese zwischen den »echten Ulcuskranken« und den als »Psychopathen« klassifizierten »Magenneurotikern« durch vermehrte Einrichtung und bessere Ausstattung der Beobachtungsabteilungen der Lazarette[39] sowie der konsequenteren Durchführung disziplinarischer Maßnahmen gegen die Träger psychosomatischer Störungen, wie sie Gutzeit und Weiler vorgeschlagen hatten.[40] Erst von der Kriegswende im Jahre 1943 an, in der Hauptsache aber ab Mitte 1944, wurden »Schleusenabteilungen« zum Zwecke der Aufstellung von »Magenbataillonen« und Bataillonen aus Trägern anderer Krankheiten und Gebrechen eingerichtet. Wir werden weiter unten darauf eingehen.

Sonderabteilungen und Feldsonderbataillon als Disziplinierungsmittel für psychisch auffällige Soldaten

Die bereits mehrfach erwähnten Sonderabteilungen, über deren Sinn und Zweck Weiler in dem oben zitierten Vortrag referiert hatte, waren in der Wehrmacht schon im Oktober 1936 eingerichtet worden. Sie wurden bei der Mobilmachung im Sommer 1939 wieder aufgelöst. Im Januar 1940 trat die Heeresdienstvorschrift 39 in Kraft, nach welcher Sonderabteilungen für das Ersatzheer aufzustellen waren.[41] Beim Feldheer wurden auf Befehl vom 1. Februar 1940 drei Feldsonderabteilungen aufgestellt.[42] Diese wurden dann im August 1941 zu einem »Feldsonderbataillon« zusammengefaßt und an die Ostfront (Bereich Heeresgruppe Nord) verlegt.[43] Das Feldsonderbataillon bestand bis in die letzten Kriegsmonate.

Die Sonderabteilungen und das Feldsonderbataillon sollten nach dem Willen ihrer Initiatoren – wie bereits aus Weilers Ausführungen hervorgeht – disziplinierenden und abschreckenden Charakter besitzen und zusätzlich einen Teil des Instrumentariums bilden, mit dessen Hilfe »Minderwertige«, »Asoziale« und »Psychopathen« in der Wehrmacht und der »Volksgemeinschaft« erfaßt und ausgesondert werden konnten. Die Kriterien für die Versetzung von Soldaten dorthin waren im »Psycholabor« der Heeressanitätsinspektion in den Jahren ab 1937 erarbeitet worden. Wuth formulierte deren »kriminalbiologische« Grundlagen: »In jeder Gemeinschaft existiert eine biologisch abwertige, minderwertige Schicht, die ihren Ausbruch an abnormen Verhaltensweisen hat (Süchtigkeit, Selbstmord, Selbstmordversuch, Kriminalität usw.). Die Kriminalbiologie hat diese Schicht mit dem Bodensatz eines stehenden Gewässers verglichen. Eine solche Schicht zeigt als Gemeinschaft auch jede Wehrmacht, natürlich auch die deutsche. [...] Nun gibt es bei der Truppe eine Anzahl von Fällen, die, ohne klinisch als Psychopathen im Schneiderschen Sinne bezeichnet werden zu können, der Truppe Schwierigkeiten machen, nicht weil sie *nicht wollen können*, sondern weil sie *nicht wollen wollen* aus Faulheit, mangelnder Einfühlungsbereitschaft, Asozialität, staatsfeindlicher Einstellung usw. (Vorbestrafte). Es gibt ferner die Gruppe der Haltlosen, Süchtigen, Verführbaren usw. Da die Wehrmacht nach dem Willen des Führers nicht nur eine Waffe, sondern auch eine Schule des Volkes sein soll, also die Aufgabe hat, diese Personen zu Männern zu erziehen, hat man die Sonderabteilungen errichtet.«[44]

Nach Kriegsbeginn wurden die Bestimmungen für die Führung der Sonderabteilungen präzisiert:

»1. Die Sdr. Abt. des Ersatzheeres sind keine Strafabteilungen, sondern Ausbildungsabteilungen. Sie dienen in erster Linie der Ausbildung von charakterlich minderwertigen und disziplinarisch schwierigen Mannschaften, die auf Grund ihrer Führung eine Gefahr für die Disziplin der Rekruten und eine Belastung der Truppe bedeuten. [...]

2. Die in die Sdr. Abt. versetzten Mannschaften sind [...] zu belehren, daß ihre Versetzung die letzte Gelegenheit ist, zu einer ordentlichen Lebensauffassung und zu einer soldatischen Haltung zu gelangen. Sie sollen nach 3monatiger Bewährung und Ausbildung zu den Feldeinheiten versetzt werden, um als ordentliche Soldaten ihre Pflicht dem Vaterland gegenüber zu erfüllen. Versagen sie und erreichen sie dieses Ziel nicht, so werden sie aus der Volksgemeinschaft ausgestoßen und in ein Konzentrationslager überwiesen. [...]

   Es ist ihnen bekanntzugeben, daß Fahnenflucht und ähnlich schimpfliche Vergehen mit dem Tode bestraft werden. [...]
3. Der Dienst [...], der in Ausbildung und Arbeitsdienst (körperlich schwere Arbeit) besteht, hat 10–14 Std. zu betragen. [...] Ausbildung mit MG und Werfen von Handgranaten finden nicht statt. [...]
7. Den Mannschaften ist die Verpflegung in Höhe von 80 v. H. der Normalverpflegungsration [...] mit voller Brotportion zu gewähren.«[45]

Die Bedingungen für die Sondereinheiten wurden im Laufe des Krieges immer weiter verschärft. So lauten z. B. die »Bestimmungen über das Feldsonderbataillon« von 1942 u. a.: »Der Dienst im Feldsonderbataillon ist ein schwerer und harter. Dauer täglich mindestens 10 Stunden, an Sonn- und Feiertagen mindestens 4 Stunden Arbeitsdienst. Die Arbeit muß gefährlich und besonders schwer körperlich sein (Minenaufräumen, Blindgängerbeseitigen, Leichenbettung u. ä.). Deshalb Einsatz im unmittelbaren Gefahrenbereich, d. h. nicht weiter als 25 km hinter der Front oder an sonst stark gefährdeten Stellen.«[46]

Mit diesen Bestimmungen wollte man alle »Störer« und einen Großteil der »Versager« erfassen und – wenn sie sich auch in der Sonderabteilung nicht anpassen wollten oder konnten – der Vernichtung preisgeben:

»In die Sdr. Abt. gehören bestimmungsgemäß Schwererziehbare. Darunter fallen die Gruppen der Faulen, Nachlässigen, Schmutzigen, Widersetzlichen, Renitenten, Anti- und Asozialen, Gemütlosen, Haltlosen, Lügner, Schwindler, Unsteten und Triebhaften, also die Psychopathen. [...] Kurz gesagt: die Störer, die Schlechtwilligen, diejenigen, die nicht wollen.

Ferner sind Schwachsinnige leichten Grades, die an physiologische

Dummheit grenzen, mit charakterlichen, moralischen Defekten (débiles compliqués) für die Sdr. Abt. geeignet. Sie stellen für die Truppe besonders bedenkliche Elemente dar. Für die Sdr. Abt. eignen sich weiter Soldaten, denen bei Gericht der § 51 Abs. 1 oder 2 StGB zugebilligt werden mußte [...]

Nicht [...] geeignet sind Geisteskranke sowie Schwachsinnige höheren Grades. Ferner [...] die schwermütig oder mißmutig Depressiven, die Empfindsamen oder Zwangskranken und die seelisch oder körperlich Asthenischen. Kurz gesagt: die Versager, diejenigen, die nicht können.«[47]

Ewald wollte auch »Hysteriker«, wenn sie rückfällig würden, wie Simulanten behandelt und vor das Kriegsgericht und/oder in eine Sonderabteilung überführt sehen.[48] Von den »völlig Unerziehbaren« indessen sollten die Sonderabteilungen »gesäubert« werden. Jene entsprächen »völlig den kriminalbiologisch wohlbekannten Gruppen der Asozialen und Antisozialen, die durch nichts zu bessern sind, da sie keine Angriffspunkte darbieten, weil ihnen jegliches Gefühl und jeglicher Glaube abgeht und auf die eben um dieser Gefühllosigkeit willen keine Strafe irgendwelchen Eindruck macht.«[49]

Obwohl Wuth es nicht aussprach, konnte er mit der »Säuberung« der Sonderabteilungen von den »Asozialen« und »Antisozialen«, denen sogar noch der Glaube (an den Führer?) fehlte, nur eines gemeint haben, und die angesprochenen Kollegen hatten dies wohl verstanden: Für Menschen, welche von einem führenden Repräsentanten der Psychiatrie im Nazistaat mit derartigen Etiketten versehen wurden, hielt dieser nur noch die Palette seiner Vernichtungsmethoden und -einrichtungen bereit: »Euthanasie«, Kriegsgericht, Konzentrationslager und die im April 1942 auf persönlichen Befehl Hitlers aufgestellten »Feldstrafgefangenenabteilungen«, die berüchtigten »Strafbataillone«.

Die Behauptung, welche Wehrmachtsrichter und -psychiater immer wieder aufstellten, daß straffällig gewordene oder als »psychisch untauglich« ausgemusterte Soldaten das Kriegsende ungefährdet im Zuchthaus oder in der psychiatrischen Klinik sitzend erwarten könnten, ist angesichts dieses für jene Soldaten bereitgehaltenen Katalogs absurd;[50] sie hatte lediglich den Zweck, die Akzeptanz der brutalen, menschenverachtenden Urteile und Maßnahmen zu erhöhen.

Gestaltwandel der »Kriegsneurosen«

Im Frühjahr und Sommer 1940 wurde das Thema »Magenneurosen« z.T. durch das vereinzelte Wiederauftreten von »Kriegszitterern«, mehr noch aber durch neuartige, schwer diagnostizierbare Störungen vorübergehend aus dem Blickfeld gedrängt. Schon in Weilers Referat vom 4. Januar 1940[51] war dieses neue Problem der Wehrmachtspsychiatrie angeklungen. Er hatte darin von »psychogenen Überlagerungen« und der Schwierigkeit, diese zu erkennen und von somatogenen Symptomen zu unterscheiden, gesprochen.[52]

Die Soldaten zeigten unter den physischen und psychischen Belastungen des Krieges mit seiner gegenüber dem Ersten Weltkrieg erneut gesteigerten Waffenwirkung Symptome, die weit schwerer faßbar waren als die klassischen »Kriegsneurosen« in der kaiserlichen Reichswehr oder die schon gleich zu Beginn des Krieges aufgetretenen Magen- und Zwölffingerdarmgeschwüre. Jene schwer von somatischen Krankheiten unterscheidbaren Störungen wurden von den Neuropsychiatern erst zwei bis drei Jahre nach ihrem ersten Auftreten in ihrem vollen Umfang und in ihrer gesamten Tragweite erkannt. Auf der 3. Arbeitstagung der Beratenden Ärzte (»2. Arbeitstagung Ost«) im Mai 1943 in Berlin waren sie eines der zentralen Themen. Die psychogenen Symptome schlossen sich meist eng an bereits vorhandene körperliche Krankheiten oder Verletzungen an oder überlagerten diese:

- Bei Schußverletzungen wurden weit über das sonst gewohnte Maß hinausgehende Heilungszeiten beobachtet.
- An verletzten Gliedern blieben nach dem Abheilen des Gewebes nicht mehr organisch begründbare Lähmungen, Kontrakturen und Schonhaltungen zurück.
- Die affektiven Störungen traten »larviert« auf und schlossen sich eng an einen »organischen Kern«, einen tatsächlich vorhandenen oder früher einmal diagnostizierten körperlichen Schaden oder Fehler an, bauten diesen aus und fixierten ihn.[53]

Die Zahl dieser Erkrankungen hielt sich jedoch bis zum Beginn des Überfalls auf die Sowjetunion in für die Wehrmachtsführung erträglichen Grenzen. So wurden die Neuropsychiater einerseits von ihrer eigenen Unsicherheit, in solchen Fällen klare Diagnosen zu stellen, andererseits sowohl von der Leitung des Sanitätswesens als auch von der »Kanzlei des Führers«, welche sich beide nach wie vor scheuten, dem Problem durch zu große Aufmerksamkeit ein unangemessenes Gewicht zu verleihen, davon abgehalten, ihr bereitgehaltenes Arsenal gegen diese neuen Ausdrucksformen der »Kriegsneurosen« einzusetzen.

Auf seiten der Sanitätsoffiziere ebenso wie auf seiten der politischen und militärischen Führung ist während des gesamten Krieges eine bemerkenswerte Zurückhaltung in bezug auf die Veröffentlichung realistischer Zahlen über Erkrankungen und Verwundungen festzustellen. Leven konstatiert z. B. regelrechte Verharmlosungen und Untertreibungen der Seuchensituation innerhalb der Truppe in den Berichten der Beratenden Ärzte.[54] Vermutlich spielte hier ebenso die Befürchtung, die Kriegsgegner könnten allzu große Verlustzahlen propagandistisch ausnutzen, eine Rolle wie die Sorge über die Schwächung des Durchhaltewillens der Bevölkerung.

Die Tendenz zur Verharmlosung und Untertreibung war bei den psychogenen Störungen gewiß noch bedeutend größer als bei den somatischen Erkrankungen und den Verwundungen. Die Statistiken über die Zahl der an diesen Störungen erkrankten Wehrmachtssoldaten sind unvollständig und bruchstückhaft, die Berichte der Beratenden Psychiater oft sehr widersprüchlich. Kamen Hinweise auf dramatische Entwicklungen von Beratenden Psychiatern aus den Wehrkreisen und von der Front, wurden sie von der Wehrmachtssanitätsinspektion in der Regel relativiert und heruntergespielt.

Entscheidend für diese auffallende Zurückhaltung bei der Veröffentlichung von Zahlen war neben den genannten Gründen vor allem die Angst vor der »ansteckenden« Wirkung der psychogenen Störungen. Der psychiatrischen Abteilung der Wehrmachtssanitätsführung lag aus guten Gründen viel daran, den gegnerischen Nationen, der eigenen Zivilbevölkerung, der eigenen Armee und der Regierung zu signalisieren, daß sie das Problem jederzeit im Griff habe.

Den Beratenden Psychiatern in den Wehrkreisen und an der Front, von denen viele gleichzeitig in der Menschenvernichtungsmaschinerie der »Euthanasie« tätig waren, schien diese Zurückhaltung hingegen unverständlich, um so mehr als mancher von ihnen gehofft haben mochte, das Problem »Kriegsneurose« nach der Abschaffung nahezu aller individuellen Rechte und Freiheiten durch die Nazis mit psychiatrischen Methoden ein für allemal »lösen« zu können. Sie drängten immer wieder darauf, die »bewährten Therapiemethoden des Weltkriegs« anwenden zu dürfen. Dieser Interessenkonflikt zwischen der Heeressanitätsinspektion und den Beratenden Psychiatern nahm hin und wieder fast groteske Formen an, wie etwa ein Briefwechsel zwischen Wuth und seinen »Beratenden« im Frühjahr 1942 zeigt, welcher weiter unten geschildert wird.

In dieser Phase des Krieges – zwischen dem Feldzug gegen Frankreich im Frühsommer 1940 und den Vorbereitungen auf das »Unternehmen Barbarossa« im Frühjahr 1941 – erwies sich der aufgrund der Erfahrungen aus dem Ersten Weltkrieg geschaffene Apparat zur Verhütung und Bekämpfung der »Kriegsneurosen« als zu groß für den tatsächlichen Anfall von psychischen Störungen in der Wehrmacht. Die Militärpsychiater konnten (oder mußten?!) eine weiche Gangart gegenüber ihrer Zielgruppe einschlagen: die »Organneurosen«, die »psychogenen Überlagerungen« und die wenigen »Kriegszitterer« stellten noch keine Gefahr für die »Moral der Truppe« dar; die Signale aus der »Kanzlei des Führers« ließen ein vorsichtiges Vorgehen geraten erscheinen, zumal die Erringung des »Endsieges« nur eine Frage der Zeit zu sein schien.[55]

Wiederauftreten der »klassischen Kriegsneurosen« zum Beginn des Feldzuges gegen die Sowjetunion

Bereits die Vorbereitung des Überfalls der Wehrmacht auf die Sowjetunion löste innerhalb der deutschen Truppen eine Vielzahl von Reaktionen aus: Die Fälle von Selbstbeschädigungen und Suiziden sowie von »unerlaubter Entfernung« und »Fahnenflucht« häuften sich auffallend, die affektiven Störungen nahmen wieder einen offeneren und »demonstrativeren« Charakter an.[56] Die Soldaten schienen zu ahnen, was auf sie zukam, und gaben nun mit mehr oder weniger bewußten Reaktionen ihrer Angst Ausdruck. Die Neuropsychiater, die ja seit Beginn der Hitlerschen Wiederaufrüstung auf eine solche Situation eingestellt waren, glaubten nun, ihre bisher erzwungene Zurückhaltung aufgeben zu können. Sie waren ohnedies bis dahin nicht ganz untätig gewesen. Hinter den Kulissen war schon vor dem Angriff auf die Sowjetunion mit Modifizierungen von Methoden aus dem Ersten Weltkrieg experimentiert worden, besonders in dem von Friedrich Panse geleiteten Abteilung des Reservelazaretts Ensen bei Köln. Panse hatte zusammen mit seinem Assistenten Elsässer vom »Rheinischen Provinzial-Institut für psychiatrisch-neurologische Erbforschung« an der Weiterentwicklung der »Kaufmann-Kur« aus dem Ersten Weltkrieg gearbeitet. Unter dem Datum vom 7. Juli 1941 präsentierte Elsässer der Heeressanitätsinspektion erste Ergebnisse dieser Versuche. Er und Panse hatten in Ensen 14 »therapierefraktäre Kriegsneurotiker« – 13 Mannschaftsdienstgrade und einen Unteroffizier – der modifizierten »Kaufmann-Kur« unterzogen. Als Versuchs- und Demonstrationsobjekte waren Soldaten ausgewählt worden, bei denen die bis dahin erlaubten Methoden nicht gewirkt hatten: »Das von den Patienten demonstrierte Krankheitsbild stand stets in krassem Gegensatz zu dem objektiv normalen oder geringfügig pathologischen Befund. Alle Versuche schlugen fehl, diese psychogenen Mechanismen durch längeres Abwarten in der unerfreulichen Umgebung eines Wachsaals, durch suggestives Zureden und Ermahnung, durch Drohung mit dem Kriegsgericht, durch schwache elektrische Behandlung, durch Bäder und Massagen usw. zu beseitigen.«[57]

Das an diesen Leuten angewendete Verfahren unterschied sich in seiner äußeren Form – abgesehen von der Stromart (galvanische Ströme, also Gleichströme, statt der Sinusströme Kaufmanns) – kaum von den elektrischen Verfahren des Ersten Weltkrieges:[58] »Nachdem alle ärztlichen Maßnahmen wirkungslos geblieben waren, wurden Versuche mit *hohen* galvanischen Strömen zugleich unter Anwendung von geeigneten Suggestivmaßnahmen durchgeführt. Es wurde etwa gesagt: ›Sie werden merken, wie der gefühllose Arm rot und heiß wird. Das ist der erste Schritt zu Heilung [...]‹ usw. Der galvan. Strom wurde in einer Sitzung so lange angewendet, bis eine nennenswerte Besserung oder gar Heilung eingetreten war, d. h. etwa 10 Minuten bis zu ¾ Stunden. Die Behandlung führte stets der Arzt persönlich aus. Es wurden zahlreiche Pausen eingeschoben, in denen mit dem ›gelähmten‹ Körperteil geübt wurde. Es gelang auf diese Weise sämtliche psychogenen Fälle, auch solche, die schon viele Monate Lazarettaufenthalt hinter sich hatten, in 1 bis 4 galvanischen Sitzungen zu ›heilen‹. Die Kranken bedankten sich meist nach der Heilung beim behandelnden Arzt. [...] Der sehr unangenehme Hautreiz ist für den Erfolg zweifellos Voraussetzung. Der Hautreiz ist so stark, daß die – anlagemäßig durchweg weichlichen und empfindlichen – Patienten sich zum Teil energisch zur Wehr setzten. Es läßt sich daher nicht umgehen, die Patienten auf dem Behandlungstisch durch Gurte einigermaßen zu fixieren.«[59]

Derartige Abwehrreaktionen von Patienten bereiteten den Pionieren dieser »neuartigen« Therapie beträchtliche Sorgen. Das Oberkommando der Wehrmacht hatte nämlich am 6. Dezember 1940 verfügt, daß bei einem erheblichen medizinischen Eingriff das Einverständnis des Patienten eingeholt werden müßte. In seinem Begleitschreiben zu Elsässers Bericht äußerte Panse bereits seine Befürchtung, daß es wohl in kaum einem Fall leicht sein würde, dieses Einverständnis zu erlangen, und fühlte behutsam vor, ob die Verfügung bezüglich des in Ensen entwickelten Verfahrens nicht ausgesetzt werden könnte: »Die Behandlung ist sehr schmerzhaft, was einerseits in diesen besonders gelagerten Fällen für die suggestive Wirkung unerläßlich ist, andererseits aber die lebhafte und tätige Abwehr des Behandelten hervorruft. Diese Abwehr muß unterdrückt werden, wobei festes Zupacken und Fixieren unerläßlich sind. Da es sich durchweg um charakterlich besonders geartete Soldaten handelt, ist auch mit schriftlichen Beschwerden zu rechnen. Es erhebt sich daher die Frage, ob ein solches zwangsweise und gegen den offenbaren Willen des Soldaten durchgeführtes Verfahren grundsätzliche Billigung findet, wenn es beschränkt bleibt auf die gegenüber allen anderen suggestiven Verfahren unzugänglichen Fälle. Diese Frage wird mit längerer Dauer des Krieges möglicherweise dringlicher werden, als dies z. Zt. der Fall ist. Dem Beratenden Psychiater, Herrn Oberarzt Dr. Pohlisch sind mit der galvanischen Behandlung geheilte Fälle vorgestellt worden. Er hat das Verfahren vom psychiatrischen Standpunkt aus voll gebilligt.«[60]

Panses Vorstoß, der von Pohlisch und dem Wehrkreisarzt des Wehrkreises VI unterstützt wurde, schlug jedoch zunächst einmal fehl. Der zwischen den Fronten stehende und daher sehr vorsichtig taktierende Wuth verfaßte für den Heeressanitätsinspekteur eine ablehnende Stellungnahme. Diese enthält eine – für einen Militärpsychiater erstaunliche – Qualifizierung der elektrischen Methoden als brutal und mit der ärztlichen Ethik eigentlich nicht vereinbar: Das Verfahren falle wegen seiner Schmerzhaftigkeit und der Notwendigkeit, die Soldaten festzuschnallen, »zweifelsohne nicht unter die ärztlichen Maßnahmen [...], die zur Erhaltung, Wiederherstellung, Hebung und Beurteilung der

Dienstfähigkeit dienen, da dadurch die Kriegsbrauchbarkeit nicht gehoben und nicht wiederhergestellt wird. [...] Die Methode ist im letzten Krieg viel bekämpft, sogar von einzelnen militärischen Stellen verboten worden, weil sie eine außerordentlich brutale Methode darstellt. [...] Im letzten Krieg haben hypnotische und Suggestiv-Behandlungen genügt.[61] Nach Bumkes Ansicht genügt es, den Leuten zu sagen, daß sie nicht mehr ins Feld müßten und keinesfalls eine Rente bekommen werden, um sie erfahrungsgemäß rasch gesunden zu lassen.[62] [...] Es gibt unter denselben sowohl charakterlich Anständige als auch Schlechtwillige. Die ersteren wird man [...] mit Schlafmitteln, leichter Suggestion usw. im Operationsgebiet heilen und sie wieder zur Truppe schicken können. Die Schlechtwilligen sind sowieso für die Truppe verloren und wirken nur demoralisierend. Im letzten Krieg pendelten sie zwischen Truppe und Heimat hin und her. Sollte sich ihre Zahl häufen, so müßten Lazarette für sie geschaffen werden. [...] Zusammenfassend ist zu bemerken, daß die Methode sicher in refraktären Fällen die wirksamste, aber auch die brutalste ist, und daß gemäß der Verfügung über die Operationsduldungspflicht das Einverständnis des Kranken einzuholen sein dürfte.«[63]

Die Antwort der Heeressanitätsinspektion fiel dementsprechend unbefriedigend für Panse und Elsässer aus und war darüber hinaus zweideutig: Man könne sich mit der allgemeinen Anwendung der Behandlung mit hohen galvanischen Strömen »nicht einverstanden erklären«. Wenn sie in Ausnahmefällen erforderlich sei, »so ist in jedem Fall das Einverständnis des Kranken notwendig«. Da die Behandlung äußerst schmerzhaft und gewaltsam sei, dürfe sie von einem Facharzt »nur dann in Betracht gezogen werden, wenn alle anderen Behandlungsmöglichkeiten erschöpft sind«.[64]

Die obersten Sanitätsoffiziere in Berlin hatten Schwierigkeiten, sich zu einer klaren Entscheidung für oder wider das Verfahren, das von seinen Opfern bald »Pansen« genannt wurde, durchzuringen. Sie schoben den Schwarzen Peter an Pohlisch, Panse und Elsässer zurück. Diese durften im geheimen weitermachen, konnten sich jedoch bei auftretenden Schwierigkeiten oder Beschwerden nicht auf eine klare Erlaubnis berufen oder gar Rückendeckung aus Berlin erwarten.[65]

»Denn in schweren Zeiten muß es doch jeder über sich ergehen lassen«: ein aufschlußreicher Briefwechsel

Mit den ersten schweren Rückschlägen für die Wehrmacht an der Ostfront im Winter 1941/1942 begann – wie von Panse vorhergesehen – das zunächst auf die lange Bank geschobene Problem erneut auf eine Entscheidung zu drängen. Die Zahl der affektiven Störungen nahm im Übergang vom Blitzkrieg zum Stellungskrieg mit anschließenden Rückzügen und »Frontbegradigungen« zwar noch nicht dramatisch, aber doch in bereits besorgniserregendem Maße zu. Kolle, Beratender Psychiater beim Armeearzt 11 (Heeresgruppe Süd), berichtete zum Beispiel, daß die psychiatrisch-neurologischen Ambulanzen in seinem Zuständigkeitsbereich vom Dezember 1941 bis zum 31. Juli 1942 einen starken Zustrom zu verzeichnen gehabt hätten, wobei es sich bei »gut 40% um abnorme Persönlichkeiten und abnorme Reaktionen« gehandelt habe. Der Zustrom halte auch nach der Einstellung der Kampfhandlungen in diesem Abschnitt (Halbinsel Krim) und trotz günstiger allgemeiner Verhältnisse unvermindert an. Im Berichtszeitraum habe man »5000 Einzelbehandlungen durchgeführt«.[66]

Mit dem massenhaften Auftreten der offen beobachtbaren psychogenen Störungen, welches einherging mit einem drastischen Anstieg von Simulation, Aggravation, Selbstbeschädigungen (Selbstapplikation von Schußverletzungen, absichtliches Erfrierenlassen von Extremitäten usw.), Selbsttötungen und Fahnenflucht, endete die Phase des relativ milden Umgangs der Militärpsychiatrie mit den »Kriegsneurotikern«.

Die Experimente Panses und Elsässers vom Frühjahr 1941 hatten die anderen Beratenden Psychiater offensichtlich nicht recht überzeugen können, und so »therapierte« jeder in seinem Wehrkreis auf eigene Faust, die Verfügung der Heeressanitätsinspektion über das Einspruchsrecht des Patienten gegen massive Eingriffe ignorierend. Dies mußte Wuth betroffen feststellen, als er im Frühjahr 1942 die Antworten auf einen Rundbrief an die Beratenden Psychiater erhielt.

Mit diesem Brief hatte er versucht, die Situation in den Wehrkreisen zu erkunden und den Beratenden gleichzeitig vorsichtig zu signalisieren, daß ein rabiates Vorgehen nach wie vor auch bei einem weiteren Anstieg der affektiven Störungen nicht empfehlenswert sei. Die »Kanzlei des Führers« achtete weiterhin darauf, daß die Neuropsychiater nicht durch die rigorosen Methoden des Ersten Weltkriegs ein revolutionäres Potential erzeugten. Die Gefahr, aus Versehen einen an der Front dekompensierten höheren Nazifunktionär einer »Elektrosuggestionstherapie« zu unterziehen, bestand ebenso weiter wie die Konkurrenz der Göringschen Psychotherapeuten bei der Luftwaffe.

Wuth hatte also allen Grund, seinen Brief vorsichtig zu formulieren und den Beratenden Psychiatern in den Wehrkreisen Zurückhaltung zu signalisieren. Er schrieb: »Das Arbeitsgebiet der Psychiatrie hat sich in letzter Zeit durch die Hirnverletztenbetreuung erweitert, und es ist eine fernere Erweiterung zu erwarten durch die sog. Schüttel-Zitterer oder Kriegsneurotiker. Während es bisher gelungen ist, den größten Teil dieser Letzteren schon bei der Truppe oder im Feld- oder Kriegslazarett abzufangen, symptomfrei zu machen und sie der Truppe wieder zuzuführen (offenbar handelte es sich dabei mehr um psychogene Reaktionen als um ausgesprochene Hysteriker), so tauchen doch jetzt im Heimatgebiet eine Fülle von echten Schüttel-Neurotikern oder Kriegszitterern auf. Da sie ihre Symptome nicht unterdrücken können, erscheint es ganz falsch, wie es schon vorgekommen ist, sie mit ihren Symptomen aus dem Lazarett zu entlassen. Sie sind dann natürlich arbeitsunfähig, von selbst heilen sie ja nicht, erregen das öffentliche Interesse und Mitleid, die zu Gesuchen an Adjutantur und Kanzlei des Führers führen, wo sie von Nicht-Ärzten bearbeitet werden, und befinden sich schließlich auch in einer Notlage, weil das neue Wehrmachtsfürsorge- und Versorgungsgesetz ja keine Rente vorsieht, sondern Vermittlung geeigneter Arbeit (zu der sie nicht imstande sind) und kein Versehrtengeld, welches sie dem Gesetz nach nicht erhalten können. [...] Wir Psychiater werden also Maßnahmen treffen müssen, diesen Fällen, die ja nicht ohne weiteres als charakterlich Schlechte bezeichnet werden können, zu begegnen und sie geeigneter Behandlung zuzuführen. [...] Die Kaufmannsche Methode ist natürlich sehr wirksam, hat aber insofern ihre Nachteile, als sie gemäß Verfügung OKW [...] vom 6.12.1940 eigentlich das Einverständnis des Kranken voraussetzt und bei der Schmerzhaftigkeit der Methode mit schriftlichen Beschwerden zu rechnen ist. [...] Ehe eine allgemeine Verfügung ergeht, möchte ich rein persönlich und privat die Frage an Sie richten, wie Sie sich eine Behandlung der derartig Erkrankten vorstellen und welche vorläufigen Maßnahmen Sie für Ihr [sic!] Arbeitsbereich vorschlagen. [...] Ich bitte diesen Brief als persönlich zu betrachten und wäre Ihnen für baldige Rückantwort dankbar. In der Hauptsache handelt es sich darum, geeignete Herren ausfindig zu machen und mir zu benennen.«[67]

Auszüge aus einigen Antwortbriefen zeigen, daß die Verfasser sich nicht um Wuths ängstliche Mahnungen zur Zurückhaltung scherten. Bürger-Prinz (Beratender Psychiater im Wehrkreis X, Hamburg) schrieb: »Ich habe bis jetzt hier nur einen Fall von Schüttelzittern gesehen, der auf keinerlei Therapie (Elektrizität, Cardiazolschock) angesprochen hat, sondern in demselben Ausmaße wie bisher weiterschüttelt. Ich erwischte ihn auf einer Heeresentlassungsstelle und ließ ihn hier nach Hamburg bringen, [...] Wir wollen in den nächsten Tagen versuchen, ihn in Dauerschlafbehandlung zu nehmen, um ihn für psychotherapeutische Maßnahmen geeigneter und reifer zu machen. Bei den anderen, die ich gesehen habe, bin ich sehr scharf gewesen und habe sie vor die Alternative des besseren Heilungswillens oder der rücksichtslosen Simulantenverfolgung gestellt. Bei weiterer therapeutischer Behandlung mit den üblichen Methoden besserten sie sich dann wenigstens so weit, daß man sie, sofern es reine Ballastexistenzen waren, der zivilen Arbeitsverwendung zuführen konnte. Auch bei dem erstangezogenen Fall (ein Tänzer!) bin ich der Meinung, wenn alle Therapieversuche fehlschlagen, man ganz rücksichtslos werden sollte, denn eine Überführung in ein ziviles Arbeitsverhältnis stellt ja auch nur einen Ausweg dar, der zu einer breiten Straße werden kann. Ich meine, daß man auf Beschwerden der betr. Leute über Behandlungsmethoden keinen Wert legen sollte, jedenfalls kann man mit der Bereitschaft der Therapeuten, ihren Kopf für ihre Maßnahmen hinzuhalten, durchaus rechnen. Geeignete Herren sind mir im Wehrkreis durchaus bekannt, [...] Namhaft machen könnte ich: Oberarzt Dr. Löffler, Assistenzarzt Dr. Hoffmann, Reservelazarett XI, Oberarzt Dr. Fontheim und Oberarzt Dr. Müller, Reservelazarett V, Hamburg.«[68]

Bostroem (Beratender Psychiater im Wehrkreis IV, Leipzig): »Es scheint nicht zweckmäßig zu sein, wenn der Therapeut mit diagnostischen Erwägungen zu sehr belastet wird. Er verliert dann nach meinen Erfahrungen aus dem vorigen Krieg etwas an therapeutischer Stoßkraft. Was die Methode anlangt, so ist nach meiner Meinung die Kaufmannsche Methode immer noch am wirksamsten. Ich halte es nicht für zweckmäßig, daß sie das Einverständnis des Kranken voraussetzt. [...] schwierigste Frage ist die, geeignete Herren ausfindig zu machen. Sie müßten [...] psychiatrisch und neurologisch ausgebildet sein und sich für diese Behandlungsmethode interessieren. Weiter wäre erforderlich eine aktive Einstellung der Behandlung gegenüber. Wünschenswert wäre gleichzeitig, wenn der betreffende Sanitätsoffizier geeignet wäre, einen straffen militärischen Ton zu pflegen.«[69]

Kehrer (Ordinarius in Münster):[70] »Wenn Sie mich ganz offen und nur zu Ihrer persönlichen Orientierung fragen, wie Kriegsneurotiker am zweckmäßigsten zu behandeln seien, so kann ich nur antworten: grundsätzlich wie im 1. Weltkrieg. [...] Ich selbst habe Ende 1915 das 1. Kriegsneurotikerlazarett gegründet und bis November 1918 zeitweise 2 große Lazarette in Hornberg und Triberg geleitet. Wenn es ja natürlich auch dann und wann eine Beschwerde wegen der ›Rauhigkeit‹ der Methodik gab, so rührten diese doch stets nur von solchen, die sozialdemokratisch, kommunistisch oder pacistisch verhetzt waren. [...] Offengestanden ist mir schon die Anwendung der Verfügung vom 6.12.1940 auf die ›Kaufmannsche Methode‹ schwer verständlich, auf das Zwangsexerzieren nahezu unverständlich. Denn in schweren Zeiten muß es doch jeder über sich ergehen lassen, evtl. auch ohne ausdrückliches Einverständnis, durch u. U. anstrengende Methoden der vollen Leistungsfähigkeit zugeführt zu werden. [...] In meiner Klinik habe ich durch 2 Ärzte in den letzten 4 Wochen 2 Fälle von hysterischen ›Reflexlähmungen‹ bei Jungfrauen in ¼–½ Stunde prompt durch Elektrosuggestivtherapie heilen sehen, ohne daß vorher lang und breit über ihr ›Einverständnis‹ verhandelt wurde. Und derlei soll im militärischen Rahmen nicht möglich sein? [...] Wenn erst einmal die ›Kandidaten der Kriegsneurose‹ herausbringen werden, daß man einfach durch Verweigerung des ›Einverständnisses‹ eine zur Heilung führende Behandlung umgehen und mittelbar dadurch gar noch eine Entlassung aus dem Heeresdienst erreichen kann, wird es – davon bin ich fest überzeugt – solche ungefähr wieder so massenhaft geben wie 1916–1918. [...] Mit Weichheit und Nachgiebigkeit wird m. E. gar nichts oder gar das Gegenteil des gewünschten Erfolges erreicht.«[71]

Villinger (Beratender Psychiater im Wehrkreis VIII, Breslau) und Mitarbeiter hatten bereits »teils larviert internistisch-neurologisch behandelt, indem wir mit Hilfe einer energischen psychotherapeutisch stark unterstützten ›Kur‹ die Betreffenden über ihre Beschwerden wegbrachten, teils mit Hilfe der [...] Kaufmannschen Methode [...], teils mit Trick-Methoden (Muchsche Kugel[72]). [...] In einem einzigen Fall mußte wegen Simulation dem Ersatz-Truppenteil die Einleitung eines

Gerichtsverfahrens anheimgestellt werden, die dann zu 6 Jahren Gefängnis wegen Zersetzung der Wehrkraft führte. Eingehende Besprechungen derartiger Vorkommnisse mit der gesamten Belegschaft der Station haben dazu beigetragen, den Gesundungswillen vorteilhaft zu heben. [...] Gegen refraktäre Fälle von Schüttelzittern und sonst grob auffälligen hysterischen Mechanismen müßte m. E. mit aller Energie vorgegangen werden, damit nicht nach außen hin der Eindruck entsteht, als seien diese ›Kriegsopfer‹ unheilbar und besonders bemitleidenswert, und innerhalb der Lazarette und Truppenteile nicht der Schluß gezogen wird, daß man mit derartigen Krankheitsbildern sich zu drücken vermöge.«[73]

Pohlisch (Beratender Psychiater im Wehrkreis VI, Bonn) kritisierte ebenso wie seine Kollegen die Pflicht zur Einholung des Einverständnisses des Patienten: »Heroische Zeiten erfordern m. E. heroische oder doch drastische Maßnahmen.«[74] Er empfahl den bereits bekannten Dr. Elsässer als geeigneten Mann für seinen Wehrkreis.

Wie in den hier zitierten, wurde auch in den anderen erhalten gebliebenen Antwortschreiben auf Wuths Umfrage das Credo der Beratenden Psychiater jener Zeit deutlich: Zurichtung der »Abweichenden« mit den »bewährten Methoden« des Ersten Weltkriegs und »Ausmerzung« derjenigen, die diesen Methoden widerstehen. Wuth – wie oben gesehen, zur Rücksichtnahme auf vielfältige Interessen gezwungen – konnte dieses Echo kaum gefallen, und er sah sich veranlaßt, deutlicher zu werden: »Was etwaige Beschwerden der betreffenden zu Behandelnden anlangt, so ist die Sache doch nicht ganz so einfach, wie Sie meinen. Einmal hat das O.K.W. Vorschriften herausgegeben über die Duldung von Eingriffen, und sodann liegen die Verhältnisse anders als im letzten Kriege, weil die Beschwerden vielfach auf dem Parteidienstwege an höhere Stellen gelangen, die Nichtärzte sind, und man dann genötigt ist, besondere Stellungnahmen auszuarbeiten. Strenge ist sicherlich am Platze, aber unter den Kriegsneurotikern befindet sich ja nur ein Teil, bei dem es sich um Simulation handelt, da der einmal eingetretene Reflex willentlich eben nicht mehr unterdrückt werden kann. Spricht man zu den Richtern von Simulation, so kann der Betreffende nach § 83 MStGB mit dem Tode bestraft werden, während er an einer heilbaren Störung leidet.«[75]

Der Beratende Psychiater beim Heeressanitätsinspekteur erklärte mit diesen Worten, zwischen welchen Fronten er stand: Auf der einen

Seite befanden sich der Parteiapparat, die Reichsregierung und die Wehrmachtsführung, an deren Spitze jeweils Hitler stand, der selbst vermutlich ehemaliger »Kriegsneurotiker« war – was unter den Psychiatern ja wohlbekannt war –, als Diktator ständig in Furcht vor dem Umsturz lebte und zudem wie viele seiner Weggenossen die »Dolchstoßlegende« für bare Münze nahm. Auf der anderen Seite drängten die Psychiater, viele von ihnen bereits mit großer Erfahrung bei der Ausmerzung »Minderwertiger«, darauf, ihre brutalen Methoden ungehindert anwenden zu dürfen.

Die Ungeduld dieser Psychiater hatte – neben der Motivation durch das »vernichterische Ethos«[76] eines Großteils von ihnen – handfeste standespolitische Hintergründe. Die Konkurrenz der Psychotherapeuten bei der Luftwaffe wurde immer bedrohlicher. Letztere hatten über ihren Leiter Matthias Heinrich Göring einen direkteren Draht nach »ganz oben« als die Psychiater, so daß ihre zumindest bis kurz vor Kriegsende milderen Methoden – u. a. Schulung von Sanitätsoffizieren in Menschenführung und Leitung therapeutischer Gemeinschaften auf der Grundlage der tiefenpsychologischen Neurosenlehre[77] sowie Anwendung des »autogenen Trainings«[78] und der »kleinen Psychotherapie« bei affektiven Störungen – zunächst von der Führung favorisiert wurden.

Neben der Verwandtschaft Matthias Heinrich Görings zum Reichsmarschall und Oberbefehlshaber der Luftwaffe dürfte ein weiterer Grund eine wichtige Rolle dabei gespielt haben, daß gerade bei der Luftwaffe die Psychotherapeuten und ihre behutsameren Methoden dominierten. Es erscheint kaum wahrscheinlich, daß ein »abgeflogener« (= psychisch dekompensierter) Pilot durch stundenlanges Traktieren mit Stromschlägen wieder flugtauglich gemacht werden konnte. Hier mußte mit subtileren Techniken gearbeitet werden. Ähnliches galt für die Spezialisten in den hochtechnisierten Waffengattungen des Heeres. Die »Behandlungsgrenze« (»harte« vs. »weiche« Methoden) hatte sich seit dem Ersten Weltkrieg teilweise verschoben. Sie war damals zwischen Offizieren, bei denen »Neurasthenie« diagnostiziert und eine Bäderkur verordnet wurde,. und Mannschaften, bei denen eine »Kriegsneurose« diagnostiziert und die »Kaufmann-Kur« verordnet wurde, verlaufen. Nun trennte sie zusätzlich zwischen den traditionellen und den hochtechnisierten Waffengattungen.[79]

Die Neuropsychiater sahen durch diese Entwicklung eine ihrer Domänen bedroht und sannen auf Gegenmaßnahmen. Sie fürchteten nicht zu Unrecht um die Dominanz ihrer Theorien von der körperlichen Grundlage psychischer Krankheiten und damit um ihr Behandlungsmonopol im militärischen wie im zivilen Bereich.

Zu ersten größeren Auseinandersetzungen kam es bereits im Jahr 1941. Eine davon, in welcher die große Erbitterung der Neuropsychiater über die neue Konkurrenz exemplarisch deutlich wird, ist ausführlich dokumentiert:[80] Ein Luftwaffensoldat (»B.«) war im Juni 1941 aus der Wehrmacht entlassen worden mit der Begründung, daß seinem Zittern »eine neurotische Entwicklung aus frühester Kindheit zugrunde« liege. Der für die Entlassung verantwortliche Arzt und Psychotherapeut führte weiter aus: »Eine psychotherapeutische Behandlung erscheint aussichtslos, solange B. im Verbande der Wehrmacht steht, da er zusehends daran interessiert ist, seinem Geschäft nachzugehen und sich seiner Familie widmen zu können. Eine a.v.-Stellung[81] erscheint somit als die Voraussetzung für eine erfolgversprechende tiefenpsychologische Behandlung.«

Diese Begründung der Entlassung sprach selbstverständlich allen neuropsychiatrischen Prinzipien der Behandlung von »Kriegsneurotikern« hohn und rief Oberstarzt Würfler von der Luftwaffe und seinen Kollegen Luxenburger auf den Plan. Würfler und Luxenburger beurteilten die Entlassung als »grob fehlerhaft«, vor allem, weil zweifelhaft sei, ob es sich überhaupt um eine neurotische Entwicklung handle; viel wahrscheinlicher sei die Annahme von »Wunsch- und Begehrungsvorstellungen eines Psychopathen«. Vor allem aber sei eine a.v.-Stellung zum Zwecke psychotherapeutischer Behandlung prinzipiell falsch. »Psychopathische Versager« wie der vorliegende Fall seien »grundsätzlich bei der Truppe zu behalten«. Psychopathie sei aber kein Leiden, »sondern eine Spielart der Persönlichkeit, die in erster Linie einer erzieherischen Behandlung und Betreuung bedarf«.

Der entlassende Arzt hatte B.s Freistellung vom Kriegsdienst u. a. damit begründet, daß dessen weiteres Verbleiben bei der Truppe dort eine »Gefährdung der Manneszucht« bedeuten könnte. Dieses Argument widersprach nun gänzlich den neuropsychiatrischen Grundsätzen. Würfler/Luxenburger: »Eine Gefährdung der Manneszucht und Gemeinschaft aber ist gerade durch Entlassung zu befürchten, da die Gefahr besteht, daß die Mannschaft in dem Schütteln eine aussichtsreiche Methode erblickt, sich dem Wehrdienst zu entziehen.«

Um weiteren derartigen Entlassungen durch Psychotherapeuten vorzubeugen, verfügte Würfler:

1. »Psychopathen« seien stets als bedingt tauglich (niemals untauglich) einzustufen und entsprechend ihrer eingeschränkten Tauglichkeit zu verwenden und zu erziehen.
2. Entlassung von »Schüttelneurosen« sei »im *Regelfalle* ein ärztlicher Kunstfehler und ein Verstoß gegen die militärische Manneszucht«.
3. Die Behandlung der »Schüttelneurotiker« müsse zunächst »eine rein erzieherische« sein. Truppenärzte ohne psychiatrisch-neurologische Vorbildung müßten einen Facharzt hinzuziehen. Wenn dann organische Leiden auszuschließen seien, hätten die Truppenärzte den Kommandeuren erzieherische Maßnahmen vorzuschlagen. »*Leitgedanke muß dabei sein, das Schütteln nicht als eine Krankheit, sondern als eine psychopathische Reaktionsweise anzusehen.* Wunsch- und Begehrungsvorstellungen darf in keiner Weise nachgegeben werden.«[82]

Von diesem Zeitpunkt an mußte die beabsichtigte Durchführung einer »großen Psychotherapie« bei der Luftwaffe grundsätzlich auf dem Dienstwege gemeldet werden. Vorher waren zunächst die »suggestiven Verfahren« der Neuropsychiatrie und die »kleinen psychotherapeutischen Verfahren« anzuwenden.[83] Mit der Durchsetzung dieser Vorschriften hatten die Neuropsychiater eine erste Schlacht gegen die Psychotherapeuten für sich entschieden, den »Krieg« insgesamt aber noch lange nicht gewonnen.

»Eine Gefahr für die Medizin«: die Ausschaltung der Psychologen bei Luftwaffe und Heer

Bedeutend leichteres Spiel als mit den Tiefenpsychologen des Göring-Instituts, die ja ärztliche Standeskollegen waren, hatten die Neuropsychiater mit den Wehrmachtspsychologen. Parallel zur Machtübernahme durch die Nationalsozialisten hatte sich in der deutschen Psychologie die »ganzheitlich-charakterologische Schule« (»Leipziger Schule«) sowohl an den Universitäten als auch im Anwendungsbereich, also auch bei der Wehrmacht, etabliert. Die beiden anderen großen Schulen der deutschen Psychologie – die Psychoanalyse (mit Ausnahme der »Neuen Deutschen Seelenheilkunde«[84]) und die Gestaltpsychologie – waren 1933/1934 von den Nazis unter tatkräftiger Mithilfe der »Charakterologen« ausgeschaltet worden. Unter der Leitung von Max Simoneit wurden das »Psychologische Laboratorium des Reichskriegsministeriums« und »Eignungsprüfungsstellen« für Offiziersanwärter in den Wehrkreisen eingerichtet.[85]

Bereits 1936 konnten die Psychiater durchsetzen, daß jeder Prüfungskommission ein Sanitätsoffizier mit psychiatrischer Ausbildung beigeordnet wurde, welcher zusammen mit dem Prüfungskommandeur und einem Truppenoffizier die Entscheidung über Annahme oder Ablehnung des Bewerbers traf. Die Funktion der beiden der Kommission angehörenden Psychologen wurde auf die Erstellung und den Vortrag der Gutachten reduziert. Trotz dieser Zurücksetzung erlebte die Psychologie aufgrund ihrer Tätigkeit beim Militär in den Jahren 1933 bis 1942 einen großen Aufschwung. Auf dessen Höhepunkt beschäftigte die Wehrmacht mehr als 200 Psychologen. Im Jahr 1941 wurde zur Straffung des Ausbildungsgangs und seiner Anpassung an die Bedürfnisse des Militärs eine Diplomprüfungsordnung erarbeitet, die ihre Gültigkeit in der Bundesrepublik in wesentlichen Teilen bis in die 70er Jahre behielt.[86]

Scheinbar aus heiterem Himmel wurden jedoch die Luftwaffenpsychologie im Mai 1942 auf Befehl Görings und die Heerespsychologie im Juli 1942 auf Befehl Hitlers aufgelöst; die Marinepsychologie blieb bis kurz vor Kriegsende bestehen. Die Eignungsprüfungen wurden beim Heer aber noch eine Zeitlang – allerdings ohne Psychologen – weiter betrieben.[87] Neben sachlichen Gründen – hier vor allem die Tatsache, daß Selektionsverfahren bei dem enormen Bedarf an Soldaten nicht nur überflüssig, sondern kontraproduktiv waren – dürften die Bemühungen der Psychotherapeuten – bei der Luftwaffe – und der Neuropsychiater – beim Heer –, die Psychologen aus dem militärischen Bereich zu drängen, den Ausschlag für ihre Ausschaltung gegeben haben.[88]

Die Hauptargumentationsstränge der Psychiater gegen die Verwendung von Psychologen wurden u. a. in einem Schreiben von Wuth[89] deutlich. Er nahm darin Stellung gegen die Verwendung von Psychologen in Sonderabteilungen für »therapierefraktäre Kriegsneurotiker«. Der Versuch, alle anderen – möglicherweise weniger brutalen – Vorgehensweisen zu diskreditieren und die eigene als einzig wirksame zu propagieren, wird hier ein weiteres Mal deutlich: Psychologen seien mangels Studiums und Kenntnis der »geistigen Abwegigkeiten« nicht in der Lage, das Vorliegen einer geistigen Krankheit oder einer »Psychopathie« festzustellen. Da »Psychopathie« angeboren sei, seien psychotherapeutische Maßnahmen ohnehin zwecklos, erforderlich sei vielmehr eine »Heilerziehung«, wie sie die Sonderabteilungen ohnehin schon böten. Mit großer Vehemenz wandte sich Wuth gegen Vorschläge, »die Feststellung einer mangelnden Eignung für den Wehrdienst zu einem *›anerkannten und praktisch wirksamen organisatorischen Instrument der Heerespsychologie‹*[90] zu machen«. Darin wäre eine große Gefahr zu erblicken, »indem Schlechtwilligen die Möglichkeit gegeben würde, sich dem Wehrdienst durch entsprechendes Benehmen zu entziehen, wodurch die Schlagkraft der Truppe aufs Schwerste beeinträchtigt würde. Musterungen und Entlassungsverfahren würden dadurch in ihrem Kernpunkt erschüttert werden. Die ärztliche Einstellung steht hier auf einem gänzlich anderen Standpunkt. Offensichtlich steht die Heerespsychologie noch auf dem Standpunkt eines Ausleseheeres, wie das Hunderttausendmannheer war und auf einem zu betont individualistischen Standpunkt.« An anderer Stelle nannte Wuth die geisteswissenschaftliche Psychologie »eine Gefahr für die Medizin«.[91]

Auch nach der nahezu vollständigen Ausschaltung der Wehrmachtspsychologie gingen die Psychiater selbst gegen bescheidene Versuche der Psychologen, in Sonderlazaretten bei der Betreuung hirnverletzter Soldaten Fuß zu fassen, mit allem Nachdruck vor:[92]

»Nachdem der Reichsmarschall und der Führer die Psychologie abgeschafft haben, erscheint es für das Heeres-Sanitätswesen unmöglich, dieselbe durch eine Hintertüre wieder hereinzulassen. Dementsprechend ist auch eine Stellungnahme der Heeres-Sanitätsinspektion, die sie auf ein Gesuch der damaligen Leitung der Psychologen (Inspektion für das Personalprüfwesen des Heeres) abgegeben hat. Dieselbe ist ja wohl klar und eindeutig. Bei personellem Bedarf ist ein Psychiater-Neurologe anzufordern. Als Lehrkräfte kommen Lehrer, Hilfsschullehrer und Taubstummenlehrer in Frage, also Sprachheiler und keine Kurpfuscher. [...] Diese Gruppe der Heeres- bezw. Luft-Psychologen hat sich trotz meiner jahrelangen Bemühungen niemals dazu verstanden, eine Abgrenzung gegenüber dem ärztlichen Gebiete vorzunehmen, sondern sie haben die Psychopathen und Selbstmorde bearbeitet, sich beim Gericht als Gutachter angeboten usw. Wenn wir uns diesen Einbruch gefallen lassen und überlegen, daß die Psychotherapeutengruppe uns schon einen Teil der Kranken wegnimmt und von den Unheilbaren nicht mehr viel übrigbleiben wird, so sehe ich schwarz für die Psychiatrie.«[93] Eine grotesk-makabre Vision: Die leichteren Fälle werden den Neuropsychiatern von den Psychotherapeuten und den Psychologen weggenommen, die schweren »merzen« sie – ihren selbstgesetzten Prinzipien getreu – »aus« und stehen so am Ende ohne »Patienten« da.

»Es widerstrebt einem, einen sonst wertvollen jungen Menschen erschießen zu lassen«: die »1. Arbeitstagung Ost« der Beratenden Psychiater 1942

Das Jahr 1942 brachte – trotz der beschriebenen Rücksichtnahmen, zu welchen sich die Neuropsychiatrie gezwungen sah – parallel zur Verschlechterung der Lage der Wehrmacht an der Ostfront zahlreiche Verschärfungen der Behandlung »abweichender« Soldaten. Ein wichtiges Datum war der oben zitierte Befehl Hitlers zur Aufstellung der Feldstrafgefangenenabteilungen. Dadurch wurde der Katalog der möglichen Maßnahmen gegen die von der Militärjustiz und der Militärpsychiatrie zu Psychopathen erklärten Soldaten um ein weiteres Instrument bereichert. Gleichzeitig ist der Befehl ein Indiz dafür, daß die Ersatzlage der Wehrmacht prekärer wurde. Man war bereits wieder, wie Wuth es ausdrückte, »gezwungen, Bruch mit hinzunehmen«.[94] Die Neuropsychiater sahen eine Welle von »Minderwertigen« auf die Wehrmacht zukommen und forderten die Verschärfung der Maßnahmen zur »Aussonderung« und Disziplinierung der »Psychopathen«.

Die zweite Arbeitstagung der Beratenden Ärzte am 18. und 19. Mai 1942 in Berlin (die später auch als »1. Arbeitstagung Ost« bezeichnet wurde) sollte die Plattform für die Realisierung dieser Forderungen sein. Hauptreferenten der psychiatrischen Sektion der Tagung waren Carl Schneider und Kurt Schneider. Das Referat Carl Schneiders brachte wenig Neues. Er äußerte die längst allgemein geteilte Vermutung, daß es jetzt viel mehr »konstitutionell Reagierende« gebe als im

Ersten Weltkrieg, und empfahl, jede Neurotikerstation zusätzlich mit einem Internisten zu besetzen. Die affektiv Gestörten unterteilte er in »1. Funktionslabile, 2. Emotionslabile und 3. Psychogenlabile«. Die »Zweckbestimmtheit der Reaktionen« nehme in der gleichen Reihenfolge zu. Man müsse den »Zitterern« die Aura des Märtyrers in der Zivilbevölkerung und ihnen selbst das »Märtyrerbewußtsein« nehmen. Ihm, Schneider, gelinge dies, indem er »den Menschen [...] in die psychische Zange« nehme. Im weiteren empfahl er die bekannte »frontnahe Behandlung« (»wer draußen ist, bleibt draußen«) und forderte die Einrichtung weiterer Sonderabteilungen, in welchen »Gutwillige [...] arbeitstherapeutisch behandelt. [...] Böswillige [...] gedrückt« werden könnten. Diese Forderung wurde von Wuth mit der Begründung zurückgewiesen, daß man nach der kürzlich erfolgten Aufstellung der Feldsonderabteilungen nun wirklich genügend derartige Einrichtungen habe.[95]

Der Vortrag Kurt Schneiders, des führenden Spezialisten auf dem Gebiet der »Psychopathien«, trug den Titel »Die Psychopathenfrage beim Feldheer«. Wie schon im Ersten Weltkrieg erwies er sich als entschiedener Verfechter der »frontnahen Psychiatrie«. Er war zum damaligen Zeitpunkt Beratender Psychiater an der Front (Armee San. Abt. 501) und hatte dort die Krankensammelstellen als das »Loch« ausgemacht, durch welches die »Psychopathen in die Heimat sickern«. Die Truppe wolle diese Leute in der Regel loshaben und dringe darauf, daß der Arzt sie in die Heimat zurückschicke. Der Arzt dürfe hier jedoch »nicht nachgeben«.

Die »Psychopathen« scheinen bei den Psychiatern aggressive Impulse wie Reflexe ausgelöst zu haben, auch bei denen, die wie Kurt Schneider weniger anfällig für die Ideologie der Nationalsozialisten und deren Vernichtungswahn waren als das Gros ihrer Kollegen. Dies wird u. a. in dem Abschnitt von Kurt Schneiders Vortrag deutlich, in dem er sich mit der Behandlung der »Psychopathen« vor Militärgerichten befaßte. Er teilte die allgemeine Auffassung, »daß den Psychopathen im allgemeinen weder Abs. 1 noch Abs. 2 des § 51 zugebilligt werden kann«.[96] Zwar sei in manchen Fällen Milde angebracht. Man müsse sich jedoch im klaren darüber sein, »daß es eben Menschen gibt, die nicht zum Soldaten geboren sind. Man wird bei solchen Begutachtungen manchmal in erhebliche menschliche Konflikte kommen, da es einem widerstrebt, einen sonst wertvollen jungen Menschen erschießen zu lassen. Andererseits dürfen unmöglich die Tapferen unter den Feigen leiden, und es ist eben die eherne Konsequenz eines Krieges, mit allen Mitteln das Einreißen von Feigheit zu verhindern und die Kampfkraft auf der Höhe zu halten.«[97]

Man sieht, daß es auch auf dieser Tagung nicht an Versuchen seitens der Psychiater gefehlt hatte, die Sanitätsführung endlich dazu zu bringen, eine harte Gangart gegenüber den »Psychopathen« einzuschlagen. Die als Ergebnis der Referate und Diskussionen verabschiedete Entschließung fiel dennoch moderater aus, als es der Großteil der Neuropsychiater gewünscht haben mochte. Dies ist allem Anschein nach auf den Einfluß der Psychotherapeuten von der Luftwaffe[98] und die nach wie vor vorsichtig taktierende Haltung Wuths zurückzuführen. Die Isolierung und Beschwichtigung möglicher »Panikkeime«[99] stand im Mittelpunkt des Abschlußkommuniqués: »Unter bestimmten Umständen [...] können seelisch und körperlich hervorragend leistungsfähige Soldaten [...] befallen werden. Eine moralische Abwertung und Diffamierung der an abnormen Reaktionen Erkrankten ist infolgedessen unmöglich und muß im Interesse der seelischen Gesamtführung der Truppe vermieden werden. [...] Die Behandlung besteht in Überweisung zum nächsten ruhig gelegenen Lazarett. [...] In Tagen oder einigen Wochen klingen solche abnorme seelische Reaktionen bei gesund Veranlagten ab, und die Befallenen werden wieder voll dienstfähig.« Erst Männer, bei denen es nicht zu solchen Spontanremissionen kam, sollten der Selektion und gegebenenfalls der »Behandlung« durch die Psychiater unterworfen werden. Die Fixierung von Symptomen über den genehmigten Zeitraum hinaus habe gewöhnlich zwei Gründe:

1. Der Befallene sei ursprünglich gesund, Wunschtendenzen verhinderten jedoch die Genesung. »Das Festhalten an der abnormen seelischen Reaktion ist dann zweckbestimmt, Simulation liegt aber nicht vor, da diese Tendenzen oft nicht klar bewußt erlebt werden.«
2. Die Fixierung sei »Ausdruck einer abnormen Veranlagung der Persönlichkeit«. Man solle hier jedoch nicht wie bisher von »Kriegsneurose«, »Psychopathie« o. ä. sprechen, sondern eine »tatsächliche Schilderung der Persönlichkeitsartung« geben.

Die »abnorm veranlagten Persönlichkeiten« wurden weiter in »rein seelische Abartungen« und in »vorwiegend körperliche Abartungen«

unterteilt. Bei den ersten handelt es sich um die bereits beschriebenen »Störer« und »Versager«. Beide Gruppen sollten unbedingt bei der Truppe gehalten werden, die »Störer« in Feldsonderabteilungen, die »Versager« in rückwärtige Dienste versetzt werden. Die »vorwiegend körperlichen Abartungen« und hier besonders die »Persönlichkeiten mit gleichzeitiger abnormer seelischer und körperlicher Veranlagung« bildeten die Gruppe der aus dem Ersten Weltkrieg bekannten »Kriegsneurotiker«. Diese seien »ohne Anbehandlung durch den Truppen- oder Nichtfacharzt unverzüglich dem Fachpsychiater beim Kriegslazarett zuzuführen und in geeigneten Abteilungen [...] nach den Richtlinien der modernen Psychiatrie zu behandeln. Die Nachbehandlung durch straffe Arbeitstherapie oder aber auch in besonderen Genesungsformationen (dies, wenn ein größerer Anfall von Kranken in einer Armee beobachtet wird) erzielt in der Regel die Wiederdienstfähigmachung. Dauernde Rückfälligkeit oder schwere Abartung werden aber in einem Teil der Fälle besondere Maßnahmen notwendig machen. Es wird vorgeschlagen, an geeigneten Orten Abteilungen zu schaffen, damit sowohl die Truppe wie die Heimat von der zersetzenden Wirkung dieser Menschen bewahrt bleiben.«

Vor den unmittelbaren Zugriff der Neuropsychiater auf frisch erkrankte »Kriegsneurotiker« war mit der Erholungsphase ein Puffer geschoben worden, der diesen Zugriff erschwerte. Erst die Therapierefraktären und die Rückfälligen sollten den Neuropsychiatern wieder ungeschützt ausgesetzt sein: »Der Verhütung von Rückfällen muß Aufmerksamkeit geschenkt werden; dadurch, daß man um so intensiver behandelt, je abnormer die Persönlichkeit oder die Konstitution ist; dadurch, daß man die richtige militärische Verwendung durchsetzt; dadurch, daß man die Nichtbesserungsfähigen aus der Fronttruppe, sei es in Feldsonderbataillone oder an geeignete Stellen der rückwärtigen Dienste rechtzeitig herausnimmt und schließlich dadurch, daß man durch die Art der Organisation und Führung der psychiatrischen Abteilungen die abnormen Wunschtendenzen der abnormen Persönlichkeiten zweckmäßig unterdrückt. Allgemein werden sich psychisch abnorme Reaktionen als Massenerscheinungen aber auch dadurch verhüten lassen, daß in allen Lazaretten des Feldheeres und des Heimatheeres ein gesunder Geist des Gehorsams und der Einsatzbereitschaft aufrechterhalten wird.«[100]

Die Fortführung der gewalttätigen Therapiemethoden

Die »Wölfe« von der Neuropsychiatrie hatten jedoch lediglich Kreide gefressen. Im Hintergrund arbeiteten sie weiter an der Vervollkommnung ihrer Disziplinierungsmethoden. Einige von ihnen setzten ihre gewalttätigen »Therapien« fort, als ob die ganze Diskussion gar nicht stattgefunden hätte:

- Panse und Elsässer experimentierten in Ensen weiter mit ihrer Elektrisierungstechnik.
- Bürger-Prinz löste in Hamburg mit hohen Insulindosen (»bis zu 315 Einheiten«) hypoglykämische Schocks bei seinen Opfern aus, um ihnen ihren »Egozentrismus« auszutreiben und sie »förderungsfähig für die üblichen therapeutischen Maßnahmen« zu machen.[101] Durch hohe Insulingaben bekommen die Patienten epileptische Anfälle. Die Phase vor diesem Zustand wird von schweren Angstzuständen begleitet; zudem können durch die Behandlung schwere, lebensgefährliche Gesundheitsschäden (u. a. Wirbelbrüche, Schädigungen des Gehirns) auftreten. Der Hamburger Psychiater ließ sich weder durch diese Gefährdung seiner Patienten noch durch ein Verbot der Insulinschockbehandlung wegen des Mangels an Insulin für Diabetiker im Februar 1942[102] davon abhalten, sie auch noch im September 1943 mit der erwähnten hohen Dosierung anzuwenden.
- Bumke in München pflegte seine Patienten mit einer Mischung aus Drohung und Foltermethoden zu traktieren: »Was die Zitterer angeht, so sind die in meinem Bericht vom 4. Mai erwähnten 8 Zitterer alle gesund geworden, und zwar im wesentlichen wohl deshalb, weil ich einem mit der Anzeige beim Kriegsgericht gedroht habe. Die anderen hat man mit Elektroschocks geheilt. [...] Es wäre an sich dringend erwünscht, diese Leute [die »böswilligen Psychopathen«, d. A.] alle vor das Kriegsgericht zu stellen. Ich fürchte aber erstens, daß es sehr schwer sein wird, Richter und Offiziere davon zu überzeugen, daß diese Leute schwer bestraft werden müssen, und ich habe außerdem auch selber Bedenken, diese doch immerhin schwer psychopathischen Menschen dem Strafrichter zu übergeben. Sie müssen nach meinem Dafürhalten isoliert werden wie Pest- oder Leprakranke.«[103]

Zuckerbrot und Peitsche: Der erste »Neurotikerkreislauf«

Die Empfehlungen des Abschlußkommuniqués der Tagung vom Mai schlugen sich während des Sommers 1942 in mehreren Erlassen und Dienstvorschriften nieder. Im Juli wurde eine »Meldepflicht für psychogene Reaktionen« eingeführt.[104] Im August wurden »Richtlinien über die Erkennung und Behandlung von abnormen seelischen Reaktionen« erlassen.[105]

Somit war die erste Version des »Neurotikerkreislaufs« – resultierend aus der militärischen Situation der Vor-Stalingrad-Phase des Krieges und der Machtverteilung zwischen den Neuropsychiatern, den Psychotherapeuten und der »Kanzlei des Führers« – etabliert: Es wurden Ruhe- und Erholungsräume und -zeiten für physisch und psychisch erschöpfte Truppenteile bereitgestellt. Soldaten, bei denen dies nicht ausreichte, wurden aus den Einheiten herausgenommen und in den Nervenabteilungen der Kriegslazarette oder den Nervenlazaretten der Ersatztruppen »Therapien« unterzogen, durch die sie wieder frontverwendungsfähig gemacht werden sollten. »Therapieresistente« und »Rückfällige« wurden endgültig der Willkür der Neuropsychiater ausgeliefert. Sie landeten entweder in den speziell für psychisch kranke Soldaten eingerichteten Abteilungen der Irrenanstalten oder wurden – wenn ihnen ihr Psychiater »seelische oder konstitutionelle Abartigkeiten« bescheinigte – in die Sonderabteilungen des Ersatzheeres oder in das Feldsonderbataillon versetzt. Für diejenigen, welche auch hier »versagten«, gab es nur noch zwei Möglichkeiten: den Weg ins Konzentrationslager oder vor das Militärgericht, das sie in eine Feldstrafgefangenenabteilung versetzte oder zum Tode verurteilte.

»Todesfälle sind nicht zu befürchten«: Das »Pansen« wird freigegeben

Bereits im Sommer 1942, während diese Behandlungshierarchie etabliert wurde, häuften sich die Berichte von Psychiatern an der Front, welche einen Anstieg von Reaktionen wie im Ersten Weltkrieg meldeten.[106] Der Heeressanitätsinspekteur Handloser stellte im September 1942 fest, daß die Zahl der Entlassungen aus dem Heer wegen Dienstunfähigkeit aufgrund von Nerven- und Geisteskrankheiten im letzten

Quartal 1941 und im ersten Halbjahr 1942 bereits die Zahl der wegen Tuberkulose und Verwundungsfolgen entlassenen Soldaten überstiegen hatte. Bis zu einem Viertel davon seien »Psychopathen«. Handloser richtete einen deutlichen Appell an seine neuropsychiatrische Abteilung: Er freue sich zwar, daß die Musterungsärzte die Neigung hätten, eine möglichst große Zahl der Gemusterten k.v. zu erklären, müsse aber eine strengere Beurteilung verlangen, weil sonst die Sanitätsdienste der Truppe durch »versagende« Soldaten überlastet würden.[107] Zum Jahresende kam die Diskussion über die Pflicht zur Einholung des Einverständnisses des Patienten bei gefährlichen und schmerzhaften Eingriffen erneut in Gang. Sie nahm nun, angesichts der Rückschläge an der Ostfront (Stalingrad), einen ganz anderen Verlauf als noch ein gutes Jahr vorher. Wuth erwähnte seine Stellungnahme vom 26. August 1941, in welcher er die Elektrisiermethoden als brutal, zu schmerzhaft und mit dem ärztlichen Ethos unvereinbar bezeichnet hatte, mit keiner Silbe. Nun, da sich die mildere »Suggestivbehandlung als weitgehend wirkungslos« erwiesen habe, war davon keine Rede mehr; statt dessen mußte die Art des verwendeten Stroms als Begründung für den Sinneswandel herhalten: Panses Verfahren entspreche nicht »dem erfolgreichsten, aber im letzten Kriege in Verruf gekommenen Kaufmannschen Verfahren, [...] da Kaufmann sinusoidale Ströme anwandte, während Panse nur galvanische Ströme anwendet. Todesfälle sind also nicht zu befürchten.«[108]

Wuth legte seinem Brief gleich einen Verfügungsentwurf zur Abschaffung der Einverständnispflicht bei: »Die Behandlung der sog. ›Kriegsneurotiker‹ mit galvanischen Strömen stellt im Gegensatz zum Kaufmannschen Verfahren keinen Eingriff dar, der unter die Verfügung [...] vom 6. 12. 1940 fällt. In zahlreichen Fällen ist sie zur Wiederherstellung oder Hebung der Dienstfähigkeit unumgänglich notwendig. In Fällen, wo das einfache Suggestivverfahren erfolglos bleibt, bestehen gegen ihre Anwendung durch erfahrene Psychiater keine Bedenken. Die Einholung des Einverständnisses des Kranken ist nicht erforderlich. Ein Anschnallen des Kranken ist tunlichst zu vermeiden und durch Festhalten desselben zu ersetzen.«[109] Am 5. Januar 1943 erließ der Heeressanitätsinspekteur die Verfügung und lieferte damit die Soldaten, welche bis dahin einen gewissen Schutz genossen hatten, wieder der Willkür der Neuropsychiater aus.

»[...] war ihm als das Schlimmste die Verlegung nach Ensen in Aussicht gestellt worden«: das Erfolgsgeheimnis des »Pansens«

Die außerordentliche Brutalität des »Pansens« wurde auch in den eher beschönigenden schriftlichen Äußerungen seiner Anwender hin und wieder offen zugegeben: »StA Prof. Panse berichtete [...] von einem Fall, der dem Lazarett Ensen zugewiesen wurde. Der Betreffende war an anderer Stelle zur Aufgabe seiner psychogenen Symptome mit Pervitin ›behandelt‹ worden. Als das nichts half, war ihm als das *Schlimmste* die Verlegung nach Ensen in Aussicht gestellt worden.«[110] – »Immerhin ist das Verfahren einschneidend und zweifellos wird bei vielen Kranken eine leichte durch Schmerz bedingte Umdämmerung des Bewußtseins erzielt. [...] Man kann bei vielen Kranken im Anschluß an die elektrische Behandlung gewisse Denkstörungen, gewisse leichte Orientierungsstörungen und andere Zeichen einer vorübergehenden Bewußtseinseinengung beobachten.«[111] – »Die Ströme, die in Ensen angewendet werden, sind erheblich höher als die hier angewendeten; infolgedessen müssen die Soldaten in Ensen von 4 Sanitätsdienstgraden gehalten werden und schreien meistens bei der Behandlung erheblich.«[112]

Ein Auszug aus einem Sammelbericht des Beratenden Psychiaters beim Heeressanitätsinspekteur mag zeigen, mit welcher Hartnäckigkeit die Psychiater ihre Opfer verfolgten: Berichtet wird von einem Soldaten, der nach einem Halsschuß sowie Kopfverletzungen durch einen umstürzenden Baum unter Lähmungen am linken Arm und am linken Bein litt, die als hysterisch »erkannt« wurden. Daraufhin wurde er zwei Monate lang »täglich energischen Faradisationen« unterzogen, ohne daß die Lähmung sich wesentlich besserte. Man entließ ihn daraufhin als »arbeitsverwendungsfähig« von der Truppe. Er war jedoch auch im Zivilleben arbeitsunfähig und mußte weiter wegen seiner Lähmung behandelt werden. »Hypnotische Behandlung und Elektrokrampfbehandlung lehnte er ab. Behandlung mit stärkeren faradischen Strömen hatte keinen Erfolg. [...] Auf Vorschlag des Beratenden Psychiaters beim Heeressanitätsinspekteur wurde N. ins hiesige Laz. [Ensen, d. A.] eingewiesen. Bei der 1. Behandlung mit stärkerem galvanischem Strom mit Suggestivbeeinflussung am 23.8.43 verweigerte N. nach bereits deutlichen Anfangserfolgen die weitere Stromanwendung. Da N. als Versorgungskranker nicht gegen seinen Willen behandelt werden konnte, wurde telefonisch die Wiedereinziehung veranlaßt. Er erhielt am 6.9.43 seinen Gestellungsbefehl und wurde am 8.9.43 erneut mit stärkerem galv. Strom und Suggestivbeeinflussung behandelt. Schon nach kurzer Stromanwendung konnte er den linken Arm und das linke Bein frei bewegen. Er war sehr dankbar.«[113]

»Bedenken [...] wegen der außerordentlichen Schmerzhaftigkeit der Behandlung [...] müssen zurücktreten«: der Siegeszug der »galvanischen Rolle«

Die Brutalität des »Pansens« wird nachvollziehbar in einem Bericht des bekannten Psychiaters und Neuropathologen Karl Kleist über einen Eigenversuch mit der »galvanischen Rolle«: »25 dieser Störungen waren von Stabsarzt Dr. Gerum in jeweils *einer* Sitzung durch das von Panse und Elssässer entwickelte Starkstromverfahren geheilt worden. [...] Das Verfahren erinnert stark an das aus dem Ersten Weltkrieg bekannte Kaufmannsche Verfahren mit faradischem Starkstrom, unterscheidet sich aber dadurch, daß dabei nicht die Reizung motorischer Nerven, sondern die Erzeugung ausgedehnter, sehr schmerzhafter Hautreize durch die galvanische Rolle im Vordergrunde steht. Es wird auf diese Weise dem Behandelten die Störung in großem Stile verleidet, zugleich aber durch die Betonung von krankhafter Störung und ärztlicher Behandlung dem Patienten der Einwand von Mißhandlung und Beleidigung (durch Vorwurf von Übertreibung und Vortäuschung) genommen.«[114]

Mit dieser galvanischen Rolle konnten Stromstärken bis zu 300 Milliampere appliziert werden. Kleist brach seinen Selbstversuch bereits bei 30 Milliampere ab, weil ihm der Schmerz unerträglich wurde. Letzteres hinderte ihn aber keineswegs, das Verfahren auch weiterhin zu empfehlen: »Bedenken, die wegen der außerordentlichen Schmerzhaftigkeit der Behandlung, von der ich mich durch einen ›leichten Eigenversuch‹ überzeugt habe, wegen des Sträubens und Festhaltens der Behandelten und wegen der Bestätigung krankhafter Störung auch im Falle daneben laufender Übertreibung und Vortäuschung erhoben werden können, müssen zurücktreten, da dieses Verfahren den schnellsten und sichersten Erfolg unter den bisherigen Methoden gewährleistet. Besonders vorteilhaft ist auch, daß die Behandelten nachher von ihren Schmerzen bei der Behandlung kaum mehr reden und von ihrer offenbar auf sie selbst wie ein Wunder wirkenden Heilung aufs Stärkste beeindruckt sind. Tatsächlich machten die Behandelten einen frischen und aufgeräumten Eindruck und wirkten nach Angaben von Dr. Gerum jetzt völlig anders wie vor der Behandlung.«[115]

Wie im Ersten Weltkrieg in der »Kaufmann-Kur« hatten die Neuropsychiater nun auch für diesen Krieg die »Therapie«methode gefunden, welche ihrem militaristischen Impetus am ehesten entsprach. Ihre Anwendung war unter dem Eindruck der Ereignisse von Stalingrad endlich auch von höchster Stelle freigegeben worden, und so gingen sie mit großem Elan ans »Pansen«. Ehemalige Kritiker des Verfahrens lobten es nun überschwenglich. In Ensen würden *alle* »Kriegsneurosen« geheilt, schrieb Wuth; sogar Patienten mit organisch bedingten Lähmungen bäten »flehentlich« darum, mit galvanischem Strom behandelt zu werden.[116] Auf seinen Vorschlag wurden Psychiater aus allen Wehrkreisen und vom Feldheer nach Ensen kommandiert, um dort das »Pansen« zu erlernen, u. a. mit der Folge, daß einige »Pantostaten« (Elektrisiergeräte) der Firma Siemens unter dem Elan der frischgebakkenen »Elektrotherapeuten« ihren Dienst quittierten und neue produziert werden mußten. So klagte Villinger, daß in seinem Reservelazarett Branitz (Oberschlesien) nur ein Pantostat zur Verfügung stehe. Er fuhr fort: »Das ist bedeutend zu wenig, da der Apparat infolge dauernder Überbeanspruchung fortgesetzt reparaturbedürftig wird.«[117]

Elektrokrämpfe, Cardiazolkrämpfe, Insulinschocks und Schläge mit dem nassen Handtuch: Auslösung von »Vernichtungsgefühlen« mit »therapeutischer Absicht«

Von den bekannteren Neuropsychiatern hielten nach der uneingeschränkten Freigabe des »Pansens« nur noch wenige an ihren früheren »therapeutischen« Konzepten fest; unter ihnen Bürger-Prinz, der weiter mit anderen Schockmethoden arbeitete. Als das Insulin im weiteren Verlauf des Krieges immer knapper wurde, wendete er die eben erst aufgekommene »Elektrokrampftherapie« – eigentlich für schwere Psychosen gedacht – auf die »Kriegsneurotiker« an oder traktierte sie mit anderen »pharmakologisch ausgelösten Schocks«.[118]

Thiele zog den »Cardiazolkrampf« anderen Methoden mit der auf-

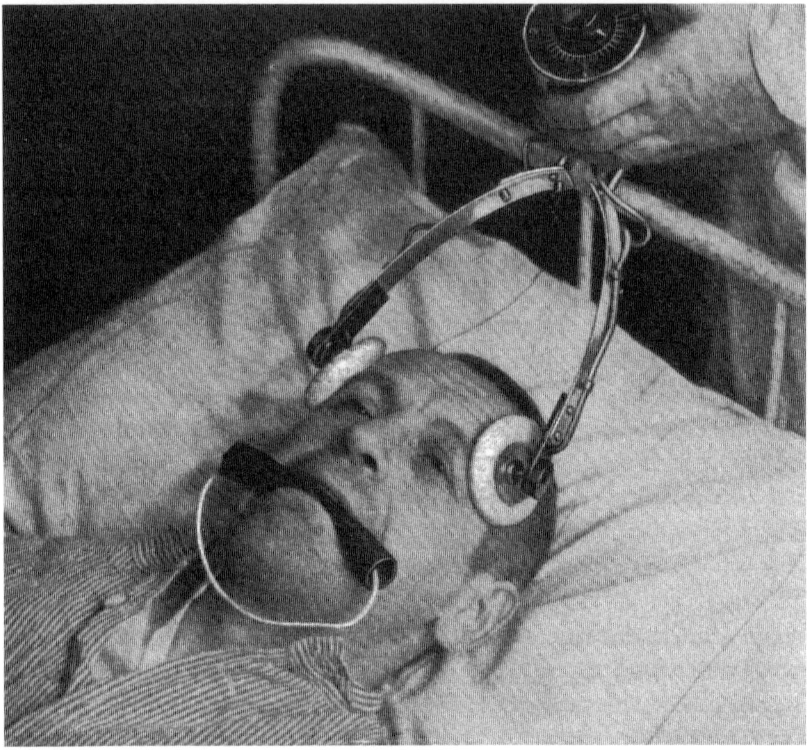

Abb. 3 Anwendung der »Elektrokrampftherapie«

schlußreichen Begründung vor, daß »das vor dem Krampf auftretende Vernichtungsgefühl als sehr alarmierend erlebt wird und auch nicht in der nachfolgenden Amnesie für die Krampfphase unterzugehen pflegt, also in einer durchaus der therapeutischen Absicht entsprechenden Weise weiterwirkt. [...] Ich bin nach wie vor der Überzeugung, daß man auf solche Mittel der Abschreckung – *um das Ding beim rechten Namen zu nennen* – in dafür geeignet erscheinenden Fällen keineswegs verzichten sollte; spielt dieses Moment doch schließlich auch bei der Anwendung schmerzhafter elektrischer Ströme eine wesentlich zum Erfolg beitragende Rolle. Auch mit Apomorphin[119]-Injektionen haben wir bei primitiven Persönlichkeiten und zumal in ganz frischen Fällen öfter gute Erfahrungen machen können.«[120]

Ebenso wie bei den von Bürger-Prinz bevorzugten Insulinschocks –

Dr. Schmieder aus der Psychiatrischen und Neurologischen Universitätsklinik Heidelberg (Direktor Carl Schneider) berichtet, daß er erstmals »Anfang 1939 bei einer jungen Schizophrenen im Cardiazolschock einen Wirbel einbrechen« gehört habe. Damals waren die Krampftherapien bei Psychosen bereits Routine. In Heidelberg hatte man 1937 mit Insulinschocks begonnen, 1939 den Cardiazolschock und Anfang 1942 den Elektroschock eingeführt.

Offensichtlich hatten die Ärzte die durch die Muskelkrämpfe verursachten Knochenbrüche zunächst gar nicht wahrgenommen und die Klagen der Patienten über Schmerzen als Muskelkater abgetan (Schmieder 1942, S. 141). Es handelte sich jedoch um alles andere als um harmlose Verletzungen. Schmieder selbst und von Braunmühl (1942, S. 146ff.) berichten u.a. über mediale Schenkelhalsfrakturen, Abrißfrakturen im Bereich des Humeruskopfes, Schulterblattfrakturen sowie Kompressionsfrakturen, Dornfortsatzabrisse und Deckplattenbrüche an der Wirbelsäule.

Die Frakturen traten sehr häufig auf. Bei Männern um ein Vielfaches häufiger als bei Frauen, was vermutlich auf die Unterschiede in der Muskelkraft zurückzuführen ist. Die größere Häufigkeit bei Männern gewann zusätzlich an Bedeutung, als Neuropsychiater wie Bürger-Prinz und Thiele dazu übergingen, nicht nur an Psychosen Erkrankte, sondern auch »Kriegsneurotiker« – eine reine Männerpopulation – mit Krampfschocks zu »behandeln«.

Eine Statistik von Schmieder aus Heidelberg weist bei den mit Cardiazol »behandelten« Männern allein Wirbelschäden bei 28,1 % der Patienten, bei Anwendung von Cardiazol kombiniert mit Insulin bei 16 % und bei Anwendung von Elektroschocks bei 25 % aus. Frakturen an anderen Knochen erfaßt die Statistik gar nicht. Zudem dürfte eine gewisse »Dunkelziffer« vorhanden sein, da nur die Patienten geröntgt wurden, die über Schmerzen klagten.

dieser arbeitete daneben allerdings auch mit Cardiazol – wird durch eine Überdosierung des starken Kreislaufmittels Cardiazol Bewußtlosigkeit verursacht. Wie beim Insulin tritt dabei vorher beim Patienten Vernichtungsangst auf, welche von Thiele und Bürger-Prinz als »therapeutisches« Agens gegen die »Kriegsneurosen« eingesetzt wurde. Die Cardiazol-, Insulin- und Elektrokrampfschocks hatten zudem eine nicht unbedingt von den Schocktherapeuten erwünschte, jedoch offensichtlich stillschweigend in Kauf genommene Komplikation: Sie erwiesen sich als Knochenbrecher,[121] so daß sogar ein Carl Schneider eindringlich vor ihrer leichtfertigen Anwendung warnte: »Es ist zweifellos ein schwerer Kunstfehler, einen widerspenstigen Psychopathen, einen aufgeregten chronischen Paranoiker, einen lärmenden Imbezillen nur deswegen der Gefahr einer solchen Komplikation [einer schweren Wirbelsäulenverletzung, d. A.] auszusetzen, weil man auf andere Weise nicht mit ihm fertig wird.«[122]

Eine besonders originelle »Therapiemethode« hatte sich der Oberarzt Dr. Weise ausgedacht: Er »heilte« seine Patienten einfach dadurch, »daß er sie nackt auszog, sich mit einem nassen Handtuch bewaffnete und seine Kranken damit so lange bearbeitete, bis sie ihre hysterosomatischen Störungen aufgaben«.[123] Die Heeressanitätsinspektion hatte nichts gegen das Verfahren an sich einzuwenden; sie kritisierte allerdings die Bezeichnung »Prügelmethode« durch Weises Vorgesetzten Wilke: »Prügel stellen eine Mißhandlung dar und werden kriegsgerichtlich verfolgt. Es ist auch nicht zweckmäßig, im übertragenen Sinne das Wort zu gebrauchen, wenn es sich darum handeln soll, ›ärztliche Maßnahmen‹ zu bezeichnen. [...] Durch den Gebrauch derartiger Bezeichnungen [...] können wir nur bei den anderen Disziplinen, und, was das Schlimmste ist, bei den Patienten in schwersten Mißkredit kommen. Das würde der Sache aber sehr abträglich sein.«[124]

»Wir sehen auf den Neurotikerstationen nur einen kleinen Teil der psychogenen Erscheinungen«: das Problem der Erfassung der »Kriegsneurotiker«

Die »therapeutischen« Maßnahmen waren also endlich den Wünschen dieser Neuropsychiater entsprechend verschärft worden. Keineswegs zu ihrer Zufriedenheit gelöst war allerdings noch die Frage der Erfassung der »Therapiekandidaten«. Villinger machte – sicher zu Recht – gerade die Härte und Unbarmherzigkeit der Ärzte dafür verantwortlich, daß, wie er vermutete, seinen Kollegen nur ein geringer Teil der tatsächlich psychogen Erkrankten auch in die Hände fiel: »Der Sentimentalität weiter Kreise unseres Volkes in der Zeit vor und während des Ersten Weltkrieges entsprachen die Mitleid heischenden grotesken Bilder der damaligen Kriegsneurotiker. Heute weiß auch der Neurosebereite, daß nur Härte etwas gilt und daß er auf Anerkennung nur rechnen darf, wenn er mindestens den Schein ernsthafter Erkrankung oder Verletzung für sich hat. Daher fast keine psychogene Erscheinung ohne organischen Ausgangspunkt.«[125] Dies sei der Grund dafür – so Villinger –, daß die psychogenen Erscheinungen in seinem »Beobachtungsgut kaum 10% der Fälle« ausmachten. Er zog daraus einen für ihn und seine Kollegen alarmierenden Schluß: »Ich glaube, daß wir auf den Neurotikerstationen nur einen sehr kleinen Teil der tatsächlichen psychogenen Erscheinungen sehen.«[126]

Hier lag also aus der Sicht der Neuropsychiater noch vieles im argen, und das Problem wurde mit zunehmender Kriegsdauer akuter. Die Lage an den Fronten – besonders im Osten – hatte sich im vierten Kriegsjahr für die Wehrmacht entscheidend verschlechtert. Durch die enormen Verluste sahen sich die Musterungsärzte von der Armeeführung immer stärker gedrängt, auch solche Rekruten, die man bisher zurückgestellt hatte, k.v. zu schreiben. Zudem mangelte es an der Front und in der Etappe an erfahrenen Diagnostikern, so daß psychogene Überlagerungen zunehmend übersehen wurden. Viele der betroffenen Soldaten wurden entweder mit einer somatischen Diagnose gleich in die Heimat entlassen oder, wenn ihre Symptome sich in der relativ ruhigen Atmosphäre der Lazarette besserten, an die Front zurückgeschickt. Dort erkrankten die meisten wieder; die Truppe, der sie lästig waren, schickte sie alsbald wieder ins Lazarett, wo der Kreislauf von neuem begann. Das konnte selbstverständlich nicht im Sinne Panses und seiner Kollegen sein: »Der Truppe ist geholfen, den Psychogenen in subjektiver Hinsicht auch – aber: die Wehrmacht hat das Nachsehen, und darauf kommt es an.«[127]

Ein Verfügungsentwurf des Heeressanitätsinspekteurs zeigt, daß die Probleme auch an höchster Stelle erkannt worden waren: »Die rechtzeitige Erfassung, richtige Behandlung und Verwendung von Soldaten mit seelisch-nervösen Störungen, insbesondere von Kriegsschüttlern, Soldaten mit psychogenen Lähmungen, Aphonien, Taubheit usw., kurz der ›Kriegsneurotiker‹ ist zumal im 4. Kriegsjahr von besonderer Bedeutung. Die Wichtigkeit des Abfilterns dieser Kriegsneurotiker hinter der Front ist schon [...] betont worden. Je rascher und je weiter derartige Leute zurücktransportiert werden, desto größer wird einerseits die Gefahr der psychischen Infektion weiterer Kreise, während andererseits um so leichter psychisch nicht absolut Gefestigte auf diese Möglichkeit, sich dem Frontdienst zu entziehen, aufmerksam werden. Es muß verhindert werden, daß diese ›Kriegsneurotiker‹ zu weit in die rückwärtigen Dienste verlegt werden. Schon gar nicht sollen sie in die Heimat abbefördert werden. [...] Im Stellungskrieg sind Feldlazarette der geeignete Ort, um sie abzufangen, bei anderer Kriegslage Kriegslazarettabteilungen. Die Beratenden Psychiater sind weitgehend einzuschalten und haben für Verbreitung der Kenntnis und Behandlung dieser Störungen zu sorgen. Sie sind darauf hinzuweisen, daß dies eine ihrer wichtigsten Aufgaben darstellt, für die sie verantwortlich sind.«[128]

»Schwererziehbare ins Konzentrationslager«: die »2. Arbeitstagung Ost« der Beratenden Psychiater 1943

Hier sind bereits einige Punkte angesprochen, die wenige Wochen später auf der »3. Arbeitstagung der Beratenden Ärzte« (»2. Arbeitstagung Ost«) Hauptgegenstand der Diskussion der Abteilungen Psychiatrie, Neurologie und Innere Medizin waren.[129] Wie bereits erwähnt, hielt Panse das Hauptreferat zu diesem Problembereich. Er pries die in Ensen erzielten Erfolge und legte das aus seiner Sicht für diese Erfolge verantwortliche »therapeutische« Prinzip dar: Die Patienten würden wie organisch Kranke behandelt und kämen so gar nicht auf den Gedanken, psychisch krank zu sein.[130] »Bei rund 500 Behandlungen hatten wir bisher nur einen Versager, der einen alten Friedenshysteriker betraf. Erfolgreiche Behandlung ist also fast immer möglich. [...] Notwendig zum Erfolg ist die Schaffung eines suggestiven Milieus und die Gewinnung des völligen Vertrauens des Psychogenen. Trotz der Erkenntnis, daß es sich zum Teil um Ausweichreaktionen handelt, ist es aus therapeutischen Gründen falsch, dem Ausdruck zu geben, weil die therapeutischen Möglichkeiten dadurch versperrt werden. Sie werden von uns behandelt wie Organiker und zwischen sie gelegt. Verbitterung und Mißtrauen, die nur die Therapie behindern und keinen sonstigen Nutzen bringen, werden so vermieden.«

Wie seine Vorgänger und Vorbilder aus dem Ersten Weltkrieg – vor allem Kehrer – hielt Panse die Schaffung einer angstgeladenen Atmosphäre (»suggestives Milieu«) auf der Station, gepaart mit dem den Patienten vermittelten Gefühl der Unentrinnbarkeit der Situation, für die hauptsächlichen »therapeutischen« Agentien. Die Wirksamkeit der Brutalität der Behandlung selbst scheint im Kreise seiner Kollegen keiner Erwähnung bedurft zu haben. Es komme »offenbar ganz wesentlich auf das suggestive Milieu, auf den Genius loci und vor allem darauf an, daß der behandelnde Arzt selbst unbeirrbar an seinen Erfolg glaubt und von dem Willen beseelt ist, sich unter allen Umständen durchzusetzen. Ich habe das Glück, in meinem Mitarbeiter Oberarzt Dr. Elsässer eine solche zielstrebige Persönlichkeit gefunden zu haben.« An einem solchen Schreckensort konnte man – eine Parallele zum Ersten Weltkrieg – sich auch die schwierige und oftmals unerfreuliche Suche nach Simulanten und Aggravanten unter den Patienten ersparen. Es erschien Panse »auch bei der Wahrung der Interessen der Wehrmacht gerechtfertigt, diese paar Simulanten praktisch wie Hysteriker zu behandeln«.

Das »Pansen« konnte in den Augen seines Erfinders außerdem als Ersatz für abschreckende Strafen dienen, welche die angeblich zu milde verfahrenden Kriegsgerichte[131] nicht verhängen wollten: »Bestärkt wurden wir in dieser Haltung [»Simulanten« einfach wie »Hysteriker« zu behandeln und sie der Elektrofolter zu unterziehen, d. A.] durch unsere Erfahrungen mit den Kriegsgerichten in diesen Fällen. Wenn man, wie wir, erlebt, daß ein Kriegsgericht eine exakt nachgewiesene Temperaturfälschung als Dummenjungenstreich wertet und auf die disziplinarische Erledigung verweist oder aber, wie jüngst, sich in einem krassen Fall der Simulation einer grotesken Gangstörung bei leichtem – längst abgeklungenem – Ischias nicht überzeugen läßt, so wird diese Haltung verständlich.«[132]

Sichtbares Ergebnis der Arbeitstagung waren die »Richtlinien für die Beurteilung von Soldaten mit seelisch-nervösen Abartigkeiten (›Psychopathen‹) und seelisch-nervösen Reaktionen sowie für die Überweisung in Sonderabteilungen« vom 21. Juli 1943 (Ausschnitt siehe Kasten, S. 156).[133] Sie enthalten das Diagnoseschema und den Katalog der jeweils vorgesehenen Maßnahmen vom »kameradschaftlichen Zuspruch« über »Galvanisation«, »disziplinarische Erledigung« bis hin zur Einweisung in Sonderabteilungen und schließlich ins Konzentrationslager. Diese Richtlinien waren deutlicher und rigoroser als diejenigen, welche als Ergebnis der »1. Arbeitstagung Ost« erlassen worden waren. Der mildernde Einfluß der Tiefenpsychologen scheint durch die Verschärfung der Kriegslage schwächer geworden zu sein. Auch sie verschärften ihre Methoden, wenngleich sie aus den oben genannten Gründen bei der Luftwaffe auf die Anwendung des »Pansens« ver-

C. Grundsätzliches für die Überweisung in Sonderabteilungen

1. In die Sonderabteilungen oder das Feldsonderbataillon können Soldaten aller Tauglichkeitsgrade außer Epileptikern und Schwachsinnigen überstellt werden.
2. Sonderabteilungen sind Ausbildungsabteilungen für schwererziehbare Soldaten des Ersatzheeres. Versagen dieselben aus Schlechtwilligkeit, so werden sie zum Feldsonderbataillon versetzt.
3. Das Feldsonderbataillon trägt vorwiegend Strafcharakter. Versagen die Soldaten in diesem, so werden sie in ein Konzentrationslager überwiesen.

Aus den »Richtlinien für die Beurteilung von Soldaten mit seelisch-nervösen Abartigkeiten (›Psychopathen‹) und seelisch-nervösen Reaktionen sowie für die Überweisung in Sonderabteilungen, S. 5. In: BA-MA H 20/489.

zichteten. Einige von ihnen sollten gegen Kriegsende diabolische Varianten ihrer »Psychotherapie« entwickeln.

Trotz dieser Machtverschiebung hatte sich der harte Kern der Neuropsychiater bei der »2. Arbeitstagung Ost« mit seinen Vorstellungen noch nicht vollends durchsetzen können. Villinger hatte bereits im Vorfeld der Tagung vorgeschlagen, Kriegsgerichte und Erschießungskommandos zur Entlastung der überbeanspruchten Nervenärzte in Aktion treten zu lassen. Er gab zu bedenken, »ob nicht nunmehr, wo die sog. Neurotiker, von denen viele einfach Simulanten und Drückeberger sind, erheblich zunehmen, im Falle nachgewiesener Simulation bzw. Aggravation oder willensmäßiger Fixierung von Krankheitssymptomen, die Soldaten aus den Neurotiker-Abteilungen den Ersatz-Truppenteilen zugeschickt werden sollen, mit dem Anheimstellen, im Falle der Nichtwiederaufnahme des Dienstes gegen diese Soldaten einen Tatbericht wegen Zersetzung der Wehrkraft[134] einzureichen. Werden nämlich nicht von Zeit zu Zeit Exempel statuiert, so kommen wir in der Neurotikerbehandlung zu einem toten Punkt, um so mehr, als auf den einzelnen Nervenarzt vielfach über 100, ja vereinzelt bis zu 300 Betten kommen.«[135]

Wuths Antwort auf diesen Vorschlag zeigt aber, daß in der Führung des Wehrmachtssanitätswesens noch immer die bereits erläuterte ängstliche Vorsicht gegenüber Reichs- und Parteiführung vorherrschte: »Mit den Tatberichten gegen Kriegsneurotiker würde ich sehr vorsichtig sein. [...] Einmal steigen die Gerichte darauf nicht ein, und zum zweiten gelingt es ja, wie Panse in Ensen gezeigt hat und wie schon vom letzten Kriege her bekannt war, diese Soldaten fast alle symptomfrei zu machen. Ich teile Ihnen dies nur mit wegen der Ausrichtung, die sie bei der Besprechung der Kriegsneurotikerfrage bei der Mehrzahl der Teilnehmer finden werden.«[136]

»Psychogen«: ein Film für den Führer

Der Kampf der Neuropsychiater um den direkten gewalttätigen Zugriff auf die »Kriegsneurotiker« anstelle des gestuften Systems der Tiefenpsychologen, welche einen gewissen Einfluß bei der Parteiführung nach wie vor aufrechterhalten konnten, ging indessen unvermindert weiter. Exemplarisch deutlich wird dies an der Planung und den hartnäckigen Anstrengungen zur Durchsetzung eines Filmprojekts, das um die Jahreswende 1942/1943 von der Heeressanitätsinspektion ins Auge gefaßt wurde. Wie bereits im Ersten Weltkrieg[137] wollte man einen Film drehen, der zeigte, daß die »Kriegsneurosen« mit »ärztlichen« Mitteln heilbar sind. Zielperson und Zielgruppe des neuen Projekts mit dem Arbeitstitel »Psychogen« sollten diesmal in der Hauptsache der Führer selbst und die Kanzlei des Führers sein. Dies machte Wuth in seiner Reaktion auf eine Äußerung Panses deutlich. Dieser hatte gegenüber einem Korpsarzt – offensichtlich im Bewußtsein, daß seine Methode von Nicht-Psychiatern eher für eine neue Foltermethode als für eine ärztliche Therapie gehalten werden könnte – dafür plädiert, den Film nur »ärztlich interessierten Sachverständigen« zu zeigen. Wuth wies ihn zurecht: »Der Film ist für den Führer bestimmt... Der Film war gedacht, gerade bei der Kanzlei des Führers die Heilbarkeit psychogener Störungen aufzuzeigen und damit uns Ärzten den Rücken zu decken. [...] Die Kanzlei des Führers trägt ja schließlich auch die Kosten.«[138]

Die Kanzlei des Führers sollte also nach der Intention der Neuropsychiater in der Heeressanitätsinspektion in doppelter Hinsicht an dem Projekt beteiligt sein: sowohl als Produzent als auch als Zielgruppe des fertiggestellten Films. Sie war die höchste derjenigen Institutionen des NS-Staates, in denen die Neuropsychiatrie einen gewissen

Einfluß geltend machen konnte, nämlich in Gestalt ihrer Doppelfunktionäre. Diese waren ja Beratende Psychiater und dienten gleichzeitig der »Reichsarbeitsgemeinschaft Heil- und Pflegeanstalten« (»T 4«), die zur Kanzlei des Führers gehörte, als Tötungsgutachter. Einer der Referenten dieser Abteilung, SA-Oberführer Blankenburg, gleichzeitig »Sachbearbeiter: Hysterie im Kriege in der Kanzlei des Führers«, verfügte zudem über einschlägige Erfahrungen. Er hatte bereits bei der Realisierung mehrerer Filmprojekte zur Förderung der Akzeptanz der Tötung schwer körperlich und psychisch Kranker und Behinderter in der Bevölkerung mitgewirkt, u. a. bei den Filmen »Dasein ohne Leben«, »Ich klage an«, »Dokumentarfilm G. K.« (G. K. = geisteskrank).[139] Zudem entstand dadurch, daß eine Abteilung der Kanzlei des Führers selbst den Film drehte, der im Hinblick auf die tiefenpsychologische Konkurrenz willkommene Eindruck, nicht die Neuropsychiater, sondern die Kanzlei selbst sei dessen Initiator.[140]

Die Realisierung des Films stieß jedoch auf erhebliche Schwierigkeiten. Zunächst war Ensen als Drehort vorgesehen, da sich das »Pansen« zum Zeitpunkt des Drehbeginns als »Therapiemethode« bereits weitgehend durchgesetzt hatte. Aber allein das Sammeln einer ausreichenden Anzahl von Soldaten mit den für einen Film dieser Art wünschenswerten grob auffälligen Bewegungsstörungen erwies sich als problematisch. Der Gestaltwandel hatte sie – zumindest in der Etappe – zur Seltenheit werden lassen, so daß Panse sich zum Vorschlag an die Kanzlei des Führers veranlaßt sah, »unser Krankengut durch Aufschieben der Behandlung an(zu)reichern«.[141] Der mit der Herstellung des Films beauftragte »T 4«-Regisseur Schweninger[142] sah sich schon bei der Abfassung des Drehbuchs mit vielfältigen Sonderwünschen von seiten der Neuropsychiater konfrontiert. Besonders die Brutalität und Gefährlichkeit der Methode sollte nach ihren Wünschen verharmlost und heruntergespielt werden.[143] So verlangte Panse mit einer für ihn und seine Kollegen typischen zynischen Begründung die Änderung einer bereits gedrehten Szene, in welcher galvanischer Strom über das Herz des Patienten geleitet wurde: »Ich halte zwar den galvanischen Strom überhaupt für ungefährlich. [...] Aber es wäre immerhin möglich, daß ein besonders labiles Herznervensystem mit Herzstillstand reagiert. Das aber würde ein Verfahren wie das unsrige leicht in Mißkredit bringen.«[144]

Diese einerseits hausgemachten, andererseits durch den nunmehr

»totalen« Krieg verursachten Schwierigkeiten führten dazu, daß der Film erst im Frühjahr 1944 fertiggestellt werden konnte. Ob ihn sein Hauptadressat, Hitler, überhaupt gesehen hat, ist nicht nachgewiesen.[145] Bis heute konnte keine der Kopien mehr aufgefunden werden. Aus dem erhaltenen Drehbuch geht jedoch hervor, daß in dem Film Panses Foltermethode stark verharmlost wurde. Das Hauptziel des Films, den Neuropsychiatern erneut zur Vorherrschaft gegenüber den Tiefenpsychologen bei der Behandlung der »Kriegsneurotiker« zu verhelfen, wurde jedenfalls nicht erreicht. Die Verhältnisse des letzten Kriegsjahres, an dessen Beginn er fertiggestellt wurde, machten die beabsichtigten Effekte wieder zunichte. Angesichts des wachsenden Grauens der Front und der sich steigernden Strapazen der Soldaten, verloren die auf der primitiven Seelenmechanik der Neuropsychiatrie beruhenden Foltermethoden – wie bereits am Ende des Ersten Weltkrieges – immer mehr an Wirkung. Die Tiefenpsychologie bei der Luftwaffe überstand also den massiven Angriff auf ihre Existenzberechtigung.[146] Allerdings sah auch sie sich angesichts der Kriegslage gezwungen, sich zu radikalisieren und ihre Methoden bis zur Brutalität zu verschärfen.

Die Rückkehr der »Kriegshysterien«

Inzwischen häuften sich die Berichte der Beratenden Psychiater an der Front und in der Heimat über eine starke Zunahme der psychogenen Reaktionen. Besonders die Abwehr- und Kesselschlachten an der Ostfront forderten ihren Tribut an affektiven Störungen. Die altbekannten »Kriegshysterien« des Ersten Weltkriegs traten erneut massenhaft auf: »Mit der Offensive im Kampfraum Bjelograd-Charkow am 5.7.43 war eine erhebliche Zunahme der abnormen Reaktionen bei den Soldaten der kämpfenden Truppe festzustellen. In der psychiatrisch-neurologischen Abteilung eines Kriegslazaretts [...] machten die Soldaten mit abnormen Reaktionen in der Zeit vom 10.7.43–15.9.43 14% der Gesamtaufnahmeziffer der Abteilung aus.[147] In erster Linie wurden erhebliche Zitterzustände und Schüttellähmungen [...] beobachtet. Weiter handelte es sich um psychogen Stumme, Taube, Blinde, Stotterer, Heisere, einige psychogene Lähmungen und um wenige psychogene Stuporen.«[148]

Das seit dem Ersten Weltkrieg bestehende Dogma von der ausschließlichen Anfälligkeit »Minderwertiger« für psychogene Störungen wurde in den blutigen Abwehrschlachten an der Ostfront widerlegt. Die Soldaten, bei denen affektive Reaktionen festgestellt wurden, entsprachen keineswegs den entlang den sozialdarwinistischen Theorien oder der Naziideologie entwickelten Vorstellungen der Neuropsychiater: »Soweit nach der Vorgeschichte und dem Gesamteindruck festzustellen ist, handelte es sich bei den meisten dieser Soldaten nicht um abartige Charaktere oder ausgesprochene Psychastheniker. Es befanden sich unter ihnen eine Reihe von Trägern höherer Tapferkeitsauszeichnungen sowie einige junge Offiziere.«[149]

Die Beurteilung der Zunahme affektiver Störungen durch die Berichterstatter fiel unterschiedlich aus. Sie reichte von »nach den Umständen nicht ungewöhnlich« bis »besorgniserregend«. Bei vielen ist das Bemühen, abzuwiegeln und die Bedeutung der Phänomene zu verharmlosen, nur allzu deutlich. Dennoch hatten auch die »Abwiegler« vielfältige und immer neue Vorschläge parat, wie man mit diesem nach ihren offiziellen Verlautbarungen eigentlich gar nicht existierenden Problem fertig werden könnte. Meggendorfer, Beratender Psychiater beim Wehrkreisarzt XIII in Erlangen, empfahl: »Die Zahl der Psychopathen mit abartigen Reaktionen ist offenbar langsam aber sicher im Zunehmen. Manche von ihnen erweisen sich jeder Therapie,[150] auch scharfem Zufassen gegenüber, unbeeinflußbar. Es wäre wünschenswert, wenn derartige Wehrpflichtige [...] nicht entlassen würden, denn ihre Anwesenheit in der Zivilbevölkerung kann sich nur ungünstig auf die Wehrfreudigkeit und auf die Stimmung auswirken. Eine größere Ansammlung dieser Elemente in der Heimat ist direkt gefährlich. Sie sollten deshalb auf Kriegsdauer in Konzentrationslager [sic!] untergebracht werden.«[151]

In einem weiteren, in seinem Zynismus schwerlich überbietbaren Vorschlag, wie der Wehrmacht neues Kanonenfutter zugeführt werden könnte, enthüllte Meggendorfer wenige Monate später nebenbei entlarvende Details über die Sterilisierungspraxis aufgrund des »Gesetzes zur Verhütung erbkranken Nachwuchses«: »Ferner könnte vielleicht die Bestimmung, daß wegen Erbkrankheit Sterilisierte nicht eingezogen werden dürfen, gelockert oder teilweise aufgehoben werden. Das gilt insbesondere bei den wegen Schwachsinns Sterilisierten. Unter diesen befinden sich nämlich verhältnismäßig viele, die nicht wirklich schwachsinnig sind. In der ersten Zeit nach Erlaß des Sterilisationsgesetzes ist man etwas zu scharf vorgegangen. Man hat u. a. ganze Hilfsschulen sterilisiert, obwohl in manchen Städten nur 10 oder 20% schwachsinnig sind; die übrigen kommen aus sozialer Indikation in die Hilfsschule. [...] Durch eine generelle Nachuntersuchung aller wegen Schwachsinns Sterilisierten könnte ohne Zweifel noch ein beträchtliches recht brauchbares Material mobilisiert werden.«[152]

»Das Verfahren verliert einen wesentlichen Teil seines Schreckens nach kurzem«: Häufung von Therapieresistenz und Rückfällen

Die Hauptprobleme, denen sich die Neuropsychiater vom Winter 1942/1943 an gegenübersahen, bestanden aber weder im mangelnden Nachschub von »Kanonenfutter« noch in mangelnden Disziplinierungsinstrumenten für »Störer«, als vielmehr im Versagen ihrer »therapeutischen« Verfahren angesichts der Verschärfung der Lage an allen Fronten. Die Patienten begannen das »therapeutische Prinzip« des Pansens, nach welchem ihnen vorgegaukelt wurde, sie seien körperlich krank und würden folglich einem körpertherapeutischen Verfahren unterzogen, zu durchschauen. Zudem konnte das seit dem Ersten Weltkrieg die Grundlage aller »aktiven Therapien« bildende Prinzip, daß die Schrecken der »Therapie« die Schrecken der Front übertreffen müßten, angesichts der Realitäten des totalen Krieges nicht mehr durchgehalten werden: Selbst die brutalste Behandlung im Lazarett verblaßte alsbald in der Erinnerung des »Geheilten«, wenn er sich auf dem Schlachtfeld wiederfand. Einer der auf diesem Gebiet erfahrensten Kollegen, Bumke, der schon im Ersten Weltkrieg dabeigewesen war, und der sich nun mit dem Titel »Kriegsarzt« schmückte, hatte diese Mechanismen durchschaut: »Die Behandlung mit starken galvanischen Strömen ist von Stabsarzt Prof. Panse im Wehrkreis VI in vorbildlicher Weise organisiert worden [...] Die ärztlichen und soldatischen Bedenken, die diesem Verfahren wegen seiner Gewaltsamkeit und Schmerzhaftigkeit anhaften, sind mit guten Gründen zurückgestellt worden. [...] Ich bin überzeugt, daß mit der Strombehandlung das Problem nur zur Hälfte gelöst ist. Aus der Befragung der Kriegshysteriker, die in Ensen behandelt worden sind, hat sich folgendes ergeben: Die überwiegende Mehrzahl sieht in der Behandlung tatsächlich ein therapeutisches Verfahren, faßt die Behandlung als eine durchaus somatische auf, während sie in Wirklichkeit natürlich rein psychischer Natur ist. Das hat den Vorteil, daß das Verfahren von den Patienten als durchaus ärztlich empfunden wird, und den Nachteil, daß das Verfahren einen wesentlichen Teil seines ›Schreckens‹, den es zur Zeit der Anwendung hat, nach kurzem verliert. Dabei lassen sich Rezidive natürlich nur dann verhindern, wenn die Furcht vor erneuter Behandlung die Angst vor dem An-die-Front-Kommen usw. überwiegt. Dies wird durch die Behandlung mit starken galvanischen Strömen kaum erreicht werden können.«[153]

Um aber die Rückfallgefährdeten in ständiger Angst vor erneuter »Behandlung« halten zu können, mußte man ihrer erst einmal habhaft werden. Die zahlreichen Klagen der Beratenden Psychiater im Schriftverkehr mit der Heeressanitätsinspektion zeigen, daß dies in dieser Phase des Krieges alles andere als einfach war. Es fehlten einschlägig geschulte und erfahrene Neuropsychiater und ein geeignetes Erfassungssystem. Der Mangel an Fachärzten führte dazu, daß der Großteil der psychogenen Störungen nicht als solche erkannt und die Betroffenen in den Lazaretten als somatisch Erkrankte behandelt wurden. Da ihre Symptome auf diese Weise nicht verschwanden, schob man sie häufig in die Etappe ab oder entließ sie gar aus der Wehrmacht. Diejenigen, deren Symptome sich bei der somatisch-medizinischen Behandlung besserten, wurden zwar zur kämpfenden Truppe zurückgeschickt, erkrankten dort jedoch alsbald wieder. Geschah letzteres mehrmals, so wurden sie der Truppe lästig, worauf man sie in die Etappe oder in die Heimat abschob. Auch und gerade denjenigen, welche bereits mit dem Pansen oder einer der anderen der gewalttätigen Methoden der Neuropsychiatrie Bekanntschaft gemacht und somit die meisten Erfahrungen mit diesem System gesammelt hatten, gelang häufig die Flucht vor einem erneuten Zugriff ihrer Peiniger.

»Die Kriegshysteriker in die Anwendung des Zersetzungsparagraphen einbeziehen«: Richter und Henker als Helfer der Psychiatrie

Es galt also, diese Schlupflöcher aus der Hölle der Front zu verstopfen. Bumke war der erste, der Vorschläge für »prophylaktische Maßnahmen« ausarbeitete:

1. »Eintrag ins Soldbuch für jeden Soldaten, der einmal auf einer Kriegshysterikerabteilung gewesen ist, um zu verhindern, daß er sich [...] wieder wochenlang in Ortskrankenstuben, Lazaretten, Krankensammelstellen herumtreibt. Wird dagegen ein Eintrag ins Soldbuch gemacht, so kann jeder Sanitätsoffizier, wenn bei einem Soldaten Verdacht auf psychogene Störung auftaucht, sofort im Soldbuch nachsehen und, wenn sich dort die Eintragung ›Kriegshysteriker‹ findet, den Mann entweder sofort wieder zur Truppe abstellen oder, wenn er infolge der psychogenen Störungen unbrauchbar ist, dem zuständigen Beratenden Psychiater vorstellen. [...]
2. Erstellung eines Merkblattes für Sanitätsoffiziere zum ›Kriegshysterikerproblem‹.«[154]

Die Resonanz auf Bumkes Vorstoß blieb zunächst gering, so daß er einige Monate später einen neuen unternahm und weitere Verschärfungen der Kontrolle vorschlug. Dieses Mal fand er Unterstützung bei mehreren Kollegen (Panse, Carl Schneider, Thiele und Villinger), die ihrerseits ähnliche Vorschläge ausgearbeitet hatten.

Bumke legte im April 1944 zusammen mit seinem Assistenten Ziehen eine Art Denkschrift zur Lage an der »Kriegsneurotikerfront« vor, in welcher er von der Zunahme der in der Universitäts-Nervenklinik München auflaufenden Fälle auf eine insgesamt bedenkliche Situation schloß. Er wies darauf hin, daß er der einzige unter den Beratenden Psychiatern sei, der noch die Ereignisse der Jahre 1917 und 1918 als aktiver Arzt miterlebt habe, und äußerte die Befürchtung, daß ähnlich dramatische Verhältnisse wie damals eintreten könnten. Er schlug deshalb zunächst vor, alle »Kriegsneurotiker« von den anderen Lazarettinsassen und von der Zivilbevölkerung streng zu isolieren und eigene »Kriegshysterikerabteilungen« zu bilden, allein schon wegen der nur hier erzeugbaren »Stimmung [...], d. h. [...] der Angst vor dem elektrischen Strom«. Bumke machte sich hier erst gar nicht die Mühe, von der »therapeutischen Atmosphäre« zu sprechen oder andere Euphemismen zu gebrauchen, sondern sprach Klartext; dessen befleißigte er sich auch bei der Erwähnung eines weiteren Vorteils der Isolierung, nämlich dem, daß dadurch die Bevölkerung nichts von der Existenz der »Kriegsneurotiker« und vor allem nichts von »der Art der Behandlung« erführe, »was der Öffentlichkeit durchaus unzuträglich« wäre.

Auch sein Assistent Ziehen nahm kein Blatt vor den Mund. Er kritisierte die in Ensen geübte Praxis, dem Patienten verbal zu suggerieren, durch den Strom werde eine bessere Durchblutung der gelähmten Gliedmaßen erzielt, welche die Lähmung beseitige. Daß dies eine »Lüge« sei, spräche eigentlich nicht dagegen, jedoch werde dadurch genau das erreicht, was man verhindern wollte, nämlich daß der Patient seiner Störung »organischen Krankheitswert« zumesse. Der Inhalt der »Verbalsuggestion« sei gleichgültig, denn »der Hysteriker gibt seine Störung nicht auf, weil ihm die Verbalsuggestion einleuchtet, sondern weil der Strom weh tut«. Durch das »Umlügen und Beschönigen« der Behandlung bringe man den »Kriegshysteriker um ein Erlebnis, das er vorher noch nie hatte, nämlich etwas äußerst Unangenehmes zu bestehen und sich dabei auch noch zusammenzureißen«.[155] Ziehen selbst verstand es, seinen Patienten sehr intensive derartige »Erlebnisse« zu verschaffen: Er »panste« nicht nur, sondern traktierte Aphoniker auch mit der aus dem Ersten Weltkrieg bekannten und berüchtigten Muckschen Kehlkopfsonde.

Neben der Isolierung der »Kriegsneurotiker« und den bereits ein knappes Jahr vorher vorgeschlagenen Maßnahmen (Eintrag ins Soldbuch, denn »Neurotiker werden durch die Behandlung mit starken Strömen natürlich weder wehrwilliger noch weniger psychopathisch«,[156] Herausgabe eines Merkblattes für Sanitätsoffiziere) empfahlen Bumke und Ziehen die Einschaltung der Wehrmachtsgerichte in die »Kriegsneurotikertherapie«. Bumke verwies darauf, daß er bereits im November 1942 angeregt habe, »die Kriegshysteriker in die Anwendung des Zersetzungs-Paragraphen mit einzubeziehen«.[157] Ein Tatbericht wegen »Wehrkraftzersetzung« aber hatte für den Betroffenen mit hoher Wahrscheinlichkeit tödliche Folgen. Als dem Kriegsgericht vorgeschaltete Instanz sollte eine Kommission, bestehend aus zwei Richtern und zwei Psychiatern, geschaffen werden. Nach Anhörung dieser Kommission sollte der Tatbericht eingereicht werden, wobei es ihr freistehen sollte, eine neue »Therapie« zu verlangen und das Kriegsgericht erst bei einem erneuten Rückfall einzuschalten.[158]

Als Rechtfertigung für die Auslieferung seiner Patienten an den Henker mußte der »totale Krieg« herhalten. Sie waren für Bumke ohnehin gemäß neuropsychiatrischer Tradition nur »Minderwertige«. Der vorgeschlagenen Prozedur sollte der Soldat unterzogen werden, »der seines Zitterns wegen in die Heimat gekommen ist oder überhaupt schon in der Heimat angefangen hat, psychogene Symptome zu bieten, und der nach erfolgreicher Behandlung mit starken galvanischen Strömen immer wieder rückfällig wird oder mit neuen Klagen seine Aufnahme in ein Lazarett zu erreichen sucht. Mit diesen Leuten Mitleid zu haben, ist unangebracht und in einem Kriege, der den Einsatz des ganzen Volkes bis zur Ausnutzung der letzten Kräfte fordert, nicht tragbar.«[159]

Thiele, zu jener Zeit an der Front als Beratender Psychiater tätig, ging noch über Bumkes Vorschläge hinaus. Er war der Auffassung, daß man bei den »Psychopathen« auch den letzten Anschein eines fairen Verfahrens fallenlassen könnte: »Ich bin der Überzeugung, daß man selbst die Möglichkeit einer gewissen Rechtsungleichheit nicht scheuen sollte, wenn es sich darum handelt, gegen ein derart gemeinschaftsschädliches Verhalten wirksam vorzugehen. Das Interesse des Volksganzen muß auch hier höher stehen als die Rücksicht auf den einzelnen minderwertigen Volksgenossen.«[160] Wie Bumke die Gefahr der Zustände am Ende des Ersten Weltkriegs beschwörend, forderte er den Verzicht auf »unangebrachte Milde«, welche »dem Schutzbedürfnis der Volksgemeinschaft« zuwiderlaufe. Wenn man »Selbstverstümmler« hinrichte, während »Kriegsneurotiker« mit der im Grunde gleichen Gesinnung wie jene sich dem Kriegsdienst entziehen könnten, so erscheine ihm diese »zwischen diesen beiden Polen gelegene Spanne für das gesunde Rechtsbewußtsein unerträglich weit«.[161]

Dem »gesunden Rechtsbewußtsein« des Ordinarius für Psychiatrie und Neurologie an der Universität Greifswald, dem ja die entsetzliche Praxis der Kriegsgerichte von seiner Gutachtertätigkeit her nur allzu gut bekannt gewesen sein mußte, genügten die Opfer der Wehrmachtsjustiz nicht. Er wollte ihr aus dem Kreise seiner und der Patienten seiner Kollegen weitere zuführen. Entsprechend fielen seine Vorschläge zur juristischen Behandlung rückfälliger »Kriegsneurotiker« aus: keine grundsätzliche Straffreiheit des »Hysterikers«; Tatbericht, möglichst in allen Fällen; Abstellen auf das »volksschädigende Verhalten«, nicht so sehr auf die Persönlichkeit des »Hysterikers«.[162]

Carl Schneider war es dann, der die von Bumke begonnene und von Thiele aufgegriffene Diskussion der Wehrmachtspsychiater um die verstärkte Einbeziehung der Wehrmachtsjustiz in die Bekämpfung der »Kriegsneurosen« auf einen vorläufigen Höhepunkt führte. Er wollte die »strafrechtliche Verantwortlichkeit der Neurotiker« davon abhängig gemacht wissen, ob Frieden oder Krieg sei. Die Bestrafung müsse sich vor allem gegen die »Gesinnungslumpen« wenden: »Es muß verlangt werden, daß der Durchschnittsmensch den Belastungen des Krieges nicht nachgibt.«

Schneider war sich zwar darüber im klaren, daß man einen Neurotiker nicht für seine Krankheit verantwortlich machen kann. Um ihn aber dennoch vor das Kriegsgericht bringen zu können und auch tatsächlich seine Verurteilung zu erreichen – der von seinem Arzt zum Delinquenten Erklärte konnte ja immer noch wegen »Unzurechnungsfähigkeit« (§ 51 StGB) freigesprochen werden –, bemühte Schneider den Terminus »Volksschädling« aus dem Wörterbuch der menschenverachtenden nationalsozialistischen Ideologie. Gleichzeitig reduzierte er die Frage, ob ein Arzt seine Patienten an die Richter und Henker der Wehrmachtsjustiz ausliefern solle, auf die »Zweckmäßigkeit«. Die Haltung des Neurotikers sei »mitunter volksschädlich. Aus diesem Grund ist es nicht zweckmäßig, lange theoretische Diskussionen darüber zu führen, ob verantwortlich oder nicht, d. h. bewußt oder unbewußt, sondern man hat, wie beim Kranken, die Pflicht, ihn durch energische Situationsformung vor dem Verfall in bestimmte Symptome zu bewahren.«

Um das selbstdefinierte Kriterium »Zweckmäßigkeit« zu erfüllen, führte Schneider eine in ihrem Zynismus kaum zu überbietende Konstruktion in die Diskussion ein: Man könne zwar niemanden dafür verantwortlich machen, daß er psychisch krank werde. Sei er aber resistent gegen die Behandlungsmaßnahmen der Neuropsychiater oder werde er nach der Behandlung wieder rückfällig, so sei dies als Zeichen mangelnden Gesundungswillens seitens des Patienten anzusehen: »Praktisch wichtig ist nicht, daß er in die Neurotik verfällt, sondern, wann er an ihr festhält. Dies zu treffen ist Gegenstand der forensischen Behandlung. Man muß dem rechtsprechenden Richter den mangelnden Gesundungswillen im Verlauf der Behandlung klar herausstellen.«[163] Ähnlich wie Bumke wollte Schneider spezielle Gerichte für Behandlungsresistente oder Rückfällige schaffen. Der von ihm vorgeschlagene Katalog an Maßnahmen gegen diese Soldaten sah folgendermaßen aus: 1. Versetzung in eine Feldsonderabteilung, 2. Überweisung in ein KZ und 3. Schaffung von Kriegsgerichten mit einem Juristen und zwei Ärzten (Psychiatern).

Hinter all diesen Maßnahmen stand die Vernichtungsdrohung für die Patienten. Das gilt auch für die dritte, denn die Anklage vor dem Kriegsgericht sollte, wie Schneider auf der 4. Arbeitstagung der Beratenden Ärzte im Mai 1944 ausführte, auf »Zersetzung der Wehrkraft« lauten: Das Widerstreben gegen ärztliche Therapie und mangelnder Gesundungswille verleite nämlich zur Nachahmung und schädige so die Wehrkraft.[164]

Die Vorschläge Bumkes hatten im Mai 1944 vor der Heeressanitätsinspektion keine Gnade gefunden. Dort war man nach wie vor ängstlich darauf bedacht, möglichst keine Zuständigkeiten an andere Berufsgruppen abzugeben. Christukat, der Stellvertreter des Beratenden Psychiaters beim Heeressanitätsinspekteur, trug bei der Dienstbesprechung dazu vor, daß man die »soziologische Gefahr«, welche die therapierefraktären »Kriegsneurotiker« darstellten, nicht hoch einschätzen müßte, »da jetzt durch umfassende polizeiliche Maßnahmen die Asozialen abgeschöpft«[165] seien. Und Panse, bei der Besprechung ebenfalls zugegen, hielt seine Methode auch noch angesichts der prekären Lage der Wehrmacht für abschreckend genug: »StA Prof. Panse berichtete [...] von einem Fall, der dem Lazarett Ensen zugewiesen wurde. Der Betreffende war an anderer Stelle zur Aufgabe seiner psychogenen Symptome mit intravenösen Pervitingaben ›behandelt‹ worden. Als das nichts half, war ihm als das Schlimmste die Verlegung nach Ensen in Aussicht gestellt worden.«[166] Der von Thiele und Schneider unterstützte erneute Vorstoß Bumkes stieß im August 1944 bei einer Besprechung, an welcher auch SS-Ärzte teilnahmen, ebenfalls auf Ablehnung:[167] Wichtig sei vor allem, daß das »Problem in den Händen der Ärzte« bleibe.

Wenn sich die Heeressanitätsinspektion auch nicht dazu durchringen konnte, eine enge Zusammenarbeit zwischen Militärgerichten und Neuropsychiatern zu institutionalisieren, so griffen die »Therapeuten« im Einzelfall immer wieder gern auf die Militärjustiz als Mittel zur Abschreckung, zur Disziplinierung und Vernichtung von Patienten zurück. Ein Überblick über Methodik und Praktiken der »Kriegsneurosentherapie« in den Wehrkreisen und an der Front, den Panse im Januar 1944 für die Heeressanitätsinspektion zusammengestellt hat,[168] gibt hierüber Aufschluß:

- Im Wehrkreis I (Beratender Psychiater Mauz), in welchem bei der Anwendung der »aktiven Therapie [...] mit gemischtem faradischem plus galvanischem Strom« bereits wieder Todesfälle aufgetreten waren, habe man den Strom auch als Mittel zur Erpressung von

Geständnissen von »bewußten Ausweichreaktionen« genutzt und die Geständigen dem Kriegsgericht übergeben.
- In den beiden Reservelazaretten seines eigenen Wehrkreises VI Eickelborn und Ensen pflegten die »Therapeuten« Ringes und Elsässer Patienten, die sich weigerten, sich der »Behandlung« zu unterziehen, an Kriegsgerichte zu übergeben; offensichtlich mit Erfolg. Panse berichtet von Verurteilungen.[169]

Villinger sah in einer starken Ausweitung der Definition des Begriffs »Simulation« eine Möglichkeit, die Militärjustiz an der Disziplinierung der »Kriegsneurotiker« zu beteiligen: »die Art der ›Neurose‹ grenzt [...] häufig dicht an Simulation oder stellt nur eine verfeinerte und als solche nicht zu fassende Form der Simulation dar. [...] Das Wesen der Dinge muß klar herausgestellt und allen Ärzten, Offizieren und Richtern bekanntgegeben werden. [...] Trifft der zur Neurose Neigende auf eine geschlossene Einheitsfront bei den Ärzten und dem Truppenteil (und gegebenenfalls bei den Gerichten), so wird es gar nicht zur Ausbildung von Neurosen kommen, oder die Neurose läßt sich leicht und dauernd beseitigen.«[170]

Elektroschock und »Überredungsmethode«: Neuropsychiatrie und Neue Deutsche Seelenheilkunde kommen sich näher

Im Verlauf des Jahres 1944 häuften sich die Berichte über die Zunahme der affektiven Reaktionen und der »Selbstverstümmelungen« an der Front.[171] Roth schätzt, daß die Zahl der »klassischen Kriegsneurosen« von 20000 bis 30000 am Beginn des Jahres 1944 auf etwa 100000 an der Jahreswende 1944/1945 angestiegen war.[172]

Gegen die »Selbstverstümmelungen« gingen die Wehrmachtsgerichte unter tatkräftiger Mithilfe der Ärzte[173] mit in der Geschichte beispiellosem Terror vor: Messerschmidt und Wüllner kommen in ihren Hochrechnungen auf die Zahl von etwa 13000 Todesurteilen, die von Wehrmachtsrichtern zwischen dem 1. Januar 1944 und dem 30. April 1945 wegen »Wehrkraftzersetzung« gefällt wurden.[174] Der Zunahme der affektiven Störungen versuchten die Neuropsychiater wie am Ende des Ersten Weltkrieges mittels weiterer Verschärfungen ihrer »Therapiemaßnahmen« Herr zu werden, und auch die Psychotherapeuten gaben ihre bis dahin geübte Zurückhaltung auf. Die bei einer Zusammenkunft der Neurologen und Psychiater des Wehrkreises III im Dezember 1944 in Berlin gehaltenen Referate des Neuropsychiaters Brockhausen und des »Psychotherapeuten« Schott zeigen, daß die beiden konkurrierenden Schulen einander hinsichtlich ihrer Skrupellosigkeit in nichts mehr nachstanden.

Brockhausen, Oberarzt im Reservelazarett Görden, kommandiert in die Schleusenabteilung (NP)[175] des Reservelazaretts Landsberg/Warthe, hatte eine Behandlung auf der Basis der »Elektroschock(krampf)therapie« entwickelt und empfahl dieses Verfahren für »langdauernde, hartnäckige und rezidivierende« Fälle: »Aus verschiedenen Gründen ist es besonders wichtig, bei der Behandlung dieser psychogenen Fälle möglichst schnell zu einem vollen Erfolg zu kommen. Für ein besonders geeignetes Hilfsmittel halte ich den Convulsator von Siemens-Reiniger. Jedoch bringe ich nicht die zur Auslösung eines generalisierten Krampfanfalles erforderlichen Dosen zur Anwendung, sondern wähle die überhaupt geringste anwendbare Dosis von 200 mA bei $\frac{1}{10}$ Sekunde. Die mobilen Elektroden nach von Braunmühl werden an die Schläfen gelegt, wie bei der Elektrokrampfbehandlung der Psychosen. Dann erlebt der Patient den elektrischen Schlag bei vollem Bewußtsein. [...] Es muß jede Verzettelung vermieden werden, d. h., die Behandlung muß schon in der ersten Sitzung so eingreifend sein, daß man am Erfolge beurteilen kann, wie man das Ziel in der für das Schleusen zur Verfügung stehenden Zeit erreicht. Ein Patient wird vielleicht schon nach einmaliger Anwendung seine Störung restlos verlieren, während ein anderer erst nach wiederholten Versuchen den Kampf aufgibt.«

Der Psychotherapeut Schott, der danach zu Wort kam, kritisierte Brockhausens Verfahren: Dessen Wirkungsmechanismus sei vorwiegend auf den »Ersatz der vorhergehenden Abneigungsvorstellung durch eine neue Vorstellung weit schreckenderen Inhalts« zurückzuführen. Außerdem sei es auch bei dieser Methode zu Rückfällen gekommen, weil sie nicht der »Gesamtpersönlichkeit« Rechnung trage. Das »krankhaft abartige ausweichreaktive« Verhalten des »Kriegsneurotikers« werde von einer »niederen Erscheinungsform des Selbsterhaltungstriebes« bestimmt, die unbewußt sei, sich aber durch »schärfere Auflöckung des seelischen Gefüges doch ans Helle ziehen« lasse. Er, Schott, habe eine »Überredungsmethode« entwickelt, die auf diesen

Überlegungen beruhe und eine nachhaltigere Abschreckung als die des Brockhausen-Verfahrens bewirke, mit dem zusätzlichen Vorteil, daß die Gefahr einer organischen Schädigung vermieden werde: »Nach einwandfreier diagnostischer Klarstellung [...] erfolgt zunächst in offener Aussprache eine sachverständige Aufklärung darüber, daß lediglich eine eigenartige nervliche Reaktion vorliege, die sich unter dem Einfluß der eingehenden psychotherapeutischen Aussprache in Kürze von selbst abbauen werde. Komme es wider Erwarten nicht dazu, müsse ein Irrtum in der Persönlichkeitsbeurteilung unterlaufen sein. Man habe dann entweder einen Schlechtwilligen oder aber einen nicht verantwortlichen Geisteskranken vor sich. Im ersteren Falle bleibe nur eine strafrechtliche Erledigung mit den nach der Kriegssonderstrafrechtsverordnung zu erwartenden überaus schwerwiegenden Folgen übrig, im Falle etwaiger Geisteskrankheit mit Rücksicht auf ihre gemeinschädlichen Auswirkungen aber nur eine dauernde Irrenanstaltsverwahrung. Zugunsten des Untersuchten wie des ganzen mit ihm verbundenen Interessenkreises sei nun zu hoffen, daß bei ihm jene beiden dunklen Fälle und Möglichkeiten *nicht* zuträfen, vielmehr die somit nur nervös bedingten Störungen in der erwarteten Weise zum Schwinden kämen. [...] Auch bei dieser Überredungsmethode werden somit auf der einen Seite schreckendere Abneigungsvorstellungen gesetzt, als sie vorher vorhanden waren. Wenn notwendig und zur Behebung etwa mitspielender einfacher Trotzwiderstände kann der schreckende Vorstellungsinhalt durch entsprechende schwärzere Ausmalung, möglichst individuell angepaßt, noch beliebig gesteigert werden.«[176]

Schott hob sich mit dieser harten Gangart keineswegs mehr von der grundsätzlichen Richtung der Psychotherapeuten in dieser Phase des Krieges ab. Sie waren spätestens im Herbst 1944 endgültig auf die Linie der Neuropsychiatrie eingeschwenkt. Mathias Heinrich Göring, der Gründer und Leiter des »Reichsinstituts für Psychologische Forschung und Psychotherapie«, schrieb im Oktober einen aufschlußreichen Brief an Joedicke von der Heeressanitätsinspektion, in welchem er Vorschläge zur Gewährleistung einer »einheitlichen Beurteilung« der nervösen Störungen machte. Er unterschied zwischen dem »Vorliegen vorwiegend erblicher Belastung (Psychopathie)« und dem »Vorliegen von vorwiegend Umweltschädigungen«. Die erste Gruppe unterteilte er nach dem bekannten neuropsychiatrischen Vorbild in »Störer«, welche »in geeigneten Formationen ähnlich den KZ-Lagern unterzubringen und mit Strenge zur Arbeit anzuhalten«, und in »Versager«, welche »ihren Fähigkeiten entsprechend zu beschäftigen, aber möglichst nicht zu entlassen« seien.

Auch innerhalb der zweiten Gruppe, den »vorwiegend Umweltgeschädigten«, nahm er eine weitere Unterteilung vor: Diejenigen, bei denen die »Schädigung« in der »frühesten Kindheit (Kernneurose)« liege, seien zu behandeln wie die erste Gruppe; übrig blieben die, deren »Schädigung« in »einem späteren Alter« liege, also »verhältnismäßig leicht behebbar« sei. Bei diesen müßte versucht werden, sie »k.v. zu machen«. Die Luftwaffe hatte zu diesem Zweck bei einer Flak-Einheit in Dortmund eine Behandlungsabteilung eingerichtet, in der »Aussprachen, Hypnosen, in wenigen Fällen tiefenpsychologische Behandlung, Psychotherapie, autogenes Training als Gruppenbehandlung, ärztlich geleitete Übungsbehandlungen für Sprach- und sonstige Funktionsstörungen (Bewegungsapparat) und *Elektrosuggestivbehandlungen*« angewendet wurden.[177]

»Kreisläufe« und »Schleusen«: Mobilisierung der letzten Reserven

Auf die schwieriger werdende Ersatzlage der Wehrmacht reagierte die Heeressanitätsinspektion im Jahr 1943 mit einem in der Militärgeschichte bis dahin einzigartigen Schritt: der Aufstellung von Krankenbataillonen. Es hatte zwar in Österreich im Ersten Weltkrieg bereits ein »Trachombataillon«[178] gegeben. Dieses diente jedoch dazu, erkrankte Soldaten zu heilen und auszubilden, um sie dann zur regulären Truppe zurückzuschicken, während die Krankenbataillone der Wehrmacht reguläre (also auch Kampf-)Formationen für chronisch Kranke waren, in denen sie während ihrer gesamten Dienstzeit verbleiben sollten.[179]

Im Sommer 1943 wurde der Befehl zur Aufstellung je eines Bataillons für Ohrenkranke und für Magenkranke in Schlesien erteilt. Bereits im Oktober desselben Jahres hatte das »Ohrenbataillon« eine Stärke von ca. 750 Mann; dem »Magenbataillon« gehörten zu diesem Zeitpunkt bereits mehr als 1500 Soldaten an. Der zunächst angestrebte Zweck dieser Einheiten bestand darin, aus gesunden Soldaten bestehende Truppen, die mit Besatzungs- und Sicherungsaufgaben befaßt waren, für Kampfeinsätze frei zu machen.[180] Wehrkreisarzt Walter aus Breslau, der mit der Aufstellung dieser ersten Krankenbataillone betraut worden war, rechnete damit, daß man bei Ausschöpfung aller Möglichkeiten 70 bis 80 solcher Einheiten zusammenbekommen könnte; dies wären bei einer durchschnittlichen Bataillonsstärke von 1500 zwischen 100000 und 120000 Mann oder 4 bis 6 Divisionen.[181]

Als Nebeneffekt der Aufstellung von Krankeneinheiten versprach sich die Wehrmachtsführung einen beträchtlichen disziplinierenden und abschreckenden Effekt: »Zu den charakteristischen Wesenszügen dieser Kranken gehören Energielosigkeit, Wehleidigkeit und eine starke Betonung der Unlustmomente. Ihre egozentrische Einstellung gipfelt in der Annahme, daß der Krieg nur von den anderen, den Gesunden, und nicht von ihnen, den Kranken, zu führen sei. Die Einrichtung eines Magenbataillons muß zum Ziel haben, die seelische Haltung seiner Soldaten zu festigen, denen unter einem gewissen äußeren Zwang klargemacht werden muß, daß die Last des Krieges gemeinsam und gleichmäßig von allen zu tragen ist. [...] Hier müssen die Soldaten neben dem Gefühl der persönlichen Fürsorge doch die eiserne Faust spüren.«[182] Zur Mobilisierung dieser letzten Reserven wurden Kreisläufe eingerichtet, deren wichtigstes Element die »Schleusenlazarette« waren. Es gab solche für fünf Krankheitsgruppen: für Magen- und Darmerkrankungen, für Herzkranke, Ohrenkranke, Nierenkranke sowie für »Kriegsneurotiker« und Soldaten, die an Folgezuständen von Gehirnerschütterungen litten.[183]

In den Schleusen wurde entschieden, ob der kranke Soldat vorerst ins Zivilleben entlassen oder ob er einem Krankenbataillon eingegliedert werden sollte. Ausgemusterte, bei denen die Schleusenärzte noch eine Besserung erwarteten, wurden in der Regel nach 2 bis 3 Monaten zur Nachuntersuchung einbestellt. Auf diese Weise hoffte die Wehrmachtssanitätsführung jeden noch irgendwie militärisch verwendbaren Soldaten erfassen und seine Verfügbarkeit steuern zu können. Lediglich die völlig »Unbrauchbaren« wurden aus dem Einflußbereich der Wehrmacht entlassen.

Wie aus einer Verfügung des Oberkommandos des Heeres vom Oktober 1944 hervorgeht, bestanden zu diesem Zeitpunkt in jedem Wehrkreis ein oder mehrere NP-Schleusenlazarette für neurologische und psychiatrische Erkrankungen.[184] Nach den im Herbst 1944 und im Januar 1945 herausgegebenen Richtlinien für diese »NP-Schleusen« sollten in ihnen alle Soldaten und Wehrmachtsbeamten mit »psychogenen Störungen, Fixierungen und Überlagerungen« beurteilt werden: »Psychogener Fixierung und Überlagerung verdächtig sind alle Heilungsverläufe, die von der durchschnittlichen Dauer einer Erkrankung erheblich abweichen. Daher sind solche Fälle, besonders Schonhaltungen und Kontrakturen, den nervenärztlichen Ambulanzen zuzuführen, die ggfs. ihre Einweisung in die Schleusenabteilungen (NP) veranlassen.«[185] Die Psychiater und Neurologen dieser Abteilungen sollten eng mit anderen Fachärzten, vor allem Internisten und Chirurgen, zusammenarbeiten. Nach einer genauen Abklärung in der Schleuse wurde der Patient in ein Speziallazarett überstellt. Von dort sollte er nach »Beseitigung seiner Symptome« erneut in die Schleuse zurückkehren, wo über sein weiteres Schicksal entschieden wurde: Entlassung aus der Wehrmacht, Überweisung in eine geschlossene psychiatrische Abteilung, Überstellung in eine »Sonderabteilung« oder in ein »Krankenbataillon«, aber auch ein Tatbericht an die Gestapo wegen »Wehrkraftzersetzung« konnten als Ergebnis am Ende dieses zweiten Aufenthalts eines Patienten in der NP-Schleuse stehen.

In den Schleusenlazaretten wurde im letzten Kriegshalbjahr mit Hochdruck gearbeitet. Bumke berichtet von einer »Schleusenaktion« im Herbst 1944, bei der innerhalb von vier Wochen 1825 Soldaten untersucht wurden, täglich bis zu 170. Dabei habe man eine »sehr große Zahl psychogener Überlagerung ursprünglicher Commotionsbeschwerden«[186] gefunden. Solche Ergebnisse von Schleusenaktionen veranlaßten die Beratenden Psychiater zu Vorschlägen an die Heeressanitätsinspektion, wie mit diesen Soldaten zu verfahren sei. Panse schlug vor, »bei jedem Soldaten, der sich nach einer Commotio vermindert leistungsfähig fühlt [...] ausnahmslos in jedem Falle eine Lumbalpunktion« durchzuführen. Dadurch werde »recht häufig und relativ rasch eine Hebung des Kriegsbrauchbarkeitsgrades erreicht«.[187] Dies ging sogar dem SS-Standartenführer de Crinis, dem Nachfolger Wuths auf dem Posten des Beratenden Psychiaters beim Heeressanitätsinspekteur, »entschieden zu weit«.[188] Auf ähnliche Ablehnung seitens de Crinis stieß Bürger-Prinz mit seinem Vorschlag, Soldaten mit »endogenen Verstimmungszuständen nicht aus der Wehrmacht zu entlassen, da es sich bei diesen um »außerordentlich hochwertiges Menschenmaterial« handle.[189]

Zustimmung in der Heeressanitätsinspektion fand dagegen die Anregung des Stabsarztes Schmieder, »Leichthirnverletzte in Sonderformationen zusammenzufassen und unter besonderen Bedingungen für den Frontdienst zu verwenden«.[190] Es konnten allerdings bisher keine Belege dafür gefunden werden, daß es in den letzten Kriegsmonaten noch zu konkreten Planungen in diese Richtung oder gar zur Aufstellung solcher Einheiten gekommen ist.

Als gesichert kann gelten, daß es kein »Neurotikerbataillon« gegeben hat. De Crinis lehnte dahingehende Vorschläge nach einer Besprechung noch im Dezember 1944 ab: »Elektro-Suggestivbehandlung«, Kriegsgericht und Strafformationen reichten nach wie vor aus, mit den »Psychogenen« fertig zu werden. Nach all dem bliebe lediglich ein »›Häufchen‹ – es mögen 100–150 sein – von sogenannten therapieresistenten Psychogenen übrig«. Statt diese in einem »Neurotikerbataillon« zusammenzufassen, könne man ihnen dadurch »die Schrauben noch etwas anziehen«, daß man dem »Gedanken zur Schaffung einer Lazarett-Sonderabteilung für therapieresistente Psychogene nähertrete«.[191] Diese Lazarettabteilung wurde in Rodewisch (Sachsen) im Wehrkreis IV auf einen Befehl des Heeressanitätsinspekteurs vom 10. Januar 1945 eingerichtet.[192] Die Einzelheiten des Befehls zeigen, daß es sich um eine reine Strafeinrichtung handelte. Die einzige »Therapie« bestand in schwerer Arbeit bei Hungerrationen: »Wehrkreisarzt IV richtet im Res. Lazarett Rodewisch eine Spezialabteilung von zunächst 100 Betten für therapieresistente psychogen gestörte Soldaten ein. [...] Die Abteilung ist militärisch straff zu führen; die psychogen Gestörten erhalten den Verpflegungssatz IV.[193] Alle sonstigen an Kranke gewährten Vergünstigungen entfallen. Außer Beschäftigungstherapie, die in schwerem Arbeitseinsatz zu bestehen hat, sollen keine anderweitigen Heilbehandlungen zur Anwendung kommen. Ohne der Abteilung den Charakter einer Strafabteilung zu geben, sollen doch entsprechende Härtemaßnahmen bei den Psychogenen dazu beitragen, den Wunsch zu fördern, zur Behandlung und damit zur Heilung zu kommen. Es wird dabei die Aufgabe des Leit. Arztes dieser Abteilung sein, nach exakt und genügend lange durchgeführter Beobachtung geeignet erscheinende Fälle einer entsprechenden Heilbehandlung zuzuführen, bzw. nach hierzu eingeholter Stellungnahme des Beratenden Psychiaters Wehrkreis IV die als schlechtwillig erkannten Soldaten dem Gericht zu übergeben oder ihre Abstellung in Sonderabteilungen des Ersatzheeres oder Feldsonderabt. zu veranlassen.«[194]

5. Militärpsychiatrie und Militärjustiz

Als einen der ausschlaggebenden Gründe für die Niederlage des Kaiserreiches im Ersten Weltkrieg sah Hitler die nach seiner Auffassung zu »lasche« Haltung der damaligen Militärjustiz an.[1] Diese hatte während des gesamten Krieges »nur« 150 Todesurteile verhängt, von denen 48 vollstreckt worden waren.[2] Dies sollte sich nach der Etablierung der Nazidiktatur – in der Weimarer Republik hatte es keine Militärjustiz gegeben – grundlegend ändern. Die deutschen Juristen gingen gleich 1933 daran, ein Wehrrecht zu schaffen, das den Vorstellungen des »Führers« entsprach. Die Suche nach Wahrheit und Gerechtigkeit sollte in diesem Recht eine untergeordnete Rolle spielen. Vielmehr ging es darum, Soldaten, die als Gefahr für die Schlagkraft der Armee angesehen wurden, zu kontrollieren, zu disziplinieren und gegebenenfalls zu eliminieren. Konservative und nationalistische Juristen, aber auch Psychiater hatten bereits in der Weimarer Republik auf ein schärferes Strafrecht hingearbeitet und sollten während der nationalsozialistischen Kriegsvorbereitungen diesbezüglich dem »Führer« weitere Dienste leisten.

Bei den zunächst durchgeführten Veränderungen des zivilen Strafrechts zu einem der Grundpfeiler der nationalsozialistischen Disziplinierungs-, Ausgrenzungs- und Vernichtungspolitik konzentrierte sich die Mitarbeit der Psychiater sowohl bei der Rechtsschöpfung als auch bei der Rechtsprechung hauptsächlich auf die Frage der Zurechnungsfähigkeit und damit der »Bestrafbarkeit« eines Angeklagten. Die Bestimmungen darüber waren im § 51 des Reichsstrafgesetzbuches niedergelegt. In seiner ursprünglichen Fassung berücksichtigte dieser Paragraph allein die völlige Unzurechnungsfähigkeit. Wenn der psychiatrische Gutachter einem Angeklagten die Zurechnungsfähigkeit absprach und das Gericht dem Gutachter folgte, so konnte der Angeklagte nicht bestraft werden, d. h., er war dem normalen Strafvollzug entzogen. In der Regel wurde er jedoch auf richterlichen Beschluß für eine gewisse Zeit oder auch auf unbestimmte Dauer in eine geschlossene psychiatrische Einrichtung eingewiesen.

Bereits zum Zeitpunkt der Entstehung des Psychopathiebegriffs, der die Ursache der Störung aus der Umwelt in den Betroffenen selbst verlegte, hatte unter den Neuropsychiatern die Diskussion darüber begonnen, ob und inwieweit den »Psychopathen« die Zurechnungsfähigkeit zu- oder abgesprochen werden könnte. Diese Diskussion gipfelte im Ersten Weltkrieg in Bestrebungen, den »Psychopathen« den relativen Schutz des § 51 StGB zu nehmen. Allerdings hatten sich die Neuropsychiater in eine Zwickmühle manövriert, als sie Patienten, die im Kriege an affektiven Störungen litten, zu »Psychopathen« erklärten: Wären sie wirklich »Psychopathen« im Sinne der damals – und in Teilen noch in der heutigen Psychiatrie – herrschenden Auffassung, welcher die Lehre Kurt Schneiders zugrunde liegt,[3] so wären sie nicht als Kranke, sondern als »von der Norm Abweichende« zu betrachten, für die eine Therapie, gleich welcher Art, nutzlos wäre. Ärzten, zu denen sich die Neuropsychiater ja zählten, wären in solchen Fällen höchstens differentialdiagnostische Aufgaben zugefallen. Zuständig für die Beschäftigung mit den »Psychopathen« wären also Pädagogen und, im Falle von Gesetzesverstößen, Gerichte und Strafvollzugsinstitutionen gewesen. Wären die »Kriegsneurotiker« aber psychisch Kranke, so hätte die Aufgabe von Ärzten in allererster Linie darin bestanden, die Krankheitsursache zu bekämpfen; d. h. die Kranken aus der traumatisierenden Situation herauszunehmen und sich für eine Beendigung des Krieges einzusetzen.

Von keinem der beiden beschriebenen Standpunkte aus waren jedoch die als Therapie bezeichneten brutalen Disziplinierungs- und Zurichtungsmethoden – mit Inkaufnahme oder gar absichtlicher Herbeiführung des Todes des Patienten – zu rechtfertigen. Da sie jedoch sowohl die »Kriegsneurotiker« aus der Gruppe der psychisch Kranken ausgrenzen als auch den »therapeutischen« Zugriff auf sie behalten wollten, sahen sich die Neuropsychiater häufig zu abenteuerlichen Konstruktionen gezwungen, wie beispielsweise Aschaffenburg, der sich 1922 in seinem Erfahrungsbericht über die »konstitutionellen Psychopathen« des Ersten Weltkriegs zu ihrer strafrechtlichen Verantwortlichkeit geäußert hatte. In dieser Schrift pathologisierte er nahezu jede Abweichung von der Norm. Er bezeichnete z. B. Soldaten, die ihre Lage eher pessimistisch sahen, als »konstitutionell Depressive«, obwohl in der Zeit, auf die der Bericht sich bezog – die letzten beiden Jahre des Ersten Weltkriegs – Grund genug für Pessimismus bestanden haben dürfte. Kriegsdienstverweigerer aus religiösen Gründen waren für ihn entweder »Schizophrene« oder »Psychopathen«.[4] Da nun aber weder Depression noch

Schizophrenie, geschweige denn »Psychopathie« strafbare Tatbestände waren, erklärte er alle in diese psychopathologischen Kategorien Eingeordneten kurzerhand für »gemeingefährlich«: »Bei aller Anerkennung der psychopathologischen Grundlage bleibt [...] die Abweichung von der Norm doch so weit entfernt von der Grenze eines krankhaften Zustandes der Geistestätigkeit, [...], daß wir höchstens eine Minderung der Zurechnungsfähigkeit annehmen dürfen. Daß diese Verminderung der Zurechnungsfähigkeit gleichzeitig eine erhöhte Gemeingefährlichkeit bedeutet und daher sicher während eines Krieges besondere Maßnahmen zum Schutze des Volkes und Heeres gegen Ansteckung rechtfertigt, entspricht durchaus der Erfahrung.«[5]

Die Kehrtwende der deutschen Ärzte von der traditionellen »Individualethik« hin zur »Kollektivethik«, die sich schon vor dem Ersten Weltkrieg abgezeichnet hatte,[6] sich im Verlauf dieses Krieges aber endgültig vollzog, wird hier ebenso deutlich wie bei den »Kriegsneurotikertherapien«. Nicht mehr die individuelle Schuld eines Angeklagten sollte für seine Bestrafung ausschlaggebend sein, sondern seine »Gemeingefährlichkeit« den Grad seiner Ausgrenzung aus der Gesellschaft bestimmen.

Die Diskussion um die Stellung der »Psychopathen« im Strafrecht wurde auch in der Weimarer Republik weitergeführt; sie gewann hier im Rückblick auf die Kriegsereignisse in den Augen der Juristen und Psychiater noch an Bedeutung. Trotz deren Bemühungen kam es aber vor 1933 nicht mehr zu einer Änderung des Strafgesetzbuches über eine gesonderte Behandlung der »Psychopathen« hinsichtlich der Zurechnungsfähigkeit. Die Befürworter einer solchen Änderung plädierten vor allem für einen Zusatz zum § 51 StGB, durch welchen dem Richter eine Herabsetzung des Strafmaßes bei »verminderter Zurechnungsfähigkeit« während der Tat ermöglicht werden sollte. Zwischen der Straffreiheit wegen Unzurechnungsfähigkeit und dem vollen vom Gesetz vorgesehenen Strafmaß sollte eine Abstufung möglich werden. Diese Forderung nach Differenzierung scheint auf den ersten Blick eine Humanisierung des Strafrechts zu beabsichtigen, dieser Schein aber trügt: Ihre Autoren hofften vor allem, durch diesen Zusatz zum § 51 den Zugriff des Staates auf alle »Psychopathen« möglich zu machen und deren Erfassung und Beaufsichtigung durch Polizei, Gerichte, Psychiatrie und andere Institutionen zu erleichtern.

Sehr deutlich wird diese Absicht in dem auf diesem Gebiet in den

20er Jahren richtungweisenden Werk von Wilmanns, dem Direktor der psychiatrischen Universitätsklinik Heidelberg. Darin erwähnt er zwar die Möglichkeit, daß einem Angeklagten durch die grobe Alternative zurechnungsfähig – unzurechnungsfähig »ungerechtfertigte Härten« zugefügt werden könnten, schildert aber zugleich die Vorteile, welche die Einführung der verminderten Zurechnungsfähigkeit für den Schutz der Allgemeinheit vor den »Minderwertigen« böte: »Da unter diesen geistig Minderwertigen eine große Anzahl gewohnheitsmäßig Antisozialer und Asozialer sich befindet, so hat ihre Behandlung nach geltendem Recht allseitig anerkannte Nachteile für die allgemeine Rechtssicherheit gezeitigt. Diesen Mißständen glaubt man durch ausdrückliche Anerkennung und besondere Behandlung der vermindert Zurechnungsfähigen in einem Strafgesetzbuche abhelfen zu können. Da die zwischen Gesundheit und Krankheit stehenden weniger schuldhaft handeln als die geistig rüstigen Rechtsbrecher, so hätte man sie künftig milder, d. h. in der Hauptsache *kürzer* zu strafen. Da es sich jedoch um pathologische Persönlichkeiten handelt, müßte die Strafe vor allem *anders* geartet sein und sich der Besonderheit ihres Seelenlebens anpassen, mit anderen Worten, ärztliche und erzieherische Maßregeln hätten bei der Strafe im Vordergrunde zu stehen. Bleiben diese aber ohne Erfolg, so hätte man sie auch nach Ablauf der richterlichen Strafe in besonderen Sicherungsanstalten so lange fortzusetzen, als die Entlassung des Rechtsbrechers in die Freiheit mit Gefahren für die Allgemeinheit verbunden wäre.«[7]

Die spezielle Behandlung der »Psychopathen«, nämlich die einer zeitlich unbegrenzten Kontrolle über sie, war also das Hauptziel der angestrebten Änderungen. Die Weimarer Republik fand sich allerdings nicht dazu bereit, den § 51 in diesem Sinne zu modifizieren, jedoch schon wenige Monate, nachdem die Nationalsozialisten an die Macht gekommen waren, gleich bei der ersten Novellierung des Strafrechts durch das »Gesetz gegen gefährliche Gewohnheitsverbrecher und über Maßregeln der Sicherung und Besserung« vom 24. November 1933, erhielt der § 51 einen zweiten Absatz. Wie der Titel des Gesetzes und Veröffentlichungen und Kommentare seiner Schöpfer bereits ahnen lassen, verfolgten sie damit nicht die Absicht, Angeklagte vor »ungerechtfertigter Härte« seitens der Gerichte zu schützen: »Ziel und Zweck des neuen Strafrechts ist der unbedingte Schutz der Volksgemeinschaft; die Interessen des Einzelnen haben dahinter zurückzutreten. Ist mangels einer Schuld für eine Strafe kein Raum, so muß der Schutz der Volksgemeinschaft in anderer Weise sichergestellt werden.«[8]

Der § 51 hatte nach dieser Novellierung nun den folgenden Wortlaut:

»Eine strafbare Handlung ist nicht vorhanden, wenn der Täter zur Zeit der Tat wegen Bewußtseinsstörung, wegen krankhafter Störung der Geistestätigkeit oder wegen Geistesschwäche unfähig ist, das Unerlaubte der Tat einzusehen oder nach dieser Einsicht zu handen. [Abs. 1]

War die Fähigkeit, das Unerlaubte der Tat einzusehen oder nach dieser Einsicht zu handeln, zur Zeit der Tat aus einem dieser Gründe erheblich vermindert, so kann die Strafe nach den Vorschriften über die Bestrafung des Versuchs gemildert werden.« [Abs. 2]

Der Absatz 2 war vor allem auf die »Psychopathen« gemünzt.[9] Die Änderung des § 51 allein hätte jedoch nicht zu dem gewünschten Ergebnis geführt, eher das Gegenteil erreicht. Es mußte bestimmt werden, was mit den von den psychiatrischen Gutachtern für vermindert oder gar nicht zurechnungsfähig Erklärten zu geschehen hatte. »An derselben Stelle, an der das Gesetz die Nichtbestrafung des Zurechnungsunfähigen ausspricht, muß, um jedem Mißverständnis vorzubeugen und allen Volksgenossen die Gewißheit zu geben, daß es keinen Freibrief, keinen ›Jagdschein‹ mehr für den Zurechnungsunfähigen gibt, ausdrücklich ausgesprochen werden, daß der zurechnungsunfähige Täter, wenn er auch mangels Schuld von der Strafe verschont bleibt, doch anderen, die Volksgemeinschaft wirksam schützenden Maßregeln unterworfen wird.«[10]

Die Novellierung des § 51 StGB durch die nationalsozialistische Regierung war eng verknüpft mit der Einführung des § 42, der die im Titel der Gesetzesnovelle bezeichneten »Maßregeln der Sicherung und Besserung« enthielt. Für die Behandlung der »Psychopathen« waren vor allem die Absätze b und e dieses Paragraphen von Bedeutung, die ihre Einweisung in eine Heil- oder Pflegeanstalt oder ihre »Sicherungsverwahrung« ermöglichten:

»§ 42b: Hat jemand eine mit Strafe bedrohte Handlung im Zustand der Zurechnungsunfähigkeit [...] oder der verminderten Zurechnungsfähigkeit [...] begangen, so ordnet das Gericht seine Unterbringung in einer Heil- oder Pflegeanstalt an, wenn die öffentliche Sicherheit dies erfordert. Dies gilt nicht bei Übertretungen.

Bei vermindert Zurechnungsfähigen tritt die Unterbringung neben die Strafe.«

»§ 42e: Wird jemand nach § 20a als ein gefährlicher Gewohnheitsverbrecher verurteilt, so ordnet das Gericht neben der Strafe die Sicherungsverwahrung an, wenn die öffentliche Sicherheit es erfordert.«

Die »Psychopathen« waren damit lückenlos und, wenn man wollte, lebenslang erfaßbar und kontrollierbar. Man konnte sie entweder dem Strafvollzug oder der Psychiatrie überantworten, oder man konnte sie erst ins Gefängnis einsperren und danach auf unbestimmte Zeit in geschlossene psychiatrische Verwahrung nehmen. So oder so waren sie den nationalsozialistischen Terrorinstitutionen auf Gnade oder Ungnade ausgeliefert. Die Diagnose »Psychopathie« konnte von nun an sogar einen Grund zur Strafverschärfung darstellen: »Die amtliche Begründung verweist auf die ärztliche Erfahrung, nach der es insbesondere verfehlt sei, Psychopathen durchweg milder zu behandeln als Gesunde, und nach der auf die abgeschwächte seelische Widerstandsfähigkeit der Psychopathen durch ernste Strafe vielfach nachhaltiger eingewirkt werden könne, als durch allzu große Milde. [...] Hierbei wird es [das Gericht, d. A.] [...] zu erwägen haben, inwieweit von demjenigen, der anlagemäßig als Glied der Volksgemeinschaft ständig nicht einmal den Durchschnittsanforderungen genügt, ein stärkerer Widerstand gegen seine verbrecherische Neigung verlangt werden muß.«[11]

Weitere wichtige Bausteine des neuen nationalsozialistischen Strafrechts, welche die »Psychopathen« der Willkür der Strafgerichte schutzlos auslieferten, enthielt das »Gesetz zur Änderung des Strafgesetzbuchs« vom 28. Juni 1935. Vor allem die damit vorgenommene Aufhebung des »Analogieverbots« im § 2 ist in diesem Zusammenhang von großer Bedeutung. Sie machte die Richter zu »Rechtsschöpfern« und hob damit die rechtsstaatliche Gewaltenteilung im Bereich des Strafgesetzes auf: »§ 2: Bestraft wird, wer eine Tat begeht, die das Gesetz für strafbar erklärt oder die nach dem Grundgedanken eines Strafgesetzes und nach gesundem Volksempfinden Bestrafung verdient. Findet auf die Tat kein bestimmtes Strafgesetz unmittelbar Anwendung, so wird die Tat nach dem Gesetz bestraft, dessen Grundgedanke auf sie am besten zutrifft.«[12]

Damit war der rechtsstaatliche Grundsatz »nullum crimen, nulla poena sine lege« (»kein Verbrechen, keine Strafe ohne Gesetz«) aufgehoben. Die Weimarer Republik hatte diesem Prinzip eine so hohe Bedeutung beigemessen, daß sie es in ihre Verfassung (Art. 116) aufnahm. »Analogieverbot« wurde es genannt, weil es dem Richter untersagte, ähnlich lautende oder ihm ähnlich erscheinende Gesetze auf eine Tat anzuwenden. Dies sollte sich fortan ändern. Die Richter sollten sich nun am »Willen des Führers«, von den Kommentatoren als »höchster Ausdruck des gesunden Volksempfindens« gepriesen, orientieren. Der Wortlaut des Gesetzes, mit dessen Hilfe dieser Wille vollstreckt werden sollte, war eher nebensächlich. In den juristischen Veröffentlichungen jener Zeit las sich das so: »Das Gesetz ist als der Führerbefehl der vornehmste und sicherste, außerhalb aller Anzweiflung gestellte Ausdruck der Forderung des völkischen Gewissens.«[13] – »Das Strafgesetz in diesem Sinne ist unmittelbar anwendbar, wenn der festgestellte Sachverhalt tatbestandsgemäß ist, d.h. dem gesetzlichen Tatbestand entspricht. Dabei ist zu beachten, daß nicht der Wortlaut des Gesetzes maßgebend, sondern sein Sinn und Zweck zu berücksichtigen ist. Im Rahmen des zum Ausdruck gelangten Sinnes und Zweckes ist auch für eine *ausgedehnte Auslegung* des Gesetzes Raum; auch insoweit handelt es sich um eine ›unmittelbare‹ Anwendung des Gesetzes. Die amtliche Strafrechtskommission hat, um dies ausdrücklich klarzustellen und die Aufmerksamkeit der Gerichte darauf besonders zu lenken, eine besondere Bestimmung in Aussicht genommen, die besagt, daß der Richter ›nicht am Wortlaut des Gesetzes haften dürfe, sondern nach dessen Sinn und Zweck entscheiden müsse, die er aus den ihm zugrundeliegenden Rechtsgedanken, dem gesunden Volksempfinden und den Kundmachungen des Führers ermitteln müsse‹.«[14]

Mit dieser Erhebung der Richter selbst, des »gesunden Volksempfindens« und des vom Gericht »ermittelten Willens des Führers« zu rechtsschöpferischen Elementen war der Willkür Tür und Tor geöffnet. Das neue Strafrecht mit den beschriebenen Änderungen der Jahre 1933 bis 1935 lieferte alle, die vor ein Gericht gestellt wurden, der Justiz nahezu ohne Schutz aus. Erklärte sie zusätzlich ein psychiatrischer Gutachter für ganz oder teilweise zurechnungsunfähig oder gar für »erbkrank«, so waren sie hoffnungslos in dem teuflischen Netz gefangen, welches die Juristen und Psychiater im Verein mit den Nazibehörden für »Berufsverbrecher, Asoziale, Antisoziale, Psychopathen, Geisteskranke« und andere ausgelegt hatten. Auf ihrem weiteren Lebensweg lagen Gefängnisse, Zuchthäuser, psychiatrische Heil-, Pflege- und Vernichtungsanstalten, Konzentrations- und Vernichtungslager.

Oder wie ein Strafrechtslehrer jener Zeit sein Fachgebiet treffend charakterisierte: »Sein letzter Sinn ist die Ausmerze.« [15]

Das bisher Beschriebene galt im zivilen Bereich. Wie aber gedachte man bei der Wehrmacht, für die seit 1935 ein eigenes Militärstrafgesetzbuch (MStGB) in Kraft war, mit vor Gericht gestellten »Psychopathen« zu verfahren? Der § 2 des MStGB bestimmte, daß die Vorschriften des zivilen Strafrechts auch auf Vergehen und Verbrechen von Soldaten Anwendung finden sollten. Diese Bestimmung bereitete den Militärjuristen und -psychiatern einiges Kopfzerbrechen. Erich Schwinge, bedeutendster Kommentator des MStGB des Dritten Reichs, Professor der Rechte in jener Zeit – und auch später in der Bundesrepublik –, Militärstaatsanwalt und -richter im Zweiten Weltkrieg, in dem er selbst zahlreiche Todesurteile gegen »Psychopathen« beantragt und gefällt hat, und – noch lebender – eifrigster Lobredner und Apologet der Nazi-Militärjustiz [16], stellte kurz vor Kriegsbeginn die in bezug auf die Anwendung des § 51 Abs. 2 beim Militär entscheidende Frage: »Lassen die Erfordernisse der Mannszucht die Übertragung des § 51 Abs. 2 auf das militärische Leben überhaupt zu?« [17] Seine Antwort klingt aus einer rhetorischen Frage heraus:

»Wie sollen sich die Kriegsgerichte zu ihnen [den »Psychopathen«, d. A.] im Kriege stellen – sollen sie sie hart anpacken, oder ihnen wie im Weltkrieg mit Milde begegnen?« [18]

Letzteres doch ganz gewiß nicht. Beim Versuch einer Antwort auf diese Fragen legte Schwinge seinen Betrachtungen die einschlägigen Arbeiten Kurt Schneiders zur »Psychopathie« zugrunde und malte die Rolle, welche die »Psychopathen« im Ersten Weltkrieg angeblich gespielt hatten, in den düstersten Farben. Wie die Psychiater Brennecke, Kraepelin, Kahn, Stransky und andere [19] machte er sie gewissermaßen zu den allein Schuldigen an der Niederlage des Kaiserreiches. Auch im »künftigen« Krieg stellten sie nach seiner Auffassung eine schwere Gefahr für die Kampfkraft der Truppe und eine für Fahnenflucht, Simulation, Befehlsverweigerung und »Kriegsneurosen« höchst anfällige Gruppe dar. Schwinge übte daher leise Kritik an dem von den Nationalsozialisten selbst eingeführten 2. Absatz des § 51, da er die Möglichkeit einer Strafmilderung zur Verfügung stellte. Offenbar hatten bis dahin noch nicht alle Richter begriffen, daß mit ihm vor allem eine doppelte Kontrolle der »Psychopathen« – nämlich durch Justiz und Psychiatrie – intendiert war. Schwinge konnte aber darauf verweisen, daß die meisten Gerichte bisher von der fakultativen Strafmilderung bei »Psychopathen« nur äußerst sparsam Gebrauch gemacht hätten. Der 1. Strafsenat des Reichsgerichts hätte 1937 sogar gefordert, die Volksgemeinschaft müsse von demjenigen, »der infolge seines geringeren Unterscheidungs- und Hemmungsvermögens eine größere Gefahr für die Volksgenossen bedeute, [...] verlangen, daß er durch erhöhte Kraftanstrengung einen Ausgleich schaffe; tue er das nicht, so dürfe er nicht verminderte Zurechnungsfähigkeit ins Feld führen, sondern sei der Volksgemeinschaft voll verantwortlich.«[20]

Schwinge forderte nun, daß beim Militär der § 51 Abs. 2 nicht so häufig angewendet werden dürfe wie im Zivilleben, denn: »Das äußerste und letzte aus sich herausholen wird der psychopathisch veranlagte Soldat nur dann, wenn ihm klar ist, daß ihn bei mangelndem guten Willen die gleiche Strafe treffen wird wie jeden anderen, und wenn ihm dies durch Urteile der Kriegsgerichte auch immer wieder eingeschärft wird. Nur so läßt sich das Verantwortungsgefühl in ihm lebendig erhalten!«[21]

Es bestand – zumindest in Kriegszeiten – in bezug auf die Anwendung der Paragraphen 51 und 42 des Strafgesetzbuches ein großer Unterschied zwischen Militär- und Zivilleben. Der Aufenthalt in psychiatrischen Einrichtungen mochte – bei all den Schrecken, den er in der damaligen Zeit für den Betroffenen bereithielt – einem Soldaten, der dadurch der Hölle an der Front entrinnen konnte, durchaus verlockend erscheinen. Dies hatte Schwinge wohl im Sinn, als er, neben dem äußerst sparsamen Umgang mit dem § 51, einen völligen Verzicht auf die Anwendung des § 42 bei der Wehrmacht forderte. Die »schweren Psychopathen« müßten nach Abbüßung ihrer Strafe zwar aus der kämpfenden Truppe entfernt werden, ihre Einweisung in Heil- und Pflegeanstalten in der Heimat würde jedoch »dem Drückebergertum Vorschub leisten«.[22] Er griff deshalb den altbekannten Vorschlag der Militärpsychiater auf, »Psychopathen« in militärische Sondereinheiten und Sonderabteilungen zu überstellen. Die Begründungen für diese Forderung entlieh er ebenfalls dem seit dem Ersten Weltkrieg von den Neuropsychiatern gebetsmühlenartig wiederholten Argumentenkatalog: »Infektionsgefahr« für die Truppe – sie müsse »rücksichtslos« gesäubert werden –, Verhinderung von »Wühl- und Zersetzungsarbeit der Psychopathen« in der Heimat und Verhinderung »Darwinscher Zuchtwahl im entgegengesetzten Sinne«.[23]

Die jahrzehntelangen Anstrengungen der Neuropsychiater zur Bekämpfung der von ihnen erfundenen »Psychopathie« hatten endlich zum erwünschten Erfolg geführt. Einer der einflußreichsten Propagandisten und Protagonisten einer rücksichtlos durchgreifenden Militärjustiz war auf ihre Linie eingeschwenkt; damit war eine zweite Front im Krieg gegen die »Psychopathen« in der Wehrmacht errichtet. Auch die Militärgerichte würden nun dafür sorgen, daß keiner von ihnen der für sie vorgesehenen »Behandlung« entging.

Die Beratenden Psychiater waren bemüht, die von ihnen selbst erstellten Kriterien für die Beurteilung der »Psychopathen« in ihrer Eigenschaft als Berater der Gesetze und Vorschriften erarbeitenden Institutionen und als Gutachter bei Militärgerichtsverhandlungen anzuwenden. Aussagen von Wuth, Christukat und Bürger-Prinz belegen diesen weiteren Schritt der deutschen Neuropsychiatrie hin zum endgültigen Verlust einer humanen Orientierung gegenüber ihren Patienten: »Eine Mitarbeit von Sanitätsoffizieren an der endgültigen Fassung [des »Gesetzes über die Behandlung Gemeinschaftsfremder«, d. A.] erscheint angezeigt, aber nicht etwa zum Schutz des Einzelmenschen im liberalistischen Sinne, sondern um durch ärztliche Kennzeichnung der Typen zu verhindern, daß für die Wehrmacht unter Umständen noch brauchbare Menschen derselben entzogen werden.«[24]

Ein Jahr vor Beginn des Krieges hatte Wuth bereits »Richtlinien zur Vereinheitlichung psychiatrischer Begutachtungen [...] betreffend die Zubilligung des § 51 RStGB Absatz 1 und 2« herausgegeben, getragen von der Sorge, im Kriege könnte dieser Paragraph manch einem Soldaten ein Schlupfloch in die Heimat bieten.[25] Diese Grundsätze und Richtlinien wurden von den Beratenden Psychiatern offensichtlich von Kriegsbeginn an beherzigt, wie eine Statistik über die forensische Tätigkeit der Beratenden Psychiater im 2. Halbjahr 1940 in den Wehrkreisen und an der Front zeigt. Wuth und seine Kollegen erstellten in diesem Zeitraum 950 Gutachten und stuften dabei 413 der Begutachteten als »Hysteriker und Psychopathen« ein; 320 davon, das sind 77,4 %, erklärten sie dennoch für voll zurechnungsfähig.[26]

Daß es sich hierbei um enorm hohe Quoten handelt, mag das Folgende belegen: Wie von Baeyer berichtete, wurden in Kriegsgerichtsverfahren nur sehr selten Gutachten über die Zurechnungsfähigkeit der Angeklagten angefordert.[27] Ein solches Gutachten wurde nur gefordert, wenn von seiten des Gerichts bereits massive Zweifel an der Zurechnungsfähigkeit vorlagen. Bedenkt man dabei zusätzlich, daß die Richter psychiatrische Laien waren, denen diese Zweifel eher bei schweren Störungen wie Psychosen oder Hirnverletzungssyndromen gekommen sein dürften als bei auch für Psychiater oft schwer erkennbaren affektiven Störungen, so erscheint ein Anteil von annähernd 44% an »Hysterikern und Psychopathen« unter den Begutachteten sehr hoch. In den genannten Zahlen drückt sich eher das vielfach geäußerte Bestreben der neuropsychiatrischen Gutachter aus, möglichst viele »Versager« und »Störer« »auszumerzen«, als das tatsächliche – durch die richterliche Vor-Auslese bereits stark in die psychotisch/hirntraumatische Richtung tendierende – Verhältnis von Psychotikern/Hirnverletzten zu Neurotikern/»Psychopathen«.

Einige Berichte von Baeyers über von ihm erstattete forensische Gutachten an der Ostfront mögen einen Eindruck von der Haltung der psychiatrischen Gutachter gegenüber den Objekten ihrer Tätigkeit vermitteln. Der spätere Heidelberger Ordinarius ist dabei nicht einmal zu den härtesten Verfechtern einer unbarmherzigen Haltung gegenüber den »Psychopathen« zu zählen; von seiner im Rückblick reklamierten heimlichen Regimegegnerschaft[28] ist in diesen Berichten allerdings auch wenig zu spüren. Seine Gutachten zeugen vielmehr davon, daß er äußerst strenge Maßstäbe bei der Beurteilung der Zurechnungsfähigkeit der Angeklagten anlegte. Dafür wurde er u. a. von einem vorgesetzten Generalarzt einmal ausdrücklich gelobt: »Der Ansicht des Oberstabsarztes Dr. v. B., daß seltsame und verschrobene Anschauungen und Meinungen, die sich nicht aus einer Psychose ableiten lassen, nicht zur Feststellung einer krankhaften Geistesstörung berechtigen und daher die Voraussetzungen des § 51 stets zu verneinen sind, wird beigepflichtet.«[29]

Dieses Lob bezog sich auf ein Gutachten von Baeyers aus dem Jahr 1944 im Prozeß gegen einen wegen Wehrkraftzersetzung angeklagten Stabsarzt, der als Leiter einer Krankensammelstelle auf eigene Faust Hilfswillige bewaffnet hatte und einen Aufstand gegen die »Bolschewisten« anstiften wollte: »Der Abteilungsarzt und ich hatten auf Grund der Beobachtung eine Psychose abgelehnt und eine Psychopathie angenommen, Typ ›matter Fanatiker‹. Ich erkläre D. für zurechnungsfähig und verantwortlich, aber milder zu beurteilen. Der Anklagevertreter beantragt Todesstrafe, das Gericht nimmt einen minder schweren Fall an und verurteilt ihn zu drei Jahren Gefängnis.« Es wäre hier für einen

Psychiater gewiß ein leichtes gewesen, dem Gericht eine paranoide Psychose glaubhaft zu machen und so zumindest eine verminderte Zurechnungsfähigkeit zu konstatieren. Daß die Richter dem Antrag der Staatsanwaltschaft nicht folgten, dürfte kaum das Verdienst von Baeyers gewesen sein.

Zu der relativ »milden« Gefängnisstrafe ist zu bemerken: In der Regel wurden Arrest- und Gefängnisstrafen »ausgesetzt«, d. h., der Verurteilte sollte sie erst nach Kriegsende verbüßen. Nach der »Aussetzung« der Strafe warteten auf ihn Straflager, Bewährungsbataillon, Feldstrafgefangenenabteilung und möglicherweise die Gestapo. Für einen großen Teil dieser Soldaten bedeutete eine derartige Freiheitsstrafe tatsächlich nur einen kurzen Aufschub der Todesstrafe; ihre Überlebenschance war gering.[30] Die Gerichte folgten zudem nach der Verneinung der Unzurechnungsfähigkeit durch den Psychiater dessen Empfehlung einer milderen Bestrafung des Angeklagten nicht immer. Dies zeigt ein Bericht von Baeyers über sein Gutachten im Fall M. (»Selbstverstümmelung«) vom Oktober 1943. Den Begutachteten schilderte er hier als »debilen Psychopathen mit essentieller Hypertonie«, verneinte die Anwendbarkeit des § 51, gestand jedoch einen gewissen Einfluß der Hypertonie auf die Angstbereitschaft zu und empfahl mildere Beurteilung. In einem späteren Bericht kam er auf diesen Fall zurück und erwähnte, daß M. dennoch zum Tode verurteilt worden sei. Sein Kommentar dazu: »In der Division wurden in letzter Zeit mehrere Todesurteile wegen Selbstverstümmelung gefällt.«

Einem 25jährigen Unteroffizier, der sich weigerte, auf Russen zu schießen, weil er glaubte, selbst russischer Abstammung zu sein, verweigerte von Baeyer die Empfehlung einer milden Beurteilung an das Gericht, obwohl doch gerade das »plötzliche Hervortreten« der Idee, er sei ein Russe, eher die Annahme einer Psychose als einer »Charakterstörung« nahelegt: »Verwunderlich blieb nur, daß er mit der für ihn und seine Familie nicht gerade ehrenvollen Abstammung[31] plötzlich hervortrat und Konsequenzen ziehen wollte. Näherer Einblick in seine Charakterstruktur eröffnete dafür das Verständnis. Er war eine autistische, kühle Natur mit einseitigem, geradezu leidenschaftlichem technischen Interesse bei sonst mäßiger intellektueller Begabung, und seit vielen Jahren ein hartnäckiger und unbeirrbarer Perpetuum-Mobile-Konstrukteur. [...] Eine Schizophrenie war abzulehnen, und ich habe auch in diesem Fall die Voraussetzung des § 51 verneint.«

Von Baeyers Neigung, offen zutage tretende psychotische Symptome einfach beiseite zu wischen und statt dessen eine »Psychopathie« zu diagnostizieren, wird auch an folgendem Fall deutlich: Ein 27jähriger Gefreiter hatte schriftlich »zersetzende Äußerungen« getan, unter Verwendung seltsamer Wortzusammensetzungen und -neubildungen wie »Erdball-Kriegsschutz«, »Erdball-Kriegsschuld«, »Neugedanken-Simulant« u. ä. Er stammte »aus einer schizophren belasteten Sippe, war selbst von jeher ein verschrobener Mensch, ohne Knick in der Lebenslinie und ohne prozeßhafte Phasen, sonst sozial, mit gewissen zwangsneurotischen und sensitiv-paranoischen Zügen behaftet. [...] Über eine durchgemachte Verschüttung legte er einen Bericht vor, der bis ins kleinste Detail ging, von ihm selbst in der 3. Person sprach und in einer äußerst exakten, an Druck erinnernden Schrift verfaßt war. Ich habe auch bei diesem psychopathisch verschrobenen Mann die Verantwortlichkeit bejaht und dem Gericht lediglich eine mildere Beurteilung nahegelegt.«

Ein anderes Gutachten betraf einen 26jährigen Gefreiten, der bei seinem ersten Fronteinsatz ängstlich wurde und mit seinen Kameraden vom Überlaufen zum Feind sprach. Er bekam zeitweise regelrechte Angstanfälle und wirkte still und verstört. Von Baeyer beurteilte ihn als »furchtsamen, weichen, empfindsamen und depressiven Psychopathen mit sentimentalen Neigungen und leichten Zwangserscheinungen. Es war ganz klar, daß die beanstandeten Äußerungen persönlichkeitsgemäß waren, einer charakterologischen Abartigkeit entsprangen und daß E. als L 15-Fall nicht an die vorderste Front gehört hätte. Exkulpierung war nicht möglich; doch trug das Gericht seiner abnormen Wesensart Rechnung und verzichtete auf die Verhängung der Todesstrafe.« Warum von Baeyer eine Exkulpierung hier nicht für möglich hielt, ist unerfindlich. Der Fehler lag doch nach seinen eigenen Angaben beim Musterungsarzt und nicht beim Angeklagten.

Ein anderer Soldat hatte in einem Brief an seine Frau »abfällige Äußerungen über die Zustände an der Front« gemacht. Von Baeyer billigte ihm zu, daß er den Brief in einer »reaktiven Verstimmung über die Erkrankung seiner Frau und im Zustande der Übermüdung« geschrieben habe: »Als Persönlichkeit mit asthenisch sensitiven Zügen war er erhöhten körperlichen und seelischen Belastungen zweifellos nicht voll gewachsen, ohne daß man bei seiner Reaktion schon von einer krankhaften Störung der Geistestätigkeit sprechen konnte. Die Anwendung des § 51 war hier ausgeschlossen.«

Ein letztes Beispiel: »Leutnant S., Simulation einer Gelbsucht durch Einnahme von Atebrin und Einreiben mit ebensolchen Tabletten. [...] Der 22jährige Leutnant, der gut beurteilt ist und sich vor dem Feinde bewährt hat, wollte nach einer Liebesenttäuschung (Verlobung seiner Freundin mit einem anderen Manne), auf die er mit kindlicher Art reagierte, unbedingt auf Urlaub zu seinen Eltern fahren. Keine Psychose. Zurechnungsfähigkeit bejaht.« In diesem Stadium des Krieges bedeutete das Gutachten mit hoher Sicherheit die Todesstrafe für den Angeklagten.

In seinem Resümee aus diesen und den anderen Fällen legte von Baeyer seine Beurteilungskriterien dar: »Eine ›krankhafte Störung der Geistestätigkeit‹ im Sinne des § 51 sollte bei bewußtseinsklaren charakterogenen Handlungen von Psychopathen möglichst selten angenommen werden, nur dann, wenn erscheinungsmäßig die größte Annäherung an echte Psychosen erreicht ist, also etwa bei einem reaktiven Beziehungswahn. Seltsame und verschrobene Meinungen und Anschauungen, die sich nicht aus einer Psychose ableiten lassen, berechtigen m. E. noch nicht zu einer Feststellung einer krankhaften Geistesstörung, so weit sie sich auch in ihrem logischen Gehalt von den üblichen Überzeugungen und Ansichten entfernen. Ich habe jedenfalls in solchen Fällen die Voraussetzungen des § 51 stets verneint, mich darauf beschränkt, die charakterologische Wurzel der betreffenden sonderbaren Inhalte aufzudecken und dem Gericht angesichts der konstitutionell abartigen Persönlichkeit eine mildere Beurteilung empfohlen.«[32]

Das Bestreben, sich seinen Vorgesetzten als unbestechlichen Diagnostiker und Gutachter zu empfehlen, ging diesem Psychiater offensichtlich der Rettung von Menschenleben vor. Die zitierten Auszüge aus den Berichten, Gutachten und Denkschriften stammen alle aus dem Zeitraum zwischen Herbst 1943 und Dezember 1944. Von Baeyer, der nach eigenen Angaben in die Wehrmacht eingetreten war, um sich »die Heimat zu erhalten«,[33] womit er ausdrücken will, daß er lieber die »innere Emigration« als die Flucht vor den Nazis ins Ausland gewählt hatte, mußte sich zu dieser Zeit längst darüber im klaren sein, daß der Krieg in absehbarer Zeit mit der Kapitulation der Wehrmacht und dem Zusammenbruch des Dritten Reiches enden würde. Gleichzeitig konnte es ihm als Gutachter nicht entgangen sein, wie sich die Militärgerichte mühten, den Soldaten den Glauben an den »Endsieg« durch die inflationäre Verhängung der Todesstrafe selbst bei Bagatelldelikten einzuhämmern. Eine weniger strikte Auslegung der auf den abstrusen sozialdarwinistischen Theorien der Neuropsychiatrie beruhenden Richtlinien zur forensischen Behandlung der »Psychopathen« hätte hier manches Leben retten können. Der Beratende Psychiater bei der Marine, Creutzfeld, versuchte z. B. in den letzten Kriegsmonaten, in vielen Fällen erfolgreich, Gutachten so lange wie möglich zu verschleppen, um die Angeklagten über das Kriegsende hinüberzuretten.[34] Vielleicht liegt der Schlüssel zu dieser unbarmherzigen Haltung von Baeyers, der sich sogar in einem gewissen Sinne zu den durch das Naziregime Verfolgten zählen konnte (er hatte jüdische Vorfahren[35]), in seinem Hang zur »militärischen Lebensform«, dem er in seinen Erinnerungen Ausdruck gibt: »Ich bin bis heute nicht mit mir einig geworden, ob der Entschluß, in Deutschland zu bleiben, richtig war, ob dieser Entschluß vor dem höchsten Richter standhalten kann. Den Militär- und Kriegsdienst als solchen aber habe ich nie als Schande angesehen, auch nicht als die Armeen und Flotten des Reiches einem verbrecherischen Führer gehorchten. Meinen Eintritt in die Armee habe ich nie als bloße Flucht aufgefaßt, sondern mich der militärischen Lebensform, dem Prinzip von Befehl und Gehorsam auch innerlich verbunden gefühlt.«[36]

Daß von Baeyer in seinem Lebensrückblick, in dem er übrigens seine Gutachtertätigkeit mit keinem Wort erwähnt, den »höchsten Richter« anruft, klingt in den Ohren dessen, der von dieser Tätigkeit weiß, eher zynisch. Ein Gutachter, der in Zweifelsfällen – und es handelte sich fast immer um Zweifelsfälle – die Unzurechnungsfähigkeit des Angeklagten konstatierte, setzte möglicherweise seinen wissenschaftlichen Ruf (als Vertreter der von Sozialdarwinismus und Rassenbiologie geprägten Neuropsychiatrie der Nazizeit) und, wenn es noch schlimmer kam, seine berufliche Stellung aufs Spiel. Letzteres war allerdings sehr unwahrscheinlich, da während des gesamten Krieges ein großer Mangel an einschlägig geschulten Militärpsychiatern herrschte.[37] Der Gutachter hatte also im Vergleich zum Begutachteten, für den es immer um Leben oder Tod ging, nicht allzu viel zu verlieren.

Von Baeyer hielt sich in seiner forensischen Tätigkeit nichtsdestoweniger unbeirrbar an die geltenden Richtlinien. Diese waren von der Heeressanitätsinspektion schon vor dem Krieg erarbeitet worden, um alle psychiatrischen Gutachter auf eine harte Gangart gegenüber den »Psychopathen« einzuschwören.[38] In den ersten Kriegsmonaten waren manche von ihnen dennoch von den Psychiatern offensichtlich zu großzügig behandelt worden: »Aus der beiliegenden [...] Liste [...] geht auch ohne Kenntnis des Falles und der Gutachten hervor, daß die Begutachtungstätigkeit daselbst in einer geradezu katastrophalen Weise das Kriegsrecht durchlöchert. Von 34 Angeklagten sind nur 6 als zurechnungsfähig bezeichnet worden. Aller Erfahrung nach wäre höchstens möglich, daß von 34 6 nicht zurechnungsfähig seien, wahrscheinlich erst 6 von 100«, klagte Wuth im Januar 1940 in einer Stellungnahme zu Gutachten im Bereich des Wehrkreisarztes XVII (Wien).[39]

Er verwies daraufhin noch einmal auf die oben erwähnten »Richtlinien«, in welchen auf die Anlegung strengster Maßstäbe gedrungen wurde. Zu »Psychopathen« Erklärte sollten den relativen Schutz, den der § 51 den Frontsoldaten möglicherweise bot, so gut wie überhaupt nicht mehr genießen: »Zu § 51 Abs. 1 und 2 ist zu bemerken, daß die psychopathische Eigenart allein kein Grund ist, § 51, 1 oder 2 zu bejahen, sondern daß Psychopathen – ganz gleichgültig, wie stark ihre Reaktionsbereitschaft oder ihre Hemmungslosigkeit ist – keinen Anspruch auf den Schutz dieser Paragraphen haben.«

Auch Jugendlichen sollte vor den Wehrmachtsgerichten keine Schonung mehr gewährt werden: »Das Jugendstrafrecht ist dadurch außer Kraft gesetzt, daß 16jährige, wenn sie die körperliche und geistige Reife des 18jährigen besitzen, nicht den Schutz des Jugendstrafrechts genießen und nicht wegen ihrer Jugend exculpiert werden dürfen.«

Ebenso sollte ein Soldat, der wegen »erblich bedingten Schwachsinns« aufgrund des Nazigesetzes »zur Verhütung erbkranken Nachwuchses« auf Betreiben eines Psychiaters sterilisiert worden war, vor ein Wehrmachtsgericht gestellt, kaum noch auf die Exkulpierung oder die Zubilligung mildernder Umstände hoffen können: »Die Tatsache, daß ein Angeklagter sterilisiert ist, kann allein keinen Grund dafür geben, ihm den § 51 Abs. 1 oder 2 zuzubilligen. Im übrigen finden sich gerade bei den Asozialen und Antisozialen nicht selten verschiedene Schwachsinnsgrade (vgl. Fahnenflucht, unerlaubte Entfernung u.a.m.). Diese von den Franzosen »débiles compliqués« genannten Formen sind die sozial gefährlichsten. Bei ihnen ist bezüglich der Erörterung des § 51,1 oder 2 der schärfste Maßstab anzulegen. § 51,1 dürfte wohl überhaupt nicht in Frage kommen. Zum mindesten müssen die nötigen Folgerungen zur Unschädlichmachung solcher Elemente wenigstens für die Kriegsdauer getroffen werden.«

Die wenigen, denen trotz alledem ein Gericht den § 51 zubilligte, sollten sich dessen keineswegs freuen dürfen. In den Richtlinien wurde die Praxis, wegen Unzurechnungsfähigkeit freigesprochene Soldaten einfach wieder zu ihrer Truppe zurückzuschicken, aufs schärfste kritisiert: »Die meisten Fehlbeurteilungen liegen darin, daß bei Zubilligung von § 52,1 oder 2 der Psychiater von sich aus keine weiteren Folgerungen angeregt hat. Vielfach geschah dies in der Meinung, § 42 b treffe für die Wehrmacht nicht zu. Im Gegenteil hierzu ist der Begriff der Gemeingefährlichkeit bei der Wehrmacht eher anzunehmen und ein viel strengerer Maßstab an denselben zu legen als bei der Zivilbevölkerung.«[40]

Nachdem dann, zusätzlich zu diesen Richtlinien, verfügt worden war, daß jedes psychiatrische Gutachten vor seiner Abgabe dem zuständigen Beratenden Psychiater vorzulegen sei, konnte Wuth im Sommer 1941 zufrieden konstatieren, daß in der Beurteilung der »Psychopathen« Einheitlichkeit erreicht sei. Von einer milden Begutachtung könne nun keine Rede mehr sein. Es bestehe zudem in diesem Punkt enge Fühlungnahme mit der Wehrmachtsrechtsabteilung.[41]

Begriffe wie »Gerechtigkeit« oder »ärztliche Verantwortung gegenüber dem anvertrauten Soldaten« kommen in diesen Richtlinien, Vorschlägen und Stellungnahmen überhaupt nicht mehr vor. Nichtsdestoweniger wurden sie von ihren Adressaten offensichtlich beherzigt, wie aus dem – allerdings nur noch recht spärlich vorhandenen – Material über die forensische Tätigkeit der Neuropsychiater im Zweiten Weltkrieg hervorgeht. Einige seiner Kollegen gingen in ihren Gutachten noch weit über von Baeyers vom Geist der Loyalität und der korrekten »Pflicht«erfüllung gegenüber Nazistaat und -wehrmacht getragene Beurteilungen hinaus. Damit hatten sie großen Anteil am Zustandekommen drakonischer Urteile der Wehrmachtsjustiz, der es erklärtermaßen in erster Linie um die Ausmerzung von »Psychopathen« und die Abschreckung potentieller »Wehrkraftzersetzer« und Fahnenflüchtiger ging. Form und Inhalt manches Gutachtens ließen kaum einen Zweifel daran, welchen Ausgang des Prozesses sein Autor sich wünschte.

So schilderte ein Stabsarzt Dr. Isemann in seinem Vortrag »Psychopathische Persönlichkeiten im Feld«[42] seinen Beitrag zur Vernichtung eines »Psychopathen«. In seinem Gutachten hatte er den Soldaten, der wegen Fahnenflucht vor Gericht stand, folgendermaßen charakterisiert: »absolute Lebensuntüchtigkeit [...]. Höhere Werte sprechen nicht einmal entfernt an. Seine Handlungen sind alle gegenwartsbestimmt. Eine charakterliche Steuerung auf längere Sicht fehlt. Als Motive kommen nur Ausweichreaktionen vor unlustbetonten Situationen und vitale Triebreaktionen vor. [...] Er entgleist nicht aus einem Drang zum Kriminellen, sondern aus Versagen.«

Über diese – für sich genommen zum damaligen Zeitpunkt für den so Beurteilten schon lebensgefährliche – Charakterschilderung hinaus stieß dieser Gutachter das Gericht gewissermaßen mit der Nase darauf, daß für einen solchen Täter nur die »Ausmerzung« entweder durch Hinrichtung oder durch Vernichtung im Konzentrationslager angemessen sein könnte: »Ich konnte daher dem Gericht nur sagen, daß für den Fall, daß das Gericht von der Todesstrafe absehen sollte, seine Unterbringung in einem polizeilichen Verwahrungslager nur in Frage käme. Ein solcher Mensch hat natürlich in der Armee auch nichts zu suchen. Er ist D. U.« Auf den nahliegenden Gedanken, daß an der ganzen Sache eigentlich die Musterungsärzte schuld waren, welche den Soldaten, wenn er denn überhaupt dem von ihm entworfenen Charakterbild entsprach, erst gar nicht als »kriegsverwendungsfähig« hätten beurteilen dürfen, kam Isemann nicht. Statt dessen beschloß er seine Schilderung mit einem Satz von für einen Arzt nahezu unglaublichem Zynismus: »Soviel ich weiß, hat das Gericht aber die Todesstrafe ausgesprochen und auch vollzogen und damit ihm viel Leiden und Qual erspart.« Er pries also den mit seiner tatkräftigen Hilfe ermordeten Soldaten glücklich, daß dieser durch seinen Tod nun vor weiteren Nachstellungen seitens der Militärjustiz, der Gestapo und der Neuropsychiatrie in Sicherheit wäre.

Isemann hielt mit den Motiven für seine gnadenlose Haltung gegenüber vermeintlichen »Psychopathen« nicht hinter dem Berg: »Grundsätzlich soll der Soldat mit seelisch-nervösen Störungen möglichst bei der Truppe verbleiben. Das hat natürlich den Zweck zu verhindern, daß sich hier ein Ventil auftut, durch das Schwächlinge und unsaubere Elemente nach hinten entweichen können. [...] eine Wiederholung der Schüttelepidemien des Weltkrieges werden wir nicht zulassen. [...] [der Truppenarzt] wird dafür sorgen müssen [...], daß durch die Minierarbeit der Psychopathen der gute Glaube an unsere gerechte Sache nicht vergiftet wird.«

Ähnlich argumentierte Prof. Ernst in einem Obergutachten zu einem

Prozeß wegen Fahnenflucht: »Seit dem 16. Lebensjahr auffallend unstet, zahlreiche, auch vormilitärisch, triebhafte Fluchthandlungen, jetzt wieder aus Feldstrafgefangenenabteilung davongelaufen. – Ausgesprochen hypophysär dysplastisch. Vorgeschlagen: Erscheinungen und Verhalten als krankhaft zu beurteilen, Wehrmachtsentlassung als v. U. 15/3, § 51,1 und 42b. Jedenfalls sichere Verwahrung [...] höchstens Todesstrafe sinnvoll, da Mittellösung praktisch undurchführbar und sicher Rückfälle bringt.« [43]

Obwohl die Wehrmachtsgerichte, wie wir inzwischen vor allem durch die Forschungsarbeiten von Messerschmidt und Wüllner wissen, die Erwartungen Hitlers mit der Verhängung von Zehntausenden von Todesurteilen mehr als erfüllten und mit dieser Schreckensbilanz sogar jene des berüchtigten Volksgerichtshofs um ein Vielfaches übertrafen, fühlten sich Neuropsychiater immer wieder bemüßigt, Kritik an zu »milden« Urteilen zu üben. So beklagte sich im Sommer 1943 Oberstabsarzt Prof. Dr. von Kogerer, Beratender Psychiater beim Stab Reservelazarett-Gruppe A, bitter bei der Heeressanitätsinspektion über das Urteil gegen den 25jährigen Gefreiten Leonhard R. – das zuständige Militärgericht hatte den Soldaten, über welchen die von Kogerer unterstehende psychiatrisch-neurologische Abteilung des Krakauer Reservelazaretts Tatbericht wegen bewußter Vortäuschung von Krankheitssymptomen erstattet hatte, zu 2 Jahren Gefängnis und Rangverlust verurteilt –: »Meiner Meinung nach wäre in diesem vollkommen klaren Falle wegen Zersetzung der Wehrkraft auf Todesstrafe zu erkennen und das Urteil womöglich allen Truppen bekanntzugeben gewesen. Wenn nach Verbüßung dieser Strafe der Krieg zu Ende sein sollte, so hätte der Mann seinen Zweck vollkommen erreicht. Würde der Krieg aber um diese Zeit noch andauern, dann wäre die außerordentlich milde Bestrafung für ihn geradezu ein Anreiz, es auf dieselbe Weise noch einmal zu versuchen.« [44]

Die Auslieferung von Patienten an den Henker mit Begründungen wie Verhinderung von Rückfällen oder Abschreckung anderer Soldaten vor der Übertretung der Militärgesetze markiert erneut einen Tiefpunkt der deutschen Medizin auf ethischem Gebiet. Die Militärpsychiatrie hatte erreicht, daß die am Anfang des Ersten Weltkrieges noch mit Mitleid und Anteilnahme bedachten psychischen Reaktionen sensibler Menschen auf das Grauen des Krieges zu einem Hinrichtungsgrund geworden waren. Die jahrzehntelange Diffamierung solcher

Menschen durch die Psychiater hatte ihren Eindruck auf die Militärjustiz – wie am Beispiel des Gesetzeskommentators und aktiven Wehrmachtsjuristen Schwinge gezeigt – nicht verfehlt. Einer von dessen Schülern, Ziemann, hatte aus seiner Lektüre der einschlägigen neuropsychiatrischen Literatur gar den Eindruck gewonnen, das Problem sei ganz einfach lösbar: »Es wird hier in einzelnen Fällen bei diesen Drükkebergern nichts anderes übrigbleiben, als solche Neurotiker zu erschießen, als ein für die anderen warnendes Beispiel. Dann wird es augenblicklich keine Zitterer und ähnliche Neurotiker mehr geben.«[45]

Es blieb nicht bei solchen Empfehlungen. Die Militärrichter setzten sie in die Tat um. Das Etikett »Psychopath« wurde vom Strafmilderungs- zum Strafverschärfungsgrund, in manchen Fällen sogar zum ausschlaggebenden Motiv für die Verhängung der Todesstrafe für Gesetzesverstöße, die sonst nur mit Freiheitsstrafen geahndet worden wären. So schrieb der Marinegerichtsrat Nieschling in seiner Eigenschaft als Rechtsgutachter zu einem Todesurteil gegen einen Marineinfanteristen, der sich gegenüber Kameraden erfreut über die katastrophale Lage der Wehrmacht im Kessel von Stalingrad geäußert hatte: »Das Todesurteil wird ohne Gnade zu vollstrecken sein. Das Bronchialasthma, unter dem der Verurteilte leidet, bietet keinen Grund zur Begnadigung. Die *psychosomatische Veranlagung* bietet keinen Milderungs-, sondern nur einen *Strafverschärfungsgrund* [...] Im übrigen würde der Verurteilte bei einer Begnadigung nur fortlaufend weiter der Volksgemeinschaft als Schädling zur Last fallen. Die Ausmerzung dieses Übeltäters ist zur Verhütung einer schädlichen Gegenauslese dringend geboten.«[46]

Die von den Neuropsychiatern gebetsmühlenartig wiederholte Assoziationskette »körperlich und/oder psychisch anfälliger Mensch = Minderwertiger/Psychopath = Asozialer/Volksschädling« war bei vielen der ohnehin ähnlich denkenden Militärjuristen nicht ohne Wirkung geblieben. Der psychiatrische Gutachter hatte in dem eben erwähnten Fall das Bronchialasthma des Angeklagten als psychisch verursacht bezeichnet, was nach der herrschenden neuropsychiatrischen Lehre nichts anderes als »anlagebedingt« bedeutete. Das hatte sowohl dem Richter als auch dem Rechtsgutachter genügt, den Soldaten wegen einer Lappalie dem Henker zu überantworten.

Die »Überzeugungsarbeit« der Neuropsychiater war bei den Militärjuristen so erfolgreich gewesen, daß diese sich in manchen Fällen sogar mit psychiatrischen Argumenten über ein für den Angeklagten positives Gutachten hinwegsetzten. In dem von Messerschmidt und Wüllner[47] geschilderten Fall des 18jährigen Oberschützen Paul Sk. hatte der psychiatrische Gutachter das Vorliegen der Voraussetzungen des § 51,2 festgestellt. Der Rechtsgutachter, Kriegsgerichtsrat Plaßmann, wischte dies u. a. mit folgenden Worten beiseite: »Der Angeklagte bedeutet für die Allgemeinheit zudem nur eine Belastung. Er leidet an angeborenem Schwachsinn und müßte sterilisiert werden. Es besteht kein Anlaß, das Leben eines solchen Menschen dadurch zu erhalten, daß seine Tat milder beurteilt wird. Ich [...] bitte das Urteil zu bestätigen und die Vollstreckung anzuordnen.«

6. Militärpsychiatrie nach dem Zweiten Weltkrieg

»Ein Leben der Arbeit im Dienst leidender Mitmenschen«: Personelle und ideologische Kontinuität nach 1945

Am Ende des Zweiten Weltkrieges offenbarte sich vor den Augen einer entsetzten Weltöffentlichkeit die Schreckensbilanz der deutschen Medizin im Nationalsozialismus, an der die Psychiatrie einen großen Anteil gehabt hatte. Psychiater waren an herausragender Position an der geistigen Vorbereitung, der Formulierung und der Ausführung des »Gesetzes zur Verhütung erbkranken Nachwuchses« beteiligt gewesen; sie hatten das Leben Zehntausender Menschen für »unwert« befunden und sie entweder selbst getötet oder sie dem Tod durch die Hand anderer überantwortet. Sie hatten sich als Militärpsychiater an den verbrecherischen Angriffskriegen der Nazis aktiv beteiligt und sich dabei als »Maschinengewehre hinter der Front« betätigt.

De Crinis vergiftet sich am 1. Mai 1945.[1] Carl Schneider tötete sich im Dezember 1946 selbst, nachdem er verhaftet worden war.[2] Beide Suizide erscheinen, wenn sie aus Angst vor schwerer Bestrafung erfolgt sein sollten, voreilig, denn für kaum einen ihrer überlebenden Kollegen sollte die Tätigkeit zwischen 1933 und 1945 strafrechtliche Folgen haben. Im Gegenteil: Sie sind »sehr anständig herausgekommen«,[3] d. h., sie wurden nicht bestraft und wurden – wie Pohlisch, auf dessen Verfahren sich diese Aussage von Bürger-Prinz bezieht – bald nach dem Krieg wieder in Amt und Würden eingesetzt.

Pohlisch hatte sich in dem Prozeß, der gegen ihn 1948 angestrengt worden war, als Wortführer gegen die »Euthanasie« dargestellt, durch dessen Eingreifen Tausende gerettet worden seien. Das Gericht hatte ihm dies trotz gegenteiliger Zeugenaussagen geglaubt und ihn freigesprochen, worauf er auch sein Ordinariat zurückerhielt.[4]

Auch der Karriere seines langjährigen Mitarbeiters Panse schadete seine Tätigkeit als T4-Gutachter nicht, ebensowenig seine militärpsychiatrischen Aktivitäten. Er brachte es in der Bundesrepublik zum ordentlichen Professor und zum Leitenden Direktor der Psychiatrischen Klinik des Rheinischen Landeskrankenhauses. In dem Nachruf der Klinikleitung bei seinem Tod 1973 heißt es: »Ein Leben der Arbeit im Dienst leidender Mitmenschen [...] ist vollendet.«[5]

Bürger-Prinz, der ein Schreckensregiment über die psychisch dekompensierten Soldaten in seinem Wehrkreis geführt, als Dekan der Medizinischen Fakultät in Hamburg deren gesamten Betrieb auf die Unterstützung des »totalen Krieges« der Nazis ausgerichtet hatte[6] und auch tief in die Sterilisation und Tötung von Patienten verstrickt war,[7] blieb nach kurzen Auseinandersetzungen an der Fakultät im Amt.[8] Er überstand im Lauf der Jahre noch einige weitere für ihn hinsichtlich der Aufdeckung seiner Vergangenheit gefährliche Situationen mit Glück und dreisten Falschaussagen und feierte sich selbst unwidersprochen in seiner Autobiographie[9] als Wohltäter der Menschheit.

Die Tätigkeit dieser Ärzte als Militärpsychiater spielte bei den eher halbherzigen Versuchen, Licht in die dunkle Vergangenheit der deutschen Psychiatrie zu bringen, ohnehin keine Rolle. Deren Mitarbeit bei der Ausführung der Verbrechen der Nazis gegen ihre Patienten ließ die Folterung psychisch dekompensierter Soldaten in den Hintergrund treten. In den Quellen finden sich auch keine Hinweise auf ein gerichtliches Vorgehen ehemaliger Patienten der Militärpsychiater gegen ihre Peiniger wie nach dem Ersten Weltkrieg.

So glimpflich davongekommen, sahen diese Psychiater noch nicht einmal einen Anlaß, ihr Menschenbild zu korrigieren. Auch Kretschmer, der zwar nicht an den Verbrechen der Psychiatrie des Dritten Reiches beteiligt war, jedoch einiges zu den theoretischen Grundlagen der »Hysterikerbehandlung« beigetragen und die der »Kaufmann-Kur« ähnliche »Protreptik« (siehe unten) entwickelt hatte, konnte, ohne Kritik fürchten zu müssen, in der ersten Nachkriegsauflage seines Buches »Hysterie, Reflex und Instinkt«[10] Sätze wie die folgenden stehen lassen: »Die Sozialhysterien stellen vorwiegend eine Auswahl biologischer Minusvarianten von verminderter Lebenstüchtigkeit dar« (S. 46). Und: »Wir sahen [...] ein Heer von undifferenzierten Defektmenschen, Schwachsinnigen, Prostituierten, Kriminellen« (S. 59).

»Der Arzt wird bei den Untersuchungen den mangelnden Wehrwillen oft genug spüren.« Das Sanitätswesen bei der Gründung der Bundeswehr

Die Planer der deutschen Wiederbewaffnung konnten mit der Unterstützung eines medizinischen Establishments an den Universitäten und anderen Institutionen rechnen, das sich weder personell noch in seinem Menschenbild allzusehr von dem des Krieges unterschied. Von dem Widerstand gegen die Wiederbewaffnung, der sich damals in der Bevölkerung regte, war von dieser Seite nichts zu spüren. Die Schrift des ehemaligen Wehrmachtarztes Hawickhorst »Der Arzt in der soldatischen Gemeinschaft« zeigt seine und seinesgleichen Besorgnis über diese Stimmung in der Bevölkerung. Er beklagt darin, aus der »Deutschen Soldatenzeitung« zitierend, »daß noch zehn Jahre nach der Katastrophe der ›Antimilitarismus‹, in Wahrheit der Haß gegen das Soldatische überhaupt, sich in größter Bewegungsfreiheit in Presse, Film und Rundfunk austoben könne«.[11] Als Folge dieser antimilitaristischen Haltung in der Öffentlichkeit sah Hawickhorst bereits von vornherein »Wehrwillen« und »Wehrkraft« der Jugend gefährdet: »Es dürfte kein Zweifel darüber bestehen, daß vor dem Kriege der Wehrwille im Volke vorhanden war. Der Militärarzt konnte damals schon bei Musterungen feststellen, daß diese Wehrfreudigkeit existierte. [...] Die heutige Jugend ist zum großen Teil nicht gewillt, eine Uniform anzuziehen. Sie ist weder seelisch noch körperlich für den Dienst mit der Waffe vorbereitet. [...] Der Arzt wird bei den Untersuchungen den mangelnden Wehrwillen oft genug spüren.«[12] Hawickhorst plädierte dafür, ein möglichst enges Netz zwischen ziviler und Militärmedizin zu knüpfen, um diesen Flucht- und Verweigerungstendenzen entgegenzuwirken.

Der wichtigste Schritt zur Verknüpfung ziviler und militärischer Medizin in der Bundesrepublik war die Gründung des »Wissenschaftlichen Beirats für das Sanitäts- und Gesundheitswesen beim Bundesminister der Verteidigung« (Wehrmedizinischer Beirat) als Nachfolgeorganisation des »Wissenschaftlichen Senats« an der Kaiser-Wilhelm-Akademie und des 1934 gegründeten »Wissenschaftlichen Senats für das Heeres-Sanitätswesen«. Die Sanitätsinstitutionen der Bundeswehr arbeiten bis heute eng mit den medizinischen Fakultäten der zivilen Universitäten zusammen.

Wie schon bei der Reichswehr und der Wehrmacht ging es auch beim

Sanitätswesen der Bundeswehr wieder in erster Linie um die »Schlagkraft der Armee«: »Kriegsärztliche Tätigkeit ist ein wesentlicher Beitrag zur Erhaltung der Schlagkraft einer Armee. Ein Sanitätsdienst, der nicht auf der Höhe und nicht erfolgreich ist, stellt eine Truppenführung vor unüberwindliche Schwierigkeiten.« [13] Hawickhorst unterstreicht die gewünschte Kontinuität mit einem Zitat aus der Kriegssanitätsvorschrift der Wehrmacht: »Die Gewißheit, im Falle einer Verwundung oder Krankheit gut versorgt zu werden, stärkt den Kampfgeist der Soldaten.« [14]

Ärztliches Helfen und Heilen kommt in den Veröffentlichungen des Bundeswehrsanitätswesens der 50er Jahre wieder nur in seiner Funktion als Unterstützung der Führung bei dem Verfolgen von deren Zielen vor. Die sich aus dem Hippokratischen Eid ergebende Verpflichtung des Arztes gegenüber dem Individuum Soldat, deren Diskussion nach den entsetzlichen Erfahrungen der ersten Hälfte des Jahrhunderts vor der Gründung einer neuen deutschen Armee dringend erforderlich gewesen wäre, wird in die Sonntagsreden und die Hochglanzbroschüren des Bundeswehrsanitätswesens verbannt. In den Veröffentlichungen während des Aufbaus der Bundeswehr kommt das Wehrmachtssanitätswesen nur in Geschichten über heroische Leistungen der dort tätigen Ärzte und Sanitäter beim Meistern fast unüberwindlicher Schwierigkeiten vor.[15] Eine Darstellung der Militärpsychiatrie der Vergangenheit wurde von den Bundeswehrpsychiatern ängstlich vermieden. Als ob es eine deutsche Wehrpsychiatrie erst ab 1955 gegeben hätte, erwähnt Rudolf Brickenstein 1984 in einem Vortrag über den »Standort der Wehrpsychiatrie«,[16] in dem er einen kurzen Rückblick auf deren Entstehung gibt, die deutsche Militärpsychiatrie mit keinem Wort und beschränkt sich auf die Entstehungsgeschichte der französischen und der russischen.

Bundeswehrpsychiatrie

»Wenn sich Soldaten auffällig absondern, nicht recht einordnen können, im Übermaß gegen vermeintliche Ungerechtigkeit ankämpfen oder es wiederholt an der nötigen Disziplin fehlen lassen, ist eine nervenärztliche Untersuchung erforderlich.«[17] Mit dieser Aussage ist die neue/alte Aufgabenstellung der Militärpsychiatrie erneut klar umrissen: Wer sich an die vom Prinzip Befehl und Gehorsam dominierte Struktur der Armee nicht anpassen kann oder will, ist psychisch gestört und muß entsprechend untersucht und behandelt werden. Denn, so heißt es in dem zitierten Text des Wortführers der Bundeswehrpsychiatrie weiter: »Von einem geistig gesunden und intakten Soldaten kann man verlangen, daß er seine persönliche Verärgerung unterdrückt und beherrscht, auch wenn er von einem unsympathischen Vorgesetzten einen ihm unangenehmen Befehl erhält, dessen Notwendigkeit er nicht einzusehen vermag, und daß er dennoch diesen Befehl ausführt.«[18] Eine bemerkenswerte Definition geistiger Gesundheit, die aber die Intentionen der Bundeswehrpsychiater deutlich macht: Die Bundeswehr sollte mit ihrer Hilfe von »Störern« und »Versagern« entlastet werden. Sie war nicht mehr wie die Wehrmacht im Krieg auf jeden einigermaßen brauchbaren Mann angewiesen.

Von Baeyer, im Krieg einer der Spezialisten für »Psychopathie«, hatte sich damals noch energisch für eine möglichst weitgehende Verwendung von »Psychopathen« in der Armee ausgesprochen: »Aber wenn auch der Abgang ausgesprochener Psychopathen an sich tragbar wäre, so würde doch die Entbindung körperlich gesunder und keineswegs geisteskranker oder schwachsinniger, sondern einzig und allein charakterlich abnormer Menschen von ihrer vaterländischen Pflicht auf zahlreiche andere, zwar nicht gerade psychopathische, aber ethisch, willensmäßig oder erzieherisch nicht ganz gefestigte Wehrpflichtige einen höchst unheilvollen Einfluß ausüben. [...] Ebensowenig wie nach unseren heutigen Anschauungen der Charaktermangel die Verantwortlichkeit für begangenes Unrecht aufhebt, ebensowenig ist er imstande, das Recht und die Pflicht des Wehrdienstes hinfällig zu machen – von gewissen Ausnahmen abgesehen. Endlich ist auch der Rolle des Wehrdienstes als eines der wichtigsten und wirksamsten Mittels der Volkserziehung zu gedenken.«[19] Solche Ansichten mochte er nun als Mitglied des »Wehrmedizinischen Beirats« nicht mehr äußern, sondern trug der geänderten Funktion der neuen deutschen Armee Rechnung: »In den modernen hochtechnisierten Streitkräften gibt es keine anspruchlosen, halbverborgenen Pöstchen mehr, in denen ein intellektuell Minderbegabter, ein zu abnormen Reaktionen neigender Neurotiker oder ein Mann mit einem blanden hebephrenen Defektzustand unauffällig beschäftigt werden könnte.«[20] Dennoch wollte er nicht auf alle »Psychopathen« verzichten, weil nach seiner Auffassung bei: »manchen psychopathisch-neurotischen Grenzzuständen oder Lebenskrisen, denen junge Leute in ihrer Persönlichkeitsentwicklung so häufig ausgesetzt sind, der Militärdienst auch einmal einen heilsamen, entwicklungsfördernden Faktor darstellt«.[21] In dem zitierten Aufsatz, eine Art Grundsatzpapier der Bundeswehrpsychiatrie, handelt von Baeyer, inzwischen Direktor der Psychiatrischen Universitätsklinik Heidelberg, die weiteren bekannten Themen ab: Die »Simulanten« will er nicht in der Armee haben, weil sie »in aller Regel psychisch hoch abnorme, schwer psychopathische, manchmal auch schwachsinnige Persönlichkeiten« seien.[22] Auf einem Gebiet hat sich jedoch auch 23 Jahre nach Kriegsende nichts geändert. Sollte es in einem zukünftigen Krieg zu einem »Massenanfall psychoreaktiver Störungen« kommen, empfiehlt von Baeyer die »bewährten Vorbeugemaßnahmen« und »wirkungsvollen Behandlungsmaßnahmen aus dem reichen Erfahrungsschatz der deutschen Militärpsychiatrie« und fährt fort: »Solche Maßnahmen [...] laufen im wesentlichen auf eine möglichst frontnahe Behandlung derartiger Zustände hinaus, von denen die allermeisten einer raschen Rückkehr zur Einheit nicht im Wege stehen.«[23]

Auch in der zivilen Psychiatrie und Psychotherapie wurden diese brutalen Methoden wieder propagiert. Stransky entwickelte eine »Subordinations-Autoritäts-Relations-Therapie«, die nicht nur auf den Verfahren Kaufmanns, Nonnes, Kehrers, Panses und anderer, sondern auch ganz offensichtlich auf dem »Führerprinzip« des Dritten Reiches basiert: »Es schadet nicht, ja es kann nur nützen, wenn man dabei, wie ich dies seit Jahren praktiziert habe, nach kurzer Einleitung, je nach Eigenart und Geschlecht des Patienten (weibliche Personen sind dabei fast stets [...] besonders empfänglich und sogar dankbar) zu einer energischen, ja drastischen Tonart übergeht und dem Klienten plausibel macht, daß er vorerst eine Art Zögling oder ›Rekrut‹ sei, [...] der Arzt gleichsam sein Offizier, die ›Flügelcharge‹, der Schwimmlehrer, der Bereiter[24] (der letztere Vergleich stammt von Kehrer), dem er sich unterzuordnen habe.«[25]

Wolfgang Kretschmer propagiert die »Protreptik« Ernst Kretschmers, deren Vorbilder in der »straffen Dressur der Tiere, im militärischen Drill, in manchen strafrechtlichen Korrekturmethoden früherer Jahrhunderte, in massenpsychologischen Polizeikniffen (Feuerwehrspritze bei Volksaufläufen) und im Wasserguß auf die hysterische Frau«[26] bestünden. Als Grundlagen der Protreptik dienen das Zwangsexerzieren Kehrers und die »Kaufmann-Kur«. Die Methode komme vor allem für »primitive, robuste, naive, wenig kritische, autoritativ beeindruckbare Menschen in Frage«.[27] Kretschmer macht deutlich, wo das Hauptanwendungsgebiet dieses neuen/alten Verfahrens liegt: »Die klassische Situation ist der nationale Krieg, der klassische Anwendungsbereich die Armee. Aber auch im modernen politisch-weltanschaulichen föderativen Krieg läßt sich die protreptische Methode nicht entbehren, um asthenische, hysterische und ähnliche Reaktionen zu beseitigen, wie der Koreakrieg zeigte.«[28]

Was die Bundeswehrpsychiater und die Mitglieder des Wehrmedizinischen Beirats beinahe ängstlich vermieden, die Darstellung der »Therapie«methoden für »Kriegsneurosen« im Zweiten Weltkrieg, wurde in den zivilen Veröffentlichungen der Psychiatrie offen, wenn auch beschönigend und verharmlosend dargestellt. Elsässer zum Beispiel, der ehemalige Assistent Panses, schildert seine Ensener Tätigkeit der Jahre 1941 bis 1945 freimütig im Handbuch »Psychiatrie der Gegenwart«.[29] Als Grund für die Anwendung des Panseschen Verfahrens, das er an sich selbst ausprobiert hat und als »den ganzen Körper aufwühlendes Erlebnis«[30] beschreibt, gibt er Zeitmangel an. Andernfalls wären in einem Teil der Fälle »analytische Psychotherapie, narkoanalytische Behandlungen oder Hypnose«[31] möglich gewesen; eine aller neuropsychiatrischen Grundhaltung und Praxis hohnsprechende Beschönigung der damaligen Praxis. Auch im weiteren Text tut Elsässer so, als ob die Wahl zwischen der analytischen Psychotherapie und dem Panseschen Verfahren damals ernsthaft erwogen worden wäre. Psychotherapie sei deshalb nicht möglich gewesen, weil man in einem Krieg »gegen die Wünsche des Patienten therapieren«[32] müsse.

In dem Elsässers Bericht vorausgehenden Einleitungsartikel zum Abschnitt »Kriegspsychiatrie« des Handbuchs lobt Jung die »positiven Auswirkungen«, die der Krieg auf den Menschen habe. Krieg erzeuge »soziale Anpassung bei Menschenmassen und könne auch beim Einzelnen wertvolle Leistungen provozieren«. Die beiden Weltkriege hätten auch »technische und wissenschaftliche Leistungen beschleunigt, die ohne den kriegsbedingten Einsatz aller Kräfte und Mittel sich langsamer vollzogen hätten«. Der Psychiatrie hätten die beiden Kriege »neue Behandlungsmethoden und Erfahrungen«[33] gebracht. Die Früchte dieser Erfahrungen, die Methoden der Kollegen Kaufmann, Kehrer, Nonne, Panse, Bürger-Prinz, Brockhausen und anderer, zu schildern vermeidet Jung wohlweislich. Statt dessen erzählt er das Märchen, daß die »Psychiatrie [...] vor allem durch eine auf persönlichen Erlaß Hitlers [...] im Geheimen organisierte Tötung *betroffen*« worden sei.[34]

Es wurde jedoch bald klar, daß die Bundeswehrpsychiatrie nicht losgelöst von der politischen und gesellschaftlichen Entwicklung der Bundesrepublik an ihren alten Einstellungen festhalten und ihre »bewährten« Rezepte und Methoden propagieren konnte. Ihre Entwicklung kann über weite Strecken anhand der Veröffentlichungen einer ihrer wichtigsten Figuren, des bereits zitierten Bundeswehrpsychiaters Rudolf Brickenstein, nachgezeichnet werden. Brickensteins militärpsychiatrische Veröffentlichungen umspannen einen Zeitraum von mehr als einem halben Jahrhundert. Bereits seine Dissertation aus dem Jahr 1943 war einem Thema aus diesem Gebiet, dem Suizid in der Wehrmacht, gewidmet und atmete den Geist jener Zeit: »Bei der Gruppe der ›Schlappen‹, die als solche im zivilen Leben meist nicht erkannt werden, hat tatsächlich der militärische Dienst eine steigernde Wirkung auf die Selbstmordneigung. Jedoch besteht meist kein Grund, solchen Soldaten allzusehr nachzutrauern. Sie wären immer lebensuntüchtig gewesen, und für das Volksganze ist das Erbgut solcher Menschen nicht nur wertlos, sondern schädlich.«[35]

Auch wenn er sich nicht mehr so drastisch ausdrücken kann, hat sich seine Haltung gegenüber Soldaten, die einen Suizidversuch unternehmen, auch 1980 noch nicht wesentlich geändert. Besonders verächtlich erscheinen ihm Soldaten, die einen solchen vortäuschen. Diese strebten nur eine »Verbesserung der Lebensbedingungen« an und spekulierten »auf Schuldgefühle der Vorgesetzten, des Truppenarztes, der Familie, der Freundin oder sogar des Pfarrers«. Auch wenn er es nicht so ausdrückt, gemeint sind wieder die »Minderwertigen«, nämlich die, welche sich durch »Kontaktarmut, Haltschwäche, intellektuelle Insuffizienz, Mangel an Belastbarkeit, Reifungskrisen und seelische Fehlhaltungen« auszeichnen. Ursachen für ernstgemeinte Suizidversuche seien »vorwiegend psychopathologische Persönlichkeitsmerkmale, wie konstitutionelle Abnormalität, seelische Fehlentwicklung und Fehlhaltung«.[36]

Gegen eine Aufnahme Homosexueller in die Bundeswehr spricht

sich Brickenstein noch in den späten 60er Jahren, als eine Liberalisierung oder Abschaffung des § 175 längst diskutiert wurde, mit Nachdruck aus. Die Begründung strotzt von Vorurteilen: »Homosexuelle Pervertierte sollten als dauernd wehrdienstuntauglich beurteilt werden, weil sie die Disziplin und damit die Kampfkraft der Truppe dadurch schädigen, daß sie durch ihr von sexueller Spannung und Lust, Furcht vor Entdeckung, Mißtrauen und Leid diktiertes Verhalten das in einer soldatischen Gemeinschaft unentbehrliche Vertrauen dauernd erheblich stören. [...] Meist kommt es bei echt Pervertierten, ähnlich wie bei Süchtigen zu einem allmählichen Verfall der Persönlichkeit.«[37] Nach der Liberalisierung der einschlägigen Gesetzgebung mag allerdings auch Brickenstein seine Ablehnung nicht mehr aufrechterhalten: »Homosexuell veranlagte Männer sind grundsätzlich geistig ebenso tauglich für den Wehrdienst wie heterosexuelle. Sie müssen lediglich von bestimmten Verwendungen, wie solche, die ein besonderes Maß an Vertrauen erfordern, ausgeschlossen werden.«[38]

Einen breiten Raum in Brickensteins Arbeit nehmen Prophylaxe und Bekämpfung panischer Reaktionen ein. Er und seine Kollegen trugen damit vor allem den erwarteten psychischen Reaktionen der Truppe und der Bevölkerung beim Einsatz taktischer und strategischer Atomwaffen Rechnung. Die Vorarbeit hatte Panse in den 50er Jahren geleistet, indem er Erlebnisberichte von Luftkriegsopfern, aber auch seine Erfahrungen mit »Kriegsneurotikern« im Zweiten Weltkrieg ausgewertet, dabei aber »vergessen« hatte zu erwähnen, was er und seine Kollegen mit diesen angestellt hatten.[39] Brickenstein entwickelte einen ganzen Katalog von Maßnahmen zur Verhütung und Bekämpfung von Panikreaktionen.[40] Der bizarrste Vorschlag besteht darin, die Richtung einer in Panik flüchtenden Truppe so zu ändern, »daß der Paniksturm gegen den Feind erfolgt«.[41]

Die Veränderung der Einstellung der Jugend gegenüber Staat und Gesellschaft, die mit der Studentenbewegung der 60er Jahre einherging, hatte auch massive Auswirkungen auf die Bundeswehr: Die Jugend stellte Sinn und Zweck der Armee in Frage. Die Zahl der Kriegsdienstverweigerer nahm rapide zu. Die Wehrmedizin reagierte darauf mit Beschwörungen der »guten alten Zeit«, wie zum Beispiel der ehemalige Sanitätsinspekteur der Bundeswehr Albrecht. In seiner Jugend gab es »über bestimmte Grundvorstellungen [...] keine Debatte: Vaterland, Nation und das Reich waren unantastbare Begriffe. Heute gehört es insbesondere in intellektuellen Kreisen beinahe zum guten Ton, keine Tabus mehr anzuerkennen, jeden Idealismus zynisch in den Schmutz zu ziehen und letztlich alles in Frage zu stellen. Irgendwo ist die Grenze, und ich bin überzeugt, daß diese Grenze bald erreicht ist, wenn dieser Staat überleben will. [...] So darf die Bundeswehr nie in Frage gestellt werden.«[42]

Das von den Bundeswehrpsychiatern »Wehrunwilligkeit« genannte Phänomen nahm im wehrpsychiatrischen Schrifttum bis in die 80er Jahre einen breiten Raum ein und veranlaßte die Bundeswehr auch, Studien bei zivilen Psychiatern, Psychologen und Psychoanalytikern in Auftrag zu geben.[43] Intern verfuhr man nach bewährtem Muster: man pathologisierte die kritische Haltung der jungen Leute: »Einige Autoren beschrieben die häufig beobachtete Neigung zum Ausweichen vor jeder Anstrengung sowie zur unmittelbaren Befriedigung anstelle langfristiger Zielsetzung als das Symptom sich verbreitender sozialer und emotionaler Verwahrlosung.«[44] Auch die Stimmen, welche die alten Zeiten beschworen, waren nicht verstummt: »Das Ideal des Soldatentums war zur damaligen Zeit noch intakt [...], wichtig erscheint dabei aber zu betonen, daß die NS-Ideologie nicht gegen eine antimilitaristische und somit *vergiftete Umweltgesinnung* anzukämpfen brauchte, sondern an die Traditionsverbundenheit der deutschen Armeeführung anknüpfen konnte. [...] Wehrbedürfnis und Selbstwertglaube, *Selbstbeherrschung als erster Schritt zum Heldentum*, Volksverbundenheit als sozial-ethische Wehrtugend, *Wehrwilligkeit und Wehrdankbarkeit*, Corpsehre und Traditions-Ehrfurcht, alle diese Begriffe erscheinen dem jungen Soldaten von heute natürlich als Fremdwörter, da die gesamte Wertewelt seit Ende des 2. Weltkrieges ins Wanken geraten ist, zumal es auch Mode geworden ist, alles in Frage zu stellen.«[45]

Ab Mitte der 80er Jahre änderte sich der Ton der Militärpsychiatrie in der Bundeswehr. Sogar Brickenstein war kaum wiederzuerkennen: In einem Vortrag vor dem Schweizerischen Arbeitskreis Militär- und Sozialwissenschaften[46] nannte er die Wehrpsychiatrie mehrfach eine »rein ärztlich humanitäre Disziplin« und sah die Arbeit des Wehrpsychiaters vorwiegend darin, »möglichst *viele* Soldaten vor den unvermeidlichen Belastungen des Wehrdienstes und evtl. auch des Einsatzes im Krieg zu schützen, daß sie dadurch keinen oder doch nur möglichst geringen psychophysischen Schaden erleiden«.[47] Für diesen recht abrupten Sinneswandel lassen sich mehrere Gründe anführen:

– Die Militärpsychiatrie war in den 80er Jahren in die Kritik der ärztlichen Friedensbewegung, besondere der IPPNW,[48] geraten, die zuletzt darin gipfelte, daß Militärpsychiatrie auch das Ziel gehabt hätte und habe, Soldaten die Tötungsangst abzutrainieren und sie damit zu potentiellen Mördern zu machen.
– Durch die neue Waffentechnik und neue Kriegsszenarien waren nunmehr verfeinerte Formen der Selektion und des Trainings erforderlich geworden, die den Methoden der Gruppendynamik, der Personalpsychologie und der Menschenführung in Großunternehmen näher stehen als den in zwei Weltkriegen entwickelten offen brutalen Praktiken der »klassischen« deutschen Militärpsychiatrie.
– Durch den Generationswechsel in der zivilen Psychiatrie wären auch nicht mehr genügend Ärzte bereit, sich für diese Methoden zur Verfügung zu stellen. Der frühere nahtlose Übergang – personell und ideologisch – zwischen Zivil- und Militärpsychiatrie existiert nicht mehr.

Dennoch wäre es wohl falsch, die Militärpsychiatrie als Phänomen der ersten Hälfte des Jahrhunderts abzutun, das nur noch das Interesse von Medizin- und Militärhistorikern verdient. Die »bewährten« Methoden der »frontnahen« Behandlung sind nach wie vor gültig. Sie wurden von der amerikanischen Militärpsychiatrie weiterentwickelt und in den Kriegen und Militäraktionen der USA angewendet und verfeinert. Ihre Prinzipien (immediacy, expectancy, simplicity and centrality) sind mit denen der deutschen Militärpsychiatrie der beiden Weltkriege eng verwandt:
– *immediacy:* Behandlung möglichst schnell und möglichst nahe an der Front, um den inneren Konflikt des Soldaten zwischen seinem Bestreben, von der Front wegzukommen, und der von ihm empfundenen Verpflichtung, seine Kameraden nicht im Stich lassen zu dürfen, zu schüren und im Sinne der Armee zu beeinflussen.
– *expectancy:* Das Personal der militärpsychiatrischen Einrichtung soll durch Einstellung und Verhalten dem Soldaten klarmachen, daß er in Kürze wiederhergestellt sein werde und seine Symptome keine Möglichkeit bieten, aus der Kampfzone oder gar der Armee entlassen zu werden.
– *simplicity:* Diagnose und Therapie sollen möglichst einfach sein, einerseits erzwungen von den Gegebenheiten der Kriegssituation,

andererseits, um dem Soldaten den Glauben zu nehmen, er sei schwer krank.

- *centrality:* Alle an der Front auftretenden Fälle sollen zentral speziell ausgebildeten Militärpsychiatern vorgestellt werden, um Entlassungen durch ungeschultes Personal, das möglicherweise Mitleid mit den Patienten hat, zu verhindern und dem Soldaten die Simulation von Krankheiten zu erschweren.[49]

Die Techniken mögen subtiler geworden sein: »Kaufmann-Kur« und »Pansen« sind heute weder durchsetzbar noch funktional. Doch könnten sich die Psychotechniken je nach politischer und militärischer Großwetterlage wieder ändern. Wie ein zukünftiger Krieg aussehen könnte, ist heute schwer vorhersehbar. Die Geschichte läßt hier wenig Raum für Illusionen darüber, daß sich die Militärpsychiater unter dem Druck politisch-militärischer Sachzwänge prinzipiell anders als in der Vergangenheit verhielten.

Anhang

Anmerkungen

Zu Kapitel 1:

1 Vgl. Kröner 1992.
2 Ring 1962, S. 32.
3 Zitiert nach ebenda, S. 122.
4 Zitiert nach ebenda, S. 49.
5 Von frz. pépinière = Baumschule. Die Absolventen der Pépinière und auch der beiden Nachfolgeorganisationen »Kaiser-Wilhelms Akademie für das militärärztliche Bildungswesen« (1895–1918), »Militärärztliche Akademie« (1934–1945) nannten sich scherzhaft »Piephähne«.
6 Schlesische Kriegstagebücher aus der Franzosenzeit 1806/1815, zitiert nach Ring 1962, S. 103.
7 Vgl. Grundhewer 1987, S. 30.
8 Billroth, zitiert nach Ring 1962, S. 122.
9 Vgl. Grundhewer 1987, S. 31.
10 Vgl. ebenda, S. 32 f.
11 Vgl. ebenda, S. 37 ff.
12 So äußerte der Rektor der Berliner Universität, der Physiologe Du Bois-Reymond, in einer Rede zum Kriegsausbruch im August 1870: »Wenn wir seit dem Tage der Entscheidung keinen anderen Gedanken haben als Krieg, Krieg, Krieg; Krieg bis aufs Messer, Krieg nun aber auch bis zum letzten Blutstropfen, bis auf den letzten Taler gegen diese wandelnde Lüge, das zweite Kaiserreich, gegen dies unsittliche friedensmörderische Volk der Franzosen!« Zitiert nach Hubenstorf 1987, S. 45 f.
13 Vgl. Walser 1967, S. 105 ff.
14 Zahlen nach Bleker/Schmiedebach 1987, Anhang S. 259 ff.
15 Dieser Annäherungsprozeß ist detailliert bei Hubenstorf 1987, S. 49 ff. beschrieben.
16 Vgl. Schmiedebach 1987 (I), S. 94 f.
17 Kratz 1872, S. 1.
18 Ebenda, S. 2.
19 Alle Zitate ebenda, S. 1 f. (Hervorhebung von uns, d. A.).
20 Schmuhl (1987, S. 50) weist darauf hin, daß der Sozialdarwinismus auf einem Zirkelschluß beruht: Darwin hatte den der Gesellschaftstheorie von Thomas Malthus entstammenden Begriff »struggle for existence« auf die Natur übertragen und zu einer der Grundlagen seine Deszendenztheorie gemacht. Die Sozialdarwinisten entlehnten diesen Begriff wiederum aus der Darwinschen Naturlehre, um damit gesellschaftliche Phänomene zu erklären.

21 Alle Zitate aus Ploetz 1895, S. 147.

22 Vgl. Nicolai 1919. Nicolai, dessen bemerkenswerte Biographie Zuelzer (1981) verfaßt hat, war einer der ganz wenigen deutschen Ärzte jener Epoche, die sich entschieden gegen den Chauvinismus und den Militarismus ihrer Kollegen gewandt haben. In vielerlei Hinsicht erscheinen sein Leben und seine Haltung zum Krieg und zur ärztlichen Verpflichtung gegenüber dem einzelnen Patienten als humanistisches Gegenstück zu denen seiner in dieser Arbeit aufgeführten Standeskollegen.

23 Z. B. von Hawickhorst 1955, S. 20.

24 Vgl. Ring 1962, S. 196.

25 Vgl. z.B. das Literaturverzeichnis über »Militärpsychosen« in Stier 1902, S. 37ff.

26 Vgl. Schickert 1895, S. 206ff.

27 Vgl. Stier 1936, S. 15. Stier selbst war einer von diesen beiden. Er wurde um 1900 an die psychiatrische Universitätsklinik in Jena kommandiert; der andere hieß Becker und tat Dienst an der Klinik in Gießen.

28 Becker 1896, Stier 1902.

29 Stier 1902, S. 36f. und S. 18 (Aufzählung von »Degenerationszeichen«).

30 Vgl. Stricker/Ziehen 1905.

31 Vgl. Koch 1891–1893 und ders. 1894.

32 Lobedank 1906, S. 22.

33 Stier 1907, S. 3

Zu Kapitel 2:

1 Zitate aus Gaupp 1916, S. 379.

2 Vgl. Goldstein, in: Deutscher Verein für Psychiatrie 1917, S. 171.

3 Gaupp 1916, S. 379.

4 Zitate aus Muck 1916 (II), S. 805f. (357f.).

5 Zitate aus Wagner 1917, S. 231ff.

6 Gaupp 1916, S. 377.

7 Zitate aus Binswanger 1922.

8 Lange 1924, S. 263.

9 Binswanger 1922, S. 45–67.

10 Fischer-Homberger 1975.

11 Oppenheim 1889.

12 Fischer-Homberger 1975, S. 56.

13 Diese »soziologische Interpretation« der Ursachen der traumatischen Neurose gewann während des Ersten Weltkriegs zunehmend an Bedeutung in der Fachdiskussion und wurde in der Nachkriegszeit endgültig zum beherrschenden Thema. Wir werden weiter unten näher darauf eingehen.

14 Seeligmüller 1890, S. 663f.

15 Moebius 1890, S. 887.

16 Ein Instrument, mit dem der Arzt schmerzhafte elektrische Schläge applizieren konnte.

17 Vgl. Fischer-Homberger 1975, S. 153f.
18 Bruns 1901, S. 91.
19 Gaupp 1898.
20 Zitate aus Bonhoeffer 1911, S. 373.
21 Vgl. ebenda, S. 374.
22 Ebenda, S. 378 (Hervorhebung im Original).
23 Den Begriff »psychopathische Minderwertigkeit« hatte J. L. A. Koch bereits im Jahr 1888 eingeführt.
24 Jendrassik 1916, S. 498.
25 Vgl. Roth 1987, S. 11ff.
26 Nonne 1922, S. 104.
27 Ebenda, S. 105.
28 Ebenda, S. 105.
29 Vgl. Freud 1972, S. 947.
30 Es handelte sich eigentlich um 2 Tagungen; am 21. September tagte der »Deutsche Verein für Psychiatrie«, am 22. September die »Gesellschaft Deutscher Nervenärzte«. Nahezu alle Neuropsychiater waren Mitglieder in beiden Vereinen.
31 Vgl. Deutscher Verein für Psychiatrie 1917, S. 166ff., und Bonhoeffer 1917, S. 77ff.
32 Deutscher Verein für Psychiatrie 1917, S. 179 (Hervorhebung von uns, d. A.).
33 Vgl ebenda, S. 197f.
34 Vgl. ebenda, S. 199ff., und Gaupp 1916, S. 361ff.
35 Gaupp 1922, S. 93.
36 Ebenda, S. 84.
37 So Nonne auf der »Münchener Kriegstagung«, vgl. Deutscher Verein für Psychiatrie 1917, S. 231.
38 Hoche 1915, S. 13.
39 Gaupp 1916, S. 368f.
40 Ebenda, S. 369.
41 Ebenda, S. 369 (Hervorhebungen im Original).
42 Deutscher Verein für Psychiatrie 1917, S. 229.
43 Ebenda, S. 233 (Hervorhebungen im Original).
44 Ebenda, S. 230.
45 Nonne 1922, S. 112.
46 Fischer-Homberger 1975, S. 143f.
47 Vgl. ebenda, S. 149.
48 Kretschmer 1963, S. 91.
49 Vgl. dazu Kretschmer 1917 (II), 1918, 1920 und Hoffmann 1920.
50 Kretschmer 1918, S. 382.
51 Ebenda, S. 383.
52 Kretschmer 1917 (I), S. 87.
53 Ebenda, S. 90.
54 Kretschmer 1918, S. 384.
55 Naegeli 1917, S. 52. Die Schrift, aus der dieses Zitat stammt, trägt den programmatischen Titel »Unfalls- und Begehrungsneurosen«.

56 Fischer-Homberger 1975, S. 171 ff.
57 Kehrer 1917 (I), S. 1.
58 Wollenberg, zitiert nach Nonne 1917, S. 193.
59 Kehrer 1917 (I), S. 9.
60 Kehrer 1917 (I), S. 3., S. 5.
61 Nonne 1922, S. 106.
62 Pönitz 1921, S. 25 f. (Hervorhebung von uns, d. A.).
63 Pönitz 1921, S. 30.
64 Hoffmann 1920, S.133.
65 Bumke 1924, S. 64.
66 Quensel 1920, S. 86.
67 Die badischen und auch die württembergischen Nervenlazarette galten als vorbildlich, weil die »Bekämpfung der Hysteriker« hier offensichtlich am konsequentesten angepackt wurde (vgl. Hoffmann 1920; Pönitz 1921); für diese »Qualität« stehen Namen wie Gaupp (Tübingen), Kaufmann (Mannheim), Kehrer (Freiburg) und Wilmanns (Heidelberg). Wir werden diesen Lazaretten weiter unten einen eigenen Abschnitt widmen.
68 Hoffmann 1920, S. 124.
69 Kehrer 1917 (I), S. 2.
70 Zitate aus Nonne 1922, S. 107.
71 Kehrer 1917 (I), S. 8.
72 Zitate aus Nonne 1922, S. 106 f.
73 Zitiert nach Störring 1942, S. 27.
74 Kehrer 1917 (I), S. 5.
75 Ebenda, S. 18 (Hervorhebung im Original). Mit »erheblichen Eingriffen« sind die lebensgefährlichen Methoden gemeint. Siehe dazu weiter unten den Abschnitt über Todesfälle bei der Anwendung von elektrischen Strömen.
76 Kehrer 1917 (I), S. 18 f.
77 Nonne 1922, S. 107.
78 Ebenda, S. 110.
79 Der Begriff stammt von Sigmund Freud. Neben dem »primären Krankheitsgewinn«, den eine Neurose biete, indem sie eine Spannungsabfuhr ermögliche, bestehe auch ein »sekundärer Krankheitsgewinn« in der Schonung, die das soziale Umfeld dem Kranken zu gewähren bereit ist.
80 Vgl. Lange 1924.
81 Ebenda, S. 273 f.
82 Siehe dazu auch den Abschnitt über das »Zwangsexerzieren« weiter unten.
83 Pönitz 1921, S. 27 (Hervorhebungen im Original).
84 Lange 1924, S. 276.
85 Gaupp 1922, S. 99.
86 Nonne 1922, S. 105.
87 Nonne 1917, S. 192.
88 Zitiert nach Klee 1985, S. 30.
89 Kaufmann 1916, S. 803.
90 Ebenda, S. 802 f.
91 Ebenda, S. 803.

92 Hoffmann 1920, S. 123.
93 Kaufmann 1916, S. 803 (Hervorhebungen im Original).
94 Vgl. Hoffmann 1920, S. 124.
95 Kaufmann 1916, S. 804.
96 Ebenda, S. 804.
97 Zitiert nach Nonne 1922, S. 108 f.
98 Wagner 1917, S. 234 f.
99 Kehrer 1917 (I), S. 8 (Hervorhebungen im Original).
100 Vgl. Hoffmann 1920, S. 130.
101 Goldstein, zitiert nach Kehrer 1917 (I), S. 10 f.
102 Kehrer 1917 (I), S. 11.
103 Die von Rothmann, Goldstein, Joseph und Mann angewendeten Methoden unter Äthernarkose, wie z. B. Bewegungsübungen an betroffenen Gliedern und Scheinoperationen, beinhalteten außer der Narkose selbst, zu welcher das Einverständnis des Patienten eingeholt werden mußte, im Gegensatz zu Kehrers Vorgehen keine Gewaltanwendung. Vgl. dazu Lange 1924, S. 294 ff.
104 Siehe Kehrer 1917 (II), S. 1251.
105 Kehrer 1917 (I), S. 14.
106 Es muß wahrscheinlich »In« heißen.
107 Kehrer 1917 (I), S. 13.
108 Zitate aus Hoffmann 1920, S. 137.
109 Ebenda, S. 137.
110 Ebenda, S. 131.
111 Vgl. ebenda, S. 139.
112 Wollenberg 1931, S. 138.
113 Zitate aus Kehrer 1917 (I), S. 15.
114 Vgl. auch Fischer-Homberger 1975, S. 149.
115 Kehrer 1917 (I), S. 15.
116 Muck 1916 (I), (Hervorhebung im Original).
117 Ebenda (Hervorhebungen im Original).
118 Vgl. Hirschfeld 1916, S. 199 f.
119 Ebenda, S. 201.
120 Ebenda, S. 200 f.
121 Hoffmann 1920, S. 133.
122 Lang 1924, S. 308.
123 Auch Elektroschocktherapie genannt; dabei wird ein Wechselstrom von etwa 150 mA bei 80–100 V durch den Kopf geleitet, wodurch ein Krampfanfall ausgelöst wird (vgl. Haring und Leickert 1968, S. 186).
124 Alle Zitate aus Nonne 1922, S. 113 (Hervorhebung im Original).
125 Lange 1924, S. 309.
126 Zitiert nach Lange 1924, S. 311.
127 Deutscher Verein für Psychiatrie 1917, S. 192.
128 Grundmann 1986, S. 112.
129 Deutscher Verein für Psychiatrie 1917, S. 193 f.
130 Jellinek 1918, S. 1085.
131 Jellinek berichtet auch von einem Todesfall bei der Anwendung von unterbro-

chenem Gleichstrom (S. 1086, S. 1087, Fußnote); der Arzt Dr. P. hatte dabei »die Elektroden [...] dem Soldaten auf Unterbauch und Genitale aufgesetzt«.

132 Jellinek 1918, S. 1087.

133 Ebenda, S. 1086.

134 Hoffmann 1920, S. 118 (Hervorhebungen im Original).

135 Vgl. ebenda, S. 118 f.

136 Zitiert nach ebenda, S. 121.

137 Zitate aus ebenda, S. 124 f.

138 Ebenda, S. 126.

139 Ebenda, S. 129.

140 Ebenda, S. 129.

141 Freud 1920, zit. nach Gicklhorn 1972, S. 944.

142 Kehrer, zitiert nach Hoffmann 1920, S. 134.

143 Vgl. Hoffmann 1920, S. 139 ff. Zitate ebenda.

144 Ebenda, S. 143.

145 Vgl. ebenda, S. 143 f. Zitate ebenda.

146 Ebenda, S. 146.

147 Wir werden diese weiter unten in einem eigenen Abschnitt beschreiben.

148 Für diese Vermutung konnten wir bisher nur Hinweise aus zweiter Hand finden, z. B. von Freud in seinem oben zitierten Gutachten im Prozeß gegen Wagner-Jauregg: »Es ist unwidersprochen geblieben, daß es damals zu Todesfällen während der Behandlung [mit elektrischen Strömen, d. A.] und zu Selbstmorden infolge derselben in deutschen Spitälern kam« (Freud 1972, S. 945). Auch Roth 1987, S. 16, spricht von »Selbsttötungen« als Folge der »psychiatrischen Folter«, führt aber keine Belege an.

149 Stier 1936, S. 17.

150 Schneider 1918, S. 311 ff. (Hervorhebungen im Original).

151 Ebenda, S. 311 (Hervorhebungen im Original).

152 Vgl. den Bericht Stiers: »Psychiatrische Erfahrungen und Erlebnisse aus dem Krieg in Polen«, 15. Dezember 1939, in: Bundesarchiv-Militärarchiv (im folgenden BA-MA) H 20/501.

153 Nonne 1922, S. 114.

154 Ebenda, S. 119.

Zu Kapitel 3:

1 Kretschmer 1963, S. 94. In den hier zitierten Memoiren vergißt Kretschmer freilich zu erwähnen, daß er mit seinen Arbeiten zur Willensbedingtheit der hysterischen Erkrankungen einen der wichtigsten Beiträge zur theoretischen Rechtfertigung der Methoden dieser Therapeuten geleistet hatte. Er war es, der seinen Kollegen eine »durchfahrende Pädagogik« (1918, S. 384) bei der Kriegs- und Unfallneurosentherapie empfohlen hatte. Zudem hat er auch selbst die keineswegs harmlose Methode der »Isolierung im Dunkelzimmer« angewendet, was er in seinen Erinnerungen ebenso zu erwähnen »vergißt«, wie seine Entwicklung und Anwendung der »Protreptik« nach dem Zweiten Weltkrieg, einer Be-

handlungsmethode mit elektrischem Strom in der Tradition der »Kaufmann-Kur« (vgl. W. Kretschmer 1959, S. 122ff.).
2 Gaupp 1940, S. 367.
3 Stransky 1920, S. 273.
4 Nonne 1922, S. 126.
5 Vgl. Siemen 1987, S. 23ff.
6 So der Titel des Vortrages, den Stransky im Mai 1920 auf der Hamburger Psychiatertagung hielt.
7 Binding und Hoche 1920.
8 Die von Siemen 1987 beschriebene Reformära in der Anstaltspsychiatrie der Jahre 1924–1928 hatte, wie wir zeigen werden, auf die Haltung der Neuropsychiatrie dem Komplex »traumatische Neurose – Kriegsneurose – Unfall- und Rentenneurose« gegenüber keinen Einfluß; im Gegenteil: gerade in diesen Jahren fand auf diesem Gebiet eine Radikalisierung statt.
9 Kraepelin 1919, S. 182.
10 Nonne 1922, S. 112.
11 Zitiert nach Siemen 1987, S. 32.
12 Kraepelin 1919, S. 182.
13 Alle Zitate aus Stransky 1920, S. 277f.
14 Gaupp 1922, S. 100.
15 Kahn 1919 (II), S. 968.
16 Kraepelin 1919, S. 177.
17 In der Veröffentlichung »Psychopathen als revolutionäre Führer« 1919 (I) benutzt Kahn – allerdings unschwer aufzudeckende – Pseudonyme für die von ihm Beschriebenen; in dem Aufsatz »Psychopathie und Revolution« 1919 (II) nennt er sie bei ihrem richtigen Namen.
18 Kahn 1919 (I), S. 97.
19 Wie das Urteil zeigt, hat ihm selbst die vernichtende Beurteilung seines psychiatrischen Gutachters nichts geholfen. Das Etikett »Psychopath« hatte in der Regel keine strafmildernde, sondern eher eine strafverschärfende Wirkung; besonders im Zweiten Weltkrieg, wo der Hinweis des Gutachters auf eine »psychopathische Veranlagung« bei Bagatelldelikten, die sonst relativ milde bestraft worden wären, zur Verhängung der Todesstrafe führen konnte.
20 Kahn 1919 (I), S. 97f.
21 Ebenda, S. 96.
22 Ebenda, S. 92.
23 Kraepelin 1919, S. 178.
24 Zitate ebenda, S. 171.
25 Auch Kollegen Kraepelins haben psychiatrisch untermauerte Wahnsysteme geschaffen. Stransky zum Beispiel verfaßte ein Buch mit dem Titel »Der Deutschenhaß«, in welchem er den Weltkrieg und die deutsche Niederlage auf den »Weltenhaß gegen das Deutschtum« zurückführt.
26 Kraepelin 1919, S. 175.
27 Zu den »Unterentwickelten« zählt Kraepelin auch die Frauen.
28 Kraepelin 1919, S. 176.
29 Zitate aus Brennecke 1921 (II), Spalte 21f.

30 Brennecke 1921 (I), S. 250 f.

31 Die Tendenz, Mißliebige oder von der (von den Psychiatern gesetzten!) Norm Abweichende schwachsinnig oder debil zu nennen, wurde zum Standardinstrument im methodischen Repertoire der deutschen Psychiatrie. Sie gipfelte schließlich in der Erfindung des »getarnten Schwachsinns« durch Dr. Stumpfl vom Kaiser-Wilhelm-Institut für Genealogie (vgl. Klee 1985, S. 64). Dieser trage die »Maske der Schlauheit« (Ritter, zitiert nach Klee ebenda).

32 Zitate aus Brennecke 1921 (II), Spalte 21 f.

33 Brennecke 1921 (II), Spalte 23.

34 Kretschmer 1917, S. 87.

35 Ebenda, S. 90.

36 Wir werden bei der Behandlung der Militärjustiz im Dritten Reich darauf zurückkommen.

37 Brenneckes oben zitierten Befürchtungen in bezug auf unangebrachte Milde der Richter der Weimarer Republik in Prozessen gegen Angeklagte von der linken Seite des politischen Spektrums sollten sich ohnehin als weitgehend gegenstandslos erweisen.

38 Brennecke 1921 (II), Spalte 23.

39 Brennecke war hier zu pessimistisch: Es war nur 12 Jahre entfernt; allerdings hätte gerade eine konsequente Befolgung seiner Vorschläge möglicherweise das Erreichen dieses »Ziels« verhindern können. Wäre man gegen Angriffe auf den Staat von der rechten Seite ebenso konsequent vorgegangen, wie Brennecke dies für die Linke forderte, wäre Hitler vielleicht nach seinem Putschversuch von 1923 in einer von Brenneckes »Zwischenanstalten unter psychiatrischer Leitung und streng durchgeführtem Arbeitszwang« verschwunden.

40 Die Einteilung in die drei Interpretationen der traumatischen Neurose: 1. die chirurgische und medizinisch-naturwissenschaftliche, 2. die psychologische und 3. die soziologische stammt von Fischer-Homberger 1975. Bei den beiden ersten handelt es sich um zeitlich unterscheidbare, wenngleich sich überschneidende Phasen, während die soziologische Betrachtungsweise gewissermaßen neben den beiden anderen herläuft (vgl. Fischer-Homberger 1975, S. 171).

41 Vgl. Fischer-Homberger 1975, S. 175.

42 Der Schweizer Psychiater Naegeli, der ab 1912 in Tübingen lehrte, setzte sich zusammen mit Gaupp dafür ein, das in der Schweiz bereits seit 1875 bestehende System der Kapitalabfindung von Unfallfolgen auf Deutschland zu übertragen (Naegeli 1917, S. 185 ff.). In einem Brief der »Versicherungsgesellschaft Zürich« an Hoche im Jahre 1916 heißt es, in der Schweiz werde Unfallopfern: »In Erkenntnis der sozialen Gefahr und der wahren Entstehungsgründe der Neurosen [...] konsequent nur noch eine progressiv abnehmende Arbeitsunfähigkeit für längstens ein bis anderthalb Jahre« attestiert (zitiert nach Bresler 1918, S. 13).

43 Deutscher Verein für Psychiatrie 1917, S. 195.

44 Bresler 1918, S. 1 (Hervorhebung im Original).

45 Stier 1924, S. 293.

46 Hoche 1928, S. 196.

47 Handlungsbedarf sahen die Neuropsychiater allemal, mußte doch Stier feststel-

len, daß ärztliche Gutachter bereits ein halbes Jahr nach Kriegsende (April 1919) mehr als 600000 Rentenanträge befürwortet hatten, wovon die »nervös Kranken oder vermeintlich Kranken [...] fast die Hälfte« stellten. Vgl. Stier 1922, S. 168 f. und 171.

48 Singer 1919, S. 85 f.

49 Ebenda, S. 86 (Hervorhebung im Original).

50 Ebenda, S. 86. Der Trauer um das Schwinden der nahezu uneingeschränkten Machtfülle gegenüber ihren Patienten, die viele der Neuropsychiater am Kriegsende erfaßte, gab auch Quensel lebhaften Ausdruck: »Der Soldat war gewöhnt, ohne weiteres sich unterzuordnen, nachzugeben, zu gehorchen. Er war gezwungen, sich der Behandlung unweigerlich zu unterwerfen, wofern sie nur in vernünftigen Grenzen, erlaubten Weisen der Beeinflussung sich hielt. Er konnte nicht selbständig den Aufenthalt wechseln, die Behandlung seinerseits abbrechen. Lazarettaufenthalt und Behandlung waren grundsätzlich mindestens unbegrenzt, alles Momente, die seinen Wünschen oft zuwider, seiner Heilung aber äußerst günstig waren. Die Revolution hat dieses bequeme Werkzeug zerbrochen, sie hat dem Arzt die wirksamste Waffe aus der Hand geschlagen, mit der er die Heilung erzwingen konnte.« (Quensel 1920, S. 87 f.).

51 Küppers, zitiert nach Quensel 1920, S. 85.

52 Singer 1919, S. 87.

53 Vgl. ebenda, S. 104.

54 Nonne 1922, S. 117 f.

55 Zitate ebenda, S. 108. Nonne sollte die von ihm vorhergesagte Wiederauferstehung der gewalttätigen Neurosentherapie im 3. Reich selbst noch erleben. So konnte er seinen Nachfolgern, den Wehrmachtspsychiatern, noch manchen »wertvollen« Hinweis geben.

56 Hauptmann 1926, S. 186 f.

57 Ebenda, S. 187. Der Gerechtigkeit halber, zumindest gegenüber einigen von Hauptmanns Kollegen, muß gesagt werden, daß nicht alle bereit waren, diesen befremdlichen Ausführungen widerspruchslos zuzustimmen. In der Diskussion dieses Vortrags meldeten sich auch einige kritische Stimmen.

58 Stier 1936, S. 19.

59 Vgl. das Referat Bonhoeffers in: Bonhoeffer und His 1926.

60 Stier 1926

61 Panse 1926 (I) und 1926 (II).

62 Vgl. Zielke 1927.

Zu Kapitel 4:

1 Stier 1936, S. 19. Als Haupthindernis in dieser »Bahn« sah der Generaloberarzt a. D. – entsprechend der vorherrschenden Wahnidee – die Juden: Er habe als Mitglied einer der ärztlichen »Heldengreifkommissionen« des Ersten Weltkriegs 32 Berliner Lazarette nach »Hysterikern« und »Simulanten« durchforstet und dabei festgestellt: »überall waren von den ja fast ausnahmslos jüdischen Chefärzten in Tagen vorher 80 auch 90, ja auch 95 % der Insassen zum Er-

satztruppenteil entlassen, fast alle aber wurden von den ja auch fast immer jüdischen Truppenärzten, wie ich später feststellte, einige Tage danach (...) den Lazaretten wieder zugeführt. Auch bei den zahllosen Kriegsgerichten in Berlin, bei denen viele jüdische Reserveoffiziere als Richter, fast nur jüdische Rechtsanwälte als Kriegsgerichtsräte oder Verteidiger und jüdische Psychiater als Sachverständige zu finden waren, lagen die Verhältnisse ungünstig. [...] Der Wiederkehr ähnlicher Zustände *vorbeugend* entgegenzuwirken ist heute wesentlich leichter möglich, da jüdische Offiziere und Militärärzte nicht mehr in Betracht kommen und die politische Führung und der Geist des Volkes sich von Grund auf geändert haben.« (Aus Stiers Bericht »Psychiatrische Erfahrungen und Erlebnisse aus dem Krieg in Polen« vom 15. Dezember 1939, in: BA-MA H 20/501).

2 Bonhoeffer 1934, S. 1215.

3 Ebenda.

4 Das Mitgliederverzeichnis ist abgedruckt im Fachorgan »Der Deutsche Militärarzt« 1936, S. 42 f.

5 Vgl. Aschaffenburg 1922, S. 124.

6 Kongreßbericht in: Der Deutsche Militärarzt 3, 1938, S. 33–35.

7 Roth 1987, S. 33 (Fußnote 107) nennt den 1926 verstorbenen Kraepelin als den Urheber dieser politischen Definition, allerdings ohne Angabe der Quelle.

8 Vgl. Stier 1936, S. 19.

9 Alle Zitate aus: Militärärztliche Gesellschaft München S. 33 ff. (Hervorhebungen im Original).

10 Weber 1939, S. 1306.

11 Ebenda.

12 Vgl. Guth 1990, S. 11 f., und Leven 1990, S. 26.

13 Vgl. Roth 1985, S. 33. Siehe auch BA-MA H 20/482 a.

14 Auszüge daraus in: BA-MA H 20/483 b.

15 BA-MA H 20/483 b.

16 BA-MA H 20/488.

17 Vorschläge aus der Militärärztlichen Akademie zu Änderungen der H. Dv. 252/1, in: BA-MA H 20/489 (Hervorhebungen im Original). In seinem Vortrag vor der »Vereinigung der Sanitätsoffiziere und Versorgungsärzte in Kassel« 1938 hatte Stabsarzt Dr. Schmidt sich gegen das Fernhalten aller »Psychopathen« von der Truppe ausgesprochen: »Die Psychopathen seien so lange als tragbar bei der Truppe zu lassen, um ihnen den erzieherischen Wert und therapeutischen Einfluß des Militärdienstes angedeihen zu lassen, um sie ferner an Belastungen zu gewöhnen, ausgenommen die Schlechtwilligen, die ihres infizierenden Einflusses wegen in die Sonderabteilung unterzubringen seien. Man solle helfen, wo man könne, aber auch rücksichtslos durchgreifen, wo man rücksichtslos durchgreifen müsse. [...] Mitleid wäre unangebracht. Schon um im Ernstfall keine negative biologische Auslese zu treiben, dürften die Psychopathen nicht irgendwie Vorzüge genießen, z. B. ihrer Abwegigkeit wegen dienstunfähig werden.« (Schmidt 1938, S. 234 f.).

18 Zahlen nach Klee 1985, S. 86.

19 Kogon 1979, S. 47 f.

20 Vgl. Klee 1985, S. 40.

21 Die Verwaltung der »Euthanasie« hatte ihren Sitz von April 1940 an in der Tiergartenstraße 4 in Berlin. Die Abkürzung T(iergartenstraße) 4 diente von da an als Kürzel sowohl für diese Verwaltung als auch für die Vernichtungsaktion.

22 Panse betrachtete die »Ausmerze der Psychopathen» als eine der wichtigsten Aufgaben der Wehrmachtspsychiatrie: »Meine militärische Tätigkeit in diesem Kriege hat mir immer wieder gezeigt, welch dringliches Problem z. B. auch für die Wehrmacht die rechtzeitige Erkennung, der richtige Einsatz oder die rechtzeitige Ausmerze der Psychopathen ist. Die Klinik muß in Zukunft gerade der sozialen Seite des Problems ihr Augenmerk widmen, es muß gelingen, diejenigen Psychopathentypen typologisch auszusondern, welche ein harmonisches Gesamtgefüge unseres Volkskörpers stören.« (1940, S. 16).

23 Vgl. Klee 1985, S. 40.

24 Vgl. ebenda, S. 63.

25 Vgl. Bürger-Prinz 1971, S. 83 f., und Lockot 1985, S. 237.

26 Vgl. Bastian 1981, S. 68 (Anmerkung 2). Hinweise u. a. auch bei Maser 1965, S. 127, und Fest 1991, S. 115, Fußnote 125 zum 1. Buch.

27 Wir werden weiter unten schildern, daß ebenso wie im Ersten Weltkrieg auch in der Naziwehrmacht für die Anwendung schmerzhafter und gefährlicher Methoden das Einverständnis des »Patienten« eingeholt werden mußte. Die Beratenden Psychiater liefen gegen diese Vorschrift Sturm; es gelang ihnen jedoch erst in der zweiten Kriegshälfte (am 1. Januar 1943), deren Aufhebung durchzusetzen.

28 Vgl. Messerschmidt/Wüllner 1987 und Wüllner 1991.

29 Mathias Heinrich Göring, ein Neffe des »Reichsmarschalls«, leitete das »Deutsche Institut für Psychologische Forschung und Psychotherapie«, Refugium und Betätigungsfeld der nach der »Machtergreifung« im Lande verbliebenen Psychotherapeuten tiefenpsychologischer Ausrichtung. Das Gros der Angehörigen dieses Instituts begann sich von der Wiedereinführung der Luftwaffe an bei dieser zu betätigen. (Zur Geschichte des Göring-Instituts und der Psychotherapie im Dritten Reich siehe Cocks 1975 und 1985, Lockot 1985 sowie Roth 1987.)

30 Tagungsbericht in: BA-MA H 20/350.

31 Tagungsbericht in: BA-MA H 20/345-1.

32 Hinweis auf diese Verfügung in einem Brief des Heeressanitätsinspekteurs vom 30. Juni 1940, in: BA-MA H 20/492.

33 Die Störungen wurden z. T. auch unter dem Begriff »funktionelle Neuropathien« zusammengefaßt.

34 BA-MA H 20/350 (Hervorhebungen im Original).

35 BA-MA H 20/350 (Hervorhebungen im Original).

36 BA-MA H 20/350.

37 Erfahrungsbericht von Gutzeit und Weiler über den Besuch mehrerer Wehrkreise, ohne Datierung, in: BA-MA H 20/506.

38 Psychiater und Ärzte aus anderen Fachbereichen beschäftigten sich während des Krieges u. a. damit, Methoden zur Entlarvung von »Selbstverstümmlern«, »Simulanten« und »Aggravanten« zu entwickeln. Siehe dazu BA-MA H 20/

468-1. Es wurden zahlreiche Leichenversuche gemacht zur Unterscheidung von selbstbeigebrachten und durch gegnerische Einwirkung verursachten Schußverletzungen.

39 Am 27. April 1940 verfügte der Heeressanitätsinspekteur offiziell die Einrichtung von »Beobachtungslazaretten für Nerven, Magen und anderes«. Ein Hinweis auf diese Verfügung findet sich in einem Schreiben des Heeressanitätsinspekteurs vom 30. Juni 1941, in: BA-MA H 20/492.

40 Vgl. dazu Roth 1987, S. 37 ff.

41 1942 bestanden vier Sonderabteilungen des Ersatzheeres auf den Truppenübungsplätzen Stablack, Wandern, Schwarzenborn und Grafenwöhr (vgl. Seidler 1991, S. 150).

42 Vgl. Absolon 1960, S. 352.

43 Vgl. Wüllner 1991, S. 770 f.

44 BA-MA H 20/497 (Hervorhebungen im Original).

45 Anordnung des Chefs der Heeresrüstung und Befehlshabers des Ersatzheeres über die Sonderabteilungen des Ersatzheeres, in: BA-MA H 20/482 b.

46 BA-MA H 20/497.

47 »Anordnungen zum ärztlichen Dienst«, erlassen vom Heeressanitätsinspekteur, in: BA-MA H 20/483 a.

48 BA-MA H 20/488.

49 Aus einer Denkschrift Wuths, ohne Datierung, in: BA-MA H 20/497.

50 Vgl. Messerschmidt/Wüllner 1987, S. 232.

51 BA-MA H 20/350.

52 Carl Schneider glaubte überhaupt nicht an einen wesentlichen Rückgang der Kriegsneurosen. Er führte die geringe Zahl der Diagnosen psychogener Reaktionen in jener Zeit weniger auf deren tatsächlich geringe Anzahl als vielmehr auf den Mangel an Ärzten mit einschlägiger diagnostischer Kompetenz zurück. Je mehr Erfahrung ein Arzt auf diesem Gebiet habe und je besser er darin ausgebildet sei, desto mehr psychogene Reaktionen diagnostiziere er und umgekehrt (vgl. den Brief Schneiders an Wuth vom 21. Februar 1940, in: BA-MA H 20/506).

53 Vgl. Panses Vortrag »Hysterie, Simulation unter besonderer Berücksichtigung der psychogenen Überlagerung bei organischen Schädigungen« auf der »2. Arbeitstagung Ost«, in: BA-MA H 20/468.

54 Leven 1990, S. 26.

55 Vgl. Roth 1987, S. 41.

56 Vgl. ebenda, S. 41 f.

57 Bericht Elsässers vom 7. Juli 1941, in: BA-MA H 20/464 und H 20/487.

58 Die von Roth 1987, S. 43, als neu bezeichnete »wissenschaftlich-sachliche« Verpackung dieser Foltermethode in eine »zusätzliche suggestive Maßnahme« war bereits im Ersten Weltkrieg einer der Kernpunkte der elektrischen »Therapiemethoden« gewesen (vgl. unsere Ausführungen über die Therapiemethoden im Ersten Weltkrieg weiter oben).

59 Bericht Elsässers vom 7. Juli 1941, in: BA-MA H 20/464 und H 20/487 (Hervorhebung im Original).

60 Schreiben Panses vom 11. Juli 1941, in: BA-MA H 20/464.

61 Hier wird Wuths Bemühen abzuwiegeln sehr deutlich. Er wußte selbstverständlich, daß diese Aussage falsch war.

62 Wuth macht hier keine Angaben darüber, wann und wo Bumke dies gesagt oder geschrieben haben soll. Solche humanitären Anwandlungen gegenüber den »Psychopathen« konnten wir in den uns zugänglichen Quellen nicht finden. 1938 jedenfalls hatte Bumke noch für »Härte bei der Lösung des Psychopathenproblems« plädiert, und im April 1942 – also wenig mehr als ein halbes Jahr nach Wuths Stellungnahme – vertrat er dann folgende Auffassung: »Er [ein Kollege namens Skalweit, d. A.] hat mir von einem Mann erzählt, der wegen hysterischen Zitterns entlassen wurde und jetzt Versorgungsansprüche stellte. Wenn die Dinge so liegen, wie ich Herrn Skalweit verstanden habe, so liegt der Fehler daran, daß der Mann als w. u. entlassen wurde. Nach meinen Erfahrungen im Weltkriege muß ich sagen: in dem Augenblick, in dem wir uns dazu entschließen und den Leuten dann möglichst noch eine Rente geben, sind wir verloren« (Brief Bumkes an Wuth vom 27. April 1942, in: BA-MA H 20/483 a). Im Juli desselben Jahres plädierte er dafür, alle »böswilligen Psychopathen« vor das Kriegsgericht zu stellen, fürchtete jedoch, »daß es schwer sein wird, Richter und Offiziere davon zu überzeugen, daß diese Leute schwer bestraft werden müssen« (aus einem Brief Bumkes an Wuth vom 22. Juli 1942, in: BA-MA H 20/504).

63 Wuth an den Heeressanitätsinspekteur am 26. August 1941, in: BA-MA H 20/464.

64 Entwurf von Richtlinien vom September 1941. Bearbeiter: Oberstabsarzt Scholz, in: BA-MA H 20/464.

65 Vgl. Roth 1987, S. 45.

66 Erfahrungsbericht für die Zeit vom 1. Mai–31. Juli 1942 von Stabsarzt Kolle, Ber. Psych. b. Armeearzt 11, in BA-MA H 20/501. Nach dem Krieg hatte Kolle seine eigenen Erfahrungsberichte zweckmäßigerweise »vergessen«: »Im übrigen wurde [...] der Psychiater wenig benötigt, weil abnorme seelische Reaktionen beim Heer [...] nicht häufiger beobachtet wurden als in Friedenszeiten« (Kolle 1961, S. 621). Wenn man behauptete, daß es kaum psychogene Störungen gegeben hätte, ersparte man sich möglicherweise lästige Fragen danach, wie man mit diesen umgegangen war. Die Erfahrungsberichte und viele andere Akten der Heeressanitätsinspektion waren ja, wie Kolle 1961 noch annehmen konnte, »leider verlorengegangen oder jedenfalls zur Zeit nicht verfügbar.« (Kolle 1961, S. 620).

67 Brief vom 25. März 1942, in: BA-MA H 20/464.

68 Brief von Bürger-Prinz an Wuth vom 7. April 1942, in: BA-MA H 20/464.

69 Brief von Bostroem an Wuth vom 1. April 1942, in: BA-MA H 20/464.

70 Kehrer zählte nicht zu den offiziellen Beratenden Psychiatern.

71 Brief von Kehrer an Wuth vom 1. April 1942, in: BA-MA H 20/464.

72 Vermutlich ist damit die Mucksche Kehlkopfsonde oder -kugel gemeint, mit deren Hilfe (wie in Teil 2 dieser Arbeit beschrieben) im Ersten Weltkrieg psychogene Stummheit durch Hervorrufen von Erstickungsangst beseitigt wurde.

73 Brief von Villinger an Wuth vom 15. April 1942, in: BA-MA H 20/464.

74 Brief von Pohlisch an Wuth vom 4. April 1942, in: BA-MA H 20/464.

75 Antwort von Wuth an Bürger-Prinz vom 24. April 1942, in: BA-MA H 20/464.

76 Roth 1987, S. 40.
77 Vgl. ebenda, S. 35.
78 Der Erfinder des autogenen Trainings Johannes Heinrich Schultz war Mitglied des Göring-Instituts und Psychotherapeut bei der Luftwaffe.
79 Vgl. Roth 1987, S. 35.
80 BA-MA H 20/464.
81 A. v. = arbeitsverwendungsfähig.
82 Alle Zitate aus BA-MA H 20/464 (Hervorhebungen im Original).
83 Vgl. Roth 1987, S. 48.
84 Diese wurde am 1936 gegründeten und von Mathias Heinrich Göring geleiteten Deutschen Institut für psychologische Forschung und Psychotherapie ausgeübt. Das Institut vereinigte die von der Naziregierung geduldeten Reste der drei wichtigsten tiefenpsychologischen Schulen (Freudianer, Adlerianer und Jungianer). Zur Geschichte der Psychotherapie im Nationalsozialismus siehe Cocks 1975, 1985 und Lockot 1985.
85 Zur Arbeitsweise der Eignungsprüfungsstellen siehe Riedesser/Verderber 1985, S. 63 ff., Simoneit 1948/1972.
86 Vgl. Simoneit 1948/1972, Riedesser/Verderber 1985, S. 65.
87 Vgl. Rundschreiben Wuths vom 3. Juni 1942 an die Beratenden Psychiater in den Wehrkreisen, in: BA-MA H 20/483 a.
88 Dieser Zusammenhang wurde uns erst durch weitere Qellenstudien und den Hinweis von Roth (1987, S. 34) deutlich; er ist deshalb in unserer Veröffentlichung von 1985 nicht berücksichtigt.
89 Vom 6. Januar 1941, in BA-MA H 20/497.
90 Im Original hervorgehoben.
91 Wuth in einem Brief an Gruhle vom 5. August 1941, in: BA-MA H 20/827.
92 Siehe dazu BA-MA H 20/489, H 20/492 und H 20/504.
93 Wuth in einem Brief vom 25. August 1942 an Prof. Ewald, den Beratenden Psychiater beim Wehrkreisarzt XI in Göttingen, in: BA-MA H 20/504. Der Brief trägt den handschriftlichen Vermerk: »Wurde nicht abgesendet«.
94 Bericht über die 2. Arbeitstagung der Beratenden Ärzte (= 1. Arbeitstagung Ost) am 18. und 19. Mai 1942 in Berlin, in: BA-MA H 20/1058.
95 Zitate aus dem Bericht über die 2. Arbeitstagung der Beratenden Ärzte am 18. und 19. Mai 1942 in Berlin, in: BA-MA H 20/1058.
96 Wir werden uns weiter unten in einem eigenen Abschnitt mit der juristischen und der psychiatrisch-forensischen Behandlung der »Psychopathen« bei der Wehrmacht befassen.
97 Zitate aus dem Bericht über die 2. Arbeitstagung der Beratenden Ärzte am 18. und 19. Mai 1942 in Berlin, in: BA-MA H 20/1058.
98 Vgl. auch Roth 1987, S. 55 ff.
99 Dieser Ausdruck, von Mikorey erstmals verwendet, fand einige Monate später Eingang in das Begriffsinventar der Neuropsychiatrie. Vgl. Roth 1987, S. 53, Fußnote Nr. 188.
100 Alle Zitate aus dem Bericht über die 2. Arbeitstagung der Beratenden Ärzte am 18. und 19. Mai 1942 in Berlin, in: BA-MA H 20/1058.
101 Zitate aus einer Mitteilung Bürger-Prinz' an die Heeressanitätsinspektion vom

September 1943, in: BA-MA H20/469. Die Schocks sollten gleichzeitig abschreckende Wirkung auf die anderen Patienten ausüben: »Wir haben dabei Wert darauf gelegt, daß der Schock sich im Gemeinschaftsraum abspielte und fernerhin darauf, daß es zu psychomotorischer Unruhe kam.«

102 Erlaß von Hermann Göring vom 27. Februar 1942, in: BA-MA H 20/492.

103 Brief von Bumke an Wuth vom 12. Juli 1942, in: BA-MA H 20/505.

104 Rundschreiben des Heeressanitätsinspekteurs vom 31. Juli 1942, in: BA-MA H 20/464.

105 Heeresdienstvorschrift (HDV) 209/2 Fassung vom 31. August 1942, in: BA-MA H 20/468.

106 Z. B. die Berichte in BA-MA H 20/501.

107 Aus einer Verfügung des Chefs der Heeresrüstung und Befehlshabers des Ersatzheeres, in: BA-MA H 20/483 a.

108 Zitate aus einem Brief von Wuth an den Heeressanitätsinspekteur vom 12. Dezember 1942, in: BA-MA H 20/464.

109 BA-MA H 20/464.

110 Aus dem Protokoll einer vom Chef des Wehrmachtssanitätswesens angeordneten Dienstbesprechung über die Beurteilung psychogener Störungen vom 8. August 1944, in: BA-MA H 20/464 (Hervorhebung von uns, d. A.).

111 Erfahrungsbericht des Beratenden Psychiaters im Wehrkreis XII (Carl Schneider) vom 4. Januar 1944, in: BA-MA H 20/502.

112 Erfahrungsbericht des Beratenden Psychiaters im Wehrkreis IV (Wagner), in BA-MA H 20/503.

113 Bericht vom März 1944, in: BA-MA H 20/818. Zur Glaubwürdigkeit der Schilderungen von dankbaren »Geheilten« siehe oben. In der Zeit der Naziherrschaft dürften die Patienten noch mehr gute Gründe gehabt haben, ihren »Therapeuten« Dankbarkeit vorzuspielen, als im Ersten Weltkrieg.

114 Erfahrungsbericht des Beratenden Psychiaters im Wehrkreis IX (Kleist) vom 14. Januar 1944 über wichtige kriegsärztliche Beobachtungen für das Vierteljahr vom 1. 10.–31. 12. 1943, in BA-MA H 20/501 (Hervorhebung im Original).

115 Ebenda.

116 Schreiben vom 22. Juni 1943, in: BA-MA H 20/464 (Hervorhebung von uns, d. A.).

117 Tagebuchauszug vom 7. Juli 1943, in: BA-MA H 20/503.

118 Vgl. Roth 1987, S. 61 f., und Fußnote Nr. 223 ebenda.

119 Apomorphin = Morphinderivat löst über das zentrale Nervensystem schweren Brechreiz aus; hat nicht die euphorisierende und schmerzstillende Wirkung anderer Morphinderivate.

120 Aus dem Erfahrungsbericht vom 1. Juli 1943, in: BA-MA H 20/503 (Hervorhebung von uns, d. A.).

121 Vgl. v. Braunmühl 1942 Renner 1942 und Schmieder 1942.

122 C. Schneider 1939, S. 318.

123 Bericht des Beratenden Psychiaters beim Armeearzt beim Pz.-A. O. K. 4 Dr. Wilke an die Heeressanitätsinspektion vom 23. September 1943, in: BA-MA H 20/503.

124 Schreiben Christukats, eines Mitarbeiters von Wuth, an Wilke vom 6. September 1943, in BA-MA H 20/503.
125 Diskussionsbemerkung vom 13. Juli 1943 zum Thema: Hysterie, Simulation unter besonderer Berücksichtigung der psychogenen Überlagerungen bei organischen Schädigungen, einschließlich der Arbeitstherapie in Lazaretten, in: BA-MA H 20/503. Die Diskussionsbemerkung bezieht sich auf das gleichnamige Referat, das Panse auf der »2. Arbeitstagung Ost« gehalten hat.
126 Ebenda.
127 Panse in seinem Vortrag auf der 3. Arbeitstagung der Beratenden Ärzte (»2. Arbeitstagung Ost«) vom 24.–26. Mai 1943 in Berlin, in: BA-MA H 20/468.
128 Verfügungsentwurf vom 30. April 1943, in: BA-MA H 20/464.
129 Auf der Teilnehmerliste dieser Tagung fanden sich nahezu alle Beratenden Psychiater aus den Wehrkreisen und den Armeeabteilungen, also die Creme der damaligen Neuropsychiatrie; aber auch der SS-Obersturmbannführer Prof. Dr. Heyde und der Chef der Tiefenpsychologie von der Luftwaffe Mathias Heinrich Göring.
130 Vgl. dazu auch Roth 1987, S. 62.
131 Auf die angebliche Milde der Kriegsgerichte werden wir weiter unten näher eingehen.
132 Alle Zitate aus Panses Vortrag in: BA-MA H 20/468.
133 BA-MA H 20/489.
134 Ein solcher Tatbericht führte mit hoher Wahrscheinlichkeit zum Todesurteil. In § 5 der Kriegssonderstrafrechtsverordnung (KSSVO) von 1938 heißt es u. a.: »(1) Wegen Zersetzung der Wehrkraft wird mit dem Tode bestraft: [...] 3. wer es unternimmt, sich oder einen anderen durch Selbstverstümmelung, durch ein auf Täuschung berechnetes Mittel oder auf andere Weise der Erfüllung des Wehrdienstes ganz, teilweise oder zeitweise zu entziehen.« Messerschmidt/Wüllner (1987, S. 136 ff.) schätzen die Zahl der in der Wehrmacht 1939–1945 verhängten Todesurteile wegen »Wehrkraftzersetzung« auf mindestens 30000.
135 Brief Villingers an Wuth vom 6. April 1943, in: BA-MA H 20/505.
136 Brief von Wuth an Villinger vom 21. April 1943, in: BA-MA H 20/505.
137 Damals hatte Nonne einen solchen Film drehen lassen. Vgl. den Brief von Panse an Wuth vom 28. Dezember 1942, in: BA-MA H 20/464.
138 Brief von Wuth an Panse vom 31. Dezember 1942, in: BA-MA H 20/464. Am 4. Januar 1943 schrieb Wuth an Bumke. »Der Film soll uns dann als Rückendeckung dienen gegenüber unberechtigten Rentenansprüchen, Beschwerdeschriften usw.«, in: BA-MA H 20/504.
139 Siehe dazu Roth 1985.
140 Vgl. Roth 1987, S. 66.
141 Brief an die »Kanzlei des Führers« vom 15. 12. 1942, in: BA-MA H 20/464.
142 Schweninger war innerhalb der Abteilung »T 4« vom Leiter der »Krankentransporte« aus südwestdeutschen »Irrenanstalten« in die Vernichtungsanstalt Grafeneck zum Filmregisseur in Sachen »Euthanasie« aufgestiegen, vgl. Roth 1985.

143 Schriftverkehr zu diesem Projekt sowie verschiedene Versionen des Drehbuchs in BA-MA H 20/464. Vgl. auch Roth 1985 und 1987.
144 Brief an Wuth ohne Datierung, in: BA-MA H 20/464.
145 Vgl. Roth 1987, S. 67.
146 Vgl. ebenda, S. 66 f.
147 Dieser Prozentsatz mag auf den ersten Blick gering erscheinen. Es ist aber zu bedenken, daß der weitaus größte Anteil der Aufnahmen in die psychiatrisch-neurologische Abteilung eines Lazaretts an der Front aus Soldaten mit Verletzungen des zentralen und peripheren Nervensystems bestand.
148 Erfahrungsbericht vom 3. Oktober 1943 für die Zeit vom 1.7.–1.10.43 von Stabsarzt Dr. Fontheim, Beratender Psychiater beim Leitenden Sanitätsoffizier OKH/Gen. Qu. Außenstelle Süd, in: BA-MA H 20/501.
149 Ebenda.
150 Meggendorfer selbst arbeitete mit der gewöhnlich bei schweren Psychosen angewendeten Elektrokrampf»therapie« (= Elektroschocks). Vgl. seinen Erfahrungsbericht vom 6. Oktober 1943, in: BA-MA H 20/501.
151 Erfahrungsbericht vom 6. Juli 1943, in: BA-MA H 20/501.
152 Erfahrungsbericht vom 8. Januar 1944, in: BA-MA H 20/501.
153 Erfahrungsbericht vom 3. Juli 1943, in: BA-MA H 20/500.
154 Ebenda.
155 Alle Zitate aus dem Erfahrungsbericht Bumke/Ziehen vom 4. April 1944, in: BA-MA H 20/464.
156 Ebenda.
157 Ebenda.
158 Vgl. Bumke ebenda.
159 Bumke ebenda.
160 Abhandlungen Thieles vom 3. Januar 1944, in: BA-MA H 20/505.
161 Alle Zitate ebenda.
162 Aus dem Protokoll der vom OKW Chef W San angeordneten Dienstbesprechung über die Beurteilung psychogener Störungen, in: BA-MA H 20/464.
163 Alle Zitate ebenda.
164 Vgl. Tagungsbericht, in: BA-MA DV-RH 193.
165 Vgl. Dienstbesprechung über die Vorschläge Bumkes und Ziehens vom 27. Mai 1944, in: BA-MA H 20/464.
166 Ebenda.
167 Protokoll der vom OKW Chef W San angeordneten Dienstbesprechung am 8. August 1944 über die Beurteilung psychogener Störungen, in: BA-MA H 20/464. Teilnehmer u. a.: Generalarzt Dr. Würfler (Chef des Stabes beim Chef des Wehrmachtssanitätswesens), Oberstarzt Dr. Rühe (Heeressanitätsinspektion), Oberstarzt Prof. Dr. Luxenburger (Berlin), SS-Sturmbannführer Dr. Klein (Gießen), SS-Hauptsturmführer Dr. Flithmann (Danzig), Oberstabsarzt Dr. Christukat (Berlin).
168 In: BA-MA H 20/464.
169 Zitate ebenda. Panse selbst hatte allerdings bereits im Januar 1944 eine »Begleitkarte für Wehrmachtsangehörige mit psychogener Reaktionsbereitschaft« vorgeschlagen, um »die erscheinungsfrei gemachten Psychogenen ärztlich

gewissermaßen in der Hand zu behalten« (BA-MA H20/502). Mit Hilfe einer solchen Karte hätte neben der ärztlichen auch eine polizeiliche und gegebenenfalls auch juristische Kontrolle über diese Soldaten ausgeübt werden können.

170 Vierteljahresbericht Villingers vom 14. April 1944, in: BA-MA H 20/468-1.

171 Vgl. BA-MA H 20/464, /468, /468-1, /481, /486, /487, /500, /501, /502, /503. Einige Beispiele von Berichten von der Front und aus den Wehrkreisen: 20. Januar: von Kogerer meldet »zunehmende Häufung psychogener Reaktionen im ›Generalgouvernement‹« (BA-MA H20/468-1); 13. Februar: von Baeyer berichtet, daß in einer »Krankensammelstelle« in seinem Einsatzgebiet »die Selbstverstümmelungen in letzter Zeit wieder zugenommen haben und etwa jeden zweiten Tag ein Verdachtsfall durchgeht« (BA-MA H20/500); 4. September: Haug stellt fest, »daß gegenüber dem Anfang dieses Jahres eine erhebliche absolute und relative Zunahme der psychogenen Störungen einschl. der psychogenen Überlagerungen zu verzeichnen ist« (BA-MA H20/501); September: Kleist berichtet nach einem Besuch im Reservelazarett Oberursel, »die Zahl der Soldaten mit funktionellen Störungen hat dort außerordentlich zugenommen, so daß die organischen Krankheitsfälle nunmehr stark in die Minderheit geraten sind. [...] Stabsarzt Dr. Gerum [...] hat in letzter Zeit täglich bis zu 13 Behandlungen nach Panse durchgeführt, was eine ganz ungewöhnliche und auf Dauer unerträgliche Beanspruchung bedeutet« (BA-MA H20/501); 15. Oktober: Prof. Flügel aus dem Wehrkreis IV in seinem Vierteljahresbericht über das 3. Quartal 1944: »Im Berichtszeitraum hat die Zahl der Kranken mit psychogenen Körperstörungen laufend zugenommen. [...] im Monat September fast das Doppelte [...] der durchschnittlichen monatlichen Aufnahmen der ersten beiden Vierteljahre [...] Im Vordergrund stehen lähmungsartige Störungen der Körpergliedmaßen. [...] Gehäuft haben sich auch Beschwerden und Anwürfe über die Behandlung, die besonders von seiten der Angehörigen der Kranken zivilen Stellen gegenüber vorgebracht werden. Es fanden sich dabei Ausdrücke wie ›Terrorbehandlung‹ usw.« (BA-MA H20/501).

172 Vgl. Roth 1987, S. 72.

173 Der Beratende Gerichtsmediziner beim Heeresgruppenarzt Nord in Libau, Oberarzt Dr. Cortain, legte z. B. ca. 80 von ihm im Januar 1945 erstellte Gutachten zu Fällen, bei denen Verdacht auf »Selbstverstümmelung« bestand, vor. Er setzte dabei das Prinzip »im Zweifel für den Angeklagten« weitgehend außer Kraft: Konnte er einem Angeklagten, der angab, sich durch einen versehentlich gelösten Schuß aus dem eigenen Gewehr verletzt zu haben, medizinisch keine beabsichtigte Verletzung nachweisen, so berief er sich einfach auf die »Qualität der deutschen Sturmgewehre«, aus denen sich ein Schuß nicht »so einfach« löse, und empfahl dem Gericht eine Verurteilung. Vgl. BA-MA H20/468/1.

174 Vgl. Messerschmidt/Wüllner 1987, S. 136.

175 NP steht für neurologische und psychiatrische Erkrankungen.

176 Alle Zitate aus dem Bericht über die Zusammenkunft der Fachärzte für Neurologie und Psychiatrie des Wehrkreises III am 11. Dezember 1944 in der Charité in Berlin, in: BA-MA H 20/464 (Hervorhebung im Original).

177 Alle Zitate aus dem Brief Görings vom 12. Oktober 1944. In: BA-MA H 20/464 (Hervorhebung von uns, d. A.).

178 Trachom: Infektionskrankheit der Augen.

179 Vgl. Valentin 1981, S. 9. Wir stützen uns bei der Darstellung dieses Abschnitts auf diese ausgezeichnet recherchierte Arbeit. Dem positiven Urteil des ehemaligen Wehrmachtssanitätsoffiziers Valentin, der glaubt, »die Zweckmäßigkeit der Krankenbataillone bejahen« (ebenda, S. 234) zu müssen, können wir uns nach der Lektüre seines Werkes nicht anschließen.

180 Dieser Zweck wurde noch in den 70er Jahren von ehemaligen Wehrmachtsärzten bestätigt und als Zukunftsperspektive für die Bundeswehr angepriesen, z. B. Joedicke: »Daß sie [die Krankenbataillone, d. A.] im Zuge der Weiterentwicklung des Krieges nach der Invasion (der Alliierten in Frankreich im Juni 1944, d. A.) schließlich in echte Kampfhandlungen verwickelt wurden und da versagt haben, war bedauerlich. Diese Tatsache spricht jedoch nicht gegen die grundsätzliche Konzeption, Soldaten mit diesen chronischen Krankheiten zusammenzufassen und sie unter besonderer Ausstattung mit Gerät, Fachärzten und der Möglichkeit, Diätverpflegung zu geben, in entsprechender Verwendung einzusetzen und dadurch andere Einheiten für einen echten Kampfeinsatz freizubekommen.« (Zitiert nach Valentin 1982, S. 22 f.).

181 Der Internist Gutzeit schätzte, daß aus den Lazaretten 100000 brauchbare Soldaten herausgezogen werden könnten.

182 Aus den Besichtigungsbemerkungen eines Generals über das erste Magenbataillon (zitiert nach Valentin 1981, S. 42).

183 Vgl. Valentin 1981, S. 93.

184 Vgl. ebenda, S. 126.

185 »Richtlinien für die wehrmachtsärztliche Beurteilung in den Schleusenabteilungen für neurologische und psychiatrische Erkrankungen (NP)«. In: BA-MA H 20/464 und H 20/495.

186 Bericht vom 6. Oktober 1944. In: BA-MA H 20/75.

187 Panse in seinem Vierteljahresbericht über das 3. Quartal 1944 am 13. Oktober 1944. In: BA-MA H 20/502.

188 De Crinis am 8. Januar 1945. In: BA-MA H 20/502.

189 Vgl. Erfahrungsbericht von Bürger-Prinz vom 1. Februar 1945 und Stellungnahme de Crinis' vom 24. Februar 1945. In: BA-MA H 20/495.

190 Vgl. BA-MA H 20/492.

191 Vgl. BA-MA H 20/495.

192 BA-MA H 20/495.

193 Dies war der Verpflegungssatz für Militäruntersuchungs- und -strafgefangene. Er betrug im Jahr 1940 80% des Normalverpflegungssatzes bei voller Brotportion (540 g). Im weiteren Verlauf des Krieges wurden die Rationen gekürzt: Ab 1944 erhielten Gefangene in Wehrmachtsstrafinstitutionen nur noch etwa 500 g Brot täglich sowie 420 g Fleisch und 130 g Fett wöchentlich. Dies dürfte dem entsprechen, was den Patienten in Rodewisch (unter »schwerem Arbeitseinsatz«) zugestanden wurde.

194 Befehl des Heeressanitätsinspekteurs (Nr. 938/45) vom 10. Januar 1945. In: BA-MA H 20/464.

Zu Kapitel 5:

1 Z.B. Hitler in seiner Reichstagsrede nach der blutigen Ausschaltung der SA-Führung (»Niederschlagung des Röhmputsches«): Das starke, von Bismarck gegründete Deutsche Reich sei während des Weltkriegs zusammengebrochen, weil es im entscheidenden Augenblick nicht die Kraft hatte, »von seinen Kriegsartikeln Gebrauch zu machen«. Durch die Denkweise eines liberalen »Rechtsstaats« gelähmt, habe eine politisch instinktlose Zivilbürokratie nicht den Mut gefunden, Meuterer und Staatsfeinde nach verdientem Recht zu behandeln. (Nach Schmitt 1934, Sp. 945).
2 Vgl. Messerschmidt 1981, S. 111 f.
3 Schneider 1923. Dieses Werk (»Die psychopathischen Persönlichkeiten«) hat bis zum heutigen Tag zahlreiche Auflagen erlebt.
4 Vgl. Aschaffenburg 1922, S. 127 ff.
5 Ebenda, S. 133.
6 Vgl. Fischer-Homberger 1987.
7 Wilmanns 1927, S. 6 f. (Hervorhebungen im Original).
8 Schäfer 1934, S. 37.
9 »Der Begriff der ›verminderten Zurechnungsfähigkeit‹ [...] hat in den psychopathischen Persönlichkeiten bekanntlich seinen Hauptanwendungsbereich.« Schwinge 1939/1940, S. 111.
10 Schäfer 1934, S. 37.
11 Schäfer und Dohnanyi 1936, S. 111 f.
12 Reichsgesetzblatt 1935 (I).
13 Freisler, zitiert nach Schäfer/Dohnanyi 1936, S. 185.
14 Schäfer/Dohnanyi 1936, S. 185 (Hervorhebung im Original).
15 Peter, zitiert nach Müller 1984, S. 84. »Ausmerze« war hier ganz wörtlich gemeint: »Der Verbrecher, der die Erbgesundheit oder die rassisch wertvollen Teile eines Volkes schädigt, hat sein Leben verwirkt. Nicht der Sühne- oder Besserungsgedanke, sondern einzig und allein der Gedanke der Ausmerze ist der ursprüngliche Sinn des Strafrechts«, schrieb der Jurist Ruttke in jener Zeit (zitiert nach Müller 1935, S. 297).
16 Vgl. Messerschmidt/Wüllner 1987, Wüllner 1991, Schwinge 1936–1944, 1961, 1979, 1988 und Schweling/Schwinge 1978.
17 Schwinge 1939/1940 S. 111. Mannszucht (nicht Manneszucht) war eines von Schwinges Lieblingswörtern. Das »e« ließ er weg, offenbar um dem Wort einen schärferen Klang zu verleihen.
18 Schwinge 1939/1940, S. 111.
19 Vgl. das Kapitel dieser Arbeit über die Zwischenkriegszeit.
20 Schwinge 1939/1940, S. 117. Diese Forderung, daß »Psychopathen« sich noch mehr anstrengen müßten als »gesunde Volksgenossen«, wurde während des Krieges von einigen Wehrmachtsrichtern als Begründung für eine härtere Bestrafung herangezogen, wenn der Gutachter beim Angeklagten eine »Psychopathie« diagnostiziert hatte.
21 Schwinge 1939/1940, S. 118.
22 Ebenda, S. 121.

23 Zitate ebenda, S. 119 ff.

24 Wuth in einer Stellungnahme vom 26. Juli 1943, in: BA-MA H 20/479. Auch Bürger-Prinz (September 1943, in: BA-MA H 20/469) und Christukat (am 7. September 1943, in: BA-MA H 20/499) stellten in nahezu gleichen Worten klar, daß die Gesetze nicht dazu da seien, um die »Psychopathen« zu schützen, sondern um der Gemeinschaft vor den »Psychopathen« Schutz zu gewähren.

25 Diese »Richtlinien« vom 23. Juni 1938 BA-MA H 20/482 b werden weiter unten ausführlicher dargestellt und besprochen.

26 BA-MA H 20/483 a.

27 BA-MA H 20/500.

28 Vgl. von Baeyer 1977, S. 17 ff., sowie Häfner und Kisker 1969.

29 BA-MA H 20/500.

30 Vgl. Wüllner 1991, S. 667 ff.

31 Offensichtlich konnte sich auch von Baeyer vom Einfluß der Nazilehre vom Untermenschen nicht freimachen.

32 Sammelbericht Nr. 10 vom Dezember 1944, in: BA-MA H 20/469.

33 Von Baeyer 1977, S. 17 f.

34 Persönliche Mitteilung seines damaligen Assistenten, des heute in Freiburg i.Br. lebenden Prof. Dr. Kluge.

35 Vgl. Häfner/Kisker 1969, S. 85, von Baeyer 1977, S. 18.

36 Von Baeyer 1977, S. 19.

37 So sah der Wuth-Stellvertreter Christukat in zu häufiger Befürwortung der Anwendung des § 51 durch die Gutachter eine »große Gefahr« nicht etwa für Ansehen und Stellung der Gutachter, sondern darin, »daß das Gericht sich über das ärztliche Urteil hinwegsetzt«. (Brief vom 7. September 1943 an Prof. Scharfetter in Innsbruck, in: BA-MA H 20/499).

38 BA-MA H 20/482 b.

39 BA-MA H 20/827.

40 Alle Zitate aus den »Richtlinien zur Vereinheitlichung psychiatrischer Begutachtungen« vom 23. 6. 1938. In: BA-MA H 20/482 b und H 20/497 (textgleiches Merkblatt ohne Datierung).

41 Stellungnahme vom 23. Juni 1941 zu einer (nicht vorliegenden) Arbeit Villingers, in: BA-MA H 20/489.

42 In: BA-MA H 20/482 b.

43 Tagebuchauszug vom 31. Dezember 1943, in: BA-MA H 20/501.

44 Von Kogerer in seinem Erfahrungsbericht vom 1. Juli 1943, in: BA-MA H 20/501.

45 Juristische Dissertation, Marburg 1941, S. 74. Erstberichterstatter: Prof. Dr. Schwinge.

46 Zitiert nach Messerschmidt/Wüllner 1987, S. 34 (Hervorhebung von uns, d. A.).

47 Messerschmidt/Wüllner 1987, S. 242 ff., Wüllner 1991, S. 431 ff.

Zu Kapitel 6:

1 Cocks 1985, S. 286, Note 93.
2 Klee 1986, S. 176.
3 Bürger-Prinz, zitiert nach Klee 1986, S. 167.
4 Vgl. dazu Klee 1986, ebenda.
5 Vgl. Klee 1986, S. 168.
6 Vgl. Roth 1984, S. 130 ff.
7 Vgl. ebenda und Pfäfflin et al. 1989, S. 306 ff.
8 Vgl. Roth 1984, S. 134 ff.
9 Bürger-Prinz 1971.
10 Kretschmer 1948.
11 Hawickhorst 1955, S. 6.
12 Ebenda, S. 43.
13 Ebenda, S. 39.
14 Ebenda.
15 Vgl. z. B. die ständige Rubrik »Aus der Geschichte und Zeitgeschichte« der Wehrmedizinischen Monatsschrift.
16 Vgl. Brickenstein 1984.
17 Brickenstein 1967, S. 6.
18 Ebenda, S. 18.
19 Von Baeyer 1938, S. 622.
20 Von Baeyer 1968, S. 98.
21 Ebenda, S. 99.
22 Ebenda, S. 100.
23 Alle Zitate ebenda, S. 103.
24 Gemeint ist ein Zureiter für Pferde, d. A.
25 Stransky 1959, S. 65. Die beinahe unglaubliche Menschenverachtung und Diskriminierung der Frauen kommen in diesem Aufsatz weiter unten noch deutlicher zum Ausdruck, wo es heißt: »Nochmals sei darauf hingewiesen, daß der Geschlechtunterschied nicht nebensächlich gewertet werden darf und daß Männer mehr bei ihrem militärischen, gegebenenfalls akademischen, berufsmäßigen etc. Ehrgefühl (Arzt = führender Kamerad) erfaßbar sind, während Frauen aller Stände und jedes Alters eher auf robuste Symbolik (Arzt = Herr)... günstig reagieren.« Ebenda, S. 68.
26 Kretschmer 1959, S. 122.
27 Ebenda, S. 123.
28 Ebenda.
29 Elsässer 1961.
30 Ebenda, S. 625.
31 Ebenda.
32 Ebenda, S. 626.
33 Alle Zitate Jung 1961, S. 568 f.
34 Ebenda, S. 573 (Hervorhebung von uns, d. A.).
35 Brickenstein 1943, S. 216.
36 Alle Zitate aus Brickenstein 1980, S. 444 ff.

37 Brickenstein 1967, S. 49 ff.
38 Brickenstein 1980, S. 434.
39 Vgl. Panse 1952.
40 Brickenstein 1980, S. 458 ff.
41 Ebenda, S. 462.
42 Albrecht 1970, S. 191.
43 Z. B. Kutter 1982, von Troschke und von Stünzner 1980, 1983.
44 Dick 1980, S. 305.
45 Dieckhöfer 1981, S. 240 (Hervorhebungen durch uns, d. A.).
46 Brickenstein 1984.
47 Ebenda, S. 186 (Hervorhebung im Original).
48 International Physicians for the Prevention of Nuclear War.
49 Vgl. dazu Riedesser 1974, S. 256 f., Riedesser und Verderber 1985, S. 52 ff.

Literaturverzeichnis

Absolon, Rudolf: Wehrgesetz und Wehrdienst 1935–1945. Boppard 1960

Albrecht, Wilhelm: Ansprache vor den Vertretern der Gesellschaft für Wehrmedizin und Wehrpharmazie, in: Wehrmedizinische Monatsschrift 14, 1970, S. 190–191

Aschaffenburg, Gustav: Die konstitutionellen Psychopathen, in: Bonhoeffer, Karl (Hrsg.): Handbuch der ärztlichen Erfahrungen im Weltkriege 1914/1918, Bd. 4: Geistes- und Nervenkrankheiten. Leipzig 1922, S. 122–153

Baeyer, Walter Ritter von: Über psychopathische Reaktionen Wehrpflichtiger, in: Veröffentlichungen aus dem Gebiete des Heeressanitätswesens 105, 1938, S. 602 ff.

Baeyer, Walter Ritter von: Die Bedeutung der Psychiatrie im Sanitätswesen der Streitkräfte, in: Wehrmedizinische Monatsschrift 12, 1968, S. 97–103

Baeyer, Walter Ritter von: Selbstdarstellung, in: Pongratz, L. J. (Hrsg.): Psychiatrie in Selbstdarstellungen. Bern 1977, S. 9–33

Bastian, Till: Von der Eugenik zur Euthanasie. – Ein verdrängtes Kapitel aus der Geschichte der Deutschen Psychiatrie. Bad Wörishofen 1981.

Becker: Über Psychosen beim Militär. Berlin 1896

Binding, K./Hoche, A.: Die Freigabe der Vernichtung lebensunwerten Lebens. Ihr Maß und ihre Form. Leipzig 1920

Binswanger, Otto: Die Kriegshysterie, in: Bonhoeffer, Karl (Hrsg.): Handbuch der ärztlichen Erfahrungen im Weltkriege 1914/1918, Bd. 4: Geistes- und Nervenkrankheiten. Leipzig 1922, S. 45–67

Birnbaum, Karl: Psychopathie und Psychosen, in: Bumke, Oswald/Förster, Otfried (Hrsg.): Handbuch der Neurologie, Ergänzungsband 1. Teil. Berlin 1924, S. 1–53

Bleker, Johanna: Medizin im Dienst des Krieges – Krieg im Dienst der Medizin. Zur Frage der Kontinuität des ärztlichen Auftrages und ärztlicher Werthaltungen im Angesicht des Krieges, in: Bleker, Johanna/Schmiedebach, Heinz-Peter (Hrsg.): Medizin und Krieg. Vom Dilemma der Heilberufe 1865 bis 1985. Frankfurt/Main 1987, S. 13–25

Bleker, Johanna/Schmiedebach, H.-P. (Hrsg.): Medizin und Krieg. Vom Dilemma der Heilberufe 1865 bis 1985. Frankfurt/Main 1987

Bonhoeffer, Karl: Wie weit kommen psychogene Krankheitszustände und Krankheitsprozesse vor, die nicht der Hysterie zuzurechnen sind? In: Allgemeine Zeitschrift für Psychiatrie 68 (1911), S. 371–386

Bonhoeffer, Karl: Erfahrungen aus dem Kriege über die Ätiologie psychopathologischer Zustände mit besonderer Berücksichtigung der Erschöpfung und Emotion. Referat, erstattet auf der Kriegstagung des Deutschen Vereins für Psychiatrie zu München am 21. September 1916. In: Allgemeine Zeitschrift für Psychiatrie 73 (1917), S. 77–95

Bonhoeffer, Karl (Hrsg.): Handbuch der ärztlichen Erfahrungen im Weltkriege 1914/1918, Bd. 4: Geistes- und Nervenkrankheiten. Leipzig 1922

Bonhoeffer, Karl/His, Wilhelm: Beurteilung, Begutachtung und Rechtsprechung bei den sogenannten Unfallneurosen. Referate, erstattet in der gemeinsamen Sitzung des Vereins für innere Medizin und Kinderheilkunde und der Berliner Gesellschaft für Psychiatrie und Nervenkrankheiten am 7.12.1925. Sonderabdruck aus Deutsche Medizinische Wochenschrift 52, 1926

Bonhoeffer, Karl: Psychopathologische Erfahrungen und Lehren des Weltkriegs, in: Münchener Medizinische Wochenschrift 81 (1934), S. 1212–1215

Braunmühl, A. v.: Aus der Praxis der Krampftherapie. In: Allgemeine Zeitschrift für Psychiatrie und ihre Grenzgebiete 120 (1942), S. 146–157

Brennecke, Hans: Debilität, Kriminalität und Revolution. In: Archiv für Psychiatrie und Nervenkrankheiten 63 (1921), S. 247–260 [1921 (I)]

Brennecke, Hans: Psychopathie und Revolution. In: Deutsche Strafrechtszeitung 8 (1921), Spalten 21–24 [1921 (II)]

Bresler, J.: Rentenkampfneurose (»Unfallgesetzneurose«), in: Juristisch-psychiatrische Grenzfragen. Zwanglose Abhandlungen. Herausgegeben von A. Finger, A. Hoche und J. Bresler. 10. Band, Heft 6. Halle an der Saale 1918

Brickenstein, Rudolf: Häufigkeit und Ätiologie des Selbstmordes beim Heer und die Auswirkungen des Alkoholmißbrauchs auf diese. Med. Diss., Erlangen 1943

Brickenstein, Rudolf: Nervenärztliche Forderungen an den Truppenarzt, in: Beiträge zur Wehrpsychiatrie 3, 1967, S. 5–56

Brickenstein, Rudolf: Spezielle Wehrpsychiatrie. In Rebentisch, Ernst (Hrsg.): Wehrmedizin. Ein kurzes Handbuch mit Beiträgen zur Katastrophenmedizin. München, Wien, Baltimore 1980. S. 431–465

Brickenstein, Rudolf: Der Standort der Wehrpsychiatrie, in: Wehrmedizinische Monatsschrift 28, 1984, S. 185–188

Bruns, Ludwig: Die traumatischen Neurosen. Unfallneurosen. In: Nothnagel, Herrmann (Hrsg.): Specielle Pathologie und Therapie, Bd. 12, 1. Teil, 4. Abt. Wien 1901

Bumke, Oswald: Landläufige Irrtümer in der Beurteilung von Geisteskrankheiten. Wiesbaden 1908

Bumke, Oswald: Kriegsneurosen, in: Bumke, Oswald/Förster, Otfried (Hrsg.): Handbuch der Neurologie. Ergänzungsband 1. Teil. Berlin 1924, S. 54–71

Bumke, Oswald/Förster, Otfried (Hrsg.): Handbuch der Neurologie. Ergänzungsband, 1. Teil. Berlin 1924

Bumke, Oswald: Erinnerungen und Betrachtungen. München 1952

Bunnemann: Der Begriff des Mittels in der Hysterielehre. Eine biologische Studie, in: Archiv für Psychiatrie und Nervenkrankheiten 59 (1918), S. 205–252

Bürger-Prinz, Hans: Ein Psychiater berichtet. Hamburg 1971

Bussche, Hendrik van den (Hrsg.): Medizinische Wissenschaft im »Dritten Reich«. Kontinuität, Anpassung und Opposition an der Hamburger Medizinischen Fakultät. Berlin, Hamburg 1989

Cimbal, Walter: Die Zweck- und Abwehrneurosen als sozialpsychologische Entwicklungformen der Nervosität. In: Zeitschrift für die gesamte Neurologie und Psychiatrie 37 (1917), S. 399–419

Cocks, Geoffrey: Psyche and Swastika. Neue Deutsche Seelenheilkunde 1933–1945. Los Angeles 1975
Cocks, Geoffrey: Psychotherapy in the Third Reich. The Göring Institute. New York 1985
Deutscher Verein für Psychiatrie: Bericht über die Kriegstagung in München am 21. September 1916, in: Neurologisches Centralblatt 35 (1916), S. 788 ff. u. 860 ff.
Deutscher Verein für Psychiatrie: Bericht über die Kriegstagung zu München am 21. und 22. September 1916, in: Allgemeine Zeitschrift für Psychiatrie 73 (1917), S. 163–233
Dick, H. J.: Die Problematik der Entlassungen aus dem Wehrdienst wegen mangelnder geistiger Tauglichkeit aus Sicht des beratenden Arztes einer Entlassungsdienststelle, in: Wehrmedizinische Monatsschrift 24, 1980, S. 299–308
Dieckhöfer, Kurt: Zur Problematik der geistigen Tauglichkeit in historischer Sicht, in: Wehrmedizinische Monatsschrift 25, S. 240–245
Ebbinghaus, Angelika, Kaupen-Haas, Heidrun, Roth, Karl-Heinz (Hrsg.): Heilen und Vernichten im Mustergau Hamburg. Bevölkerungspolitik im Dritten Reich. Hamburg 1984
Elsässer, G.: Erfahrungen an 1400 Kriegsneurosen (Aus einem neurologisch-psychiatrischen Reserve-Lazarett des 2. Weltkrieges). In: Psychiatrie der Gegenwart. Band III: Soziale und Angewandte Psychiatrie. Berlin 1961, S. 623–630
Fest, Joachim C.: Hitler – Eine Biographie. Frankfurt/Main 1991
Fischer-Homberger, Esther: Die traumatische Neurose. Vom somatischen zum sozialen Leiden. Bern 1975
Fischer-Homberger, Esther: Der Erste Weltkrieg und die Krise der ärztlichen Ethik, in: Bleker, J./Schmiedebach, H.-P.: Medizin und Krieg. Vom Dilemma der Heilberufe 1865 bis 1985. Frankfurt/Main 1987, S. 122–132
Forster, E.: Hysterische Reaktion und Simulation. In: Monatsschrift für Psychiatrie und Neurologie 42 (1917), S. 298–324 und 370–381
Freud, Sigmund: Gutachten über die elektrische Behandlung der Kriegsneurotiker. Auszug aus dem Verhandlungsprotokoll vom 14.10.1920, herausgegeben von R. Gicklhorn, in: Psyche 26 (1972), S. 942–951
Freud, Sigmund: Gutachten über die elektrische Behandlung der Kriegsneurotiker, in: Eissler, K. R.: Freud und Wagner-Jauregg vor der Kommission zur Erhebung militärischer Pflichtverletzungen. Wien 1979
Gaupp, Robert: Zur Kritik der Verwendung des Begriffs »Trauma« in der Ätiologie der Nervenkrankheiten. In: Centralblatt der Nervenheilkunde und Psychiatrie 21 (1898), S. 388–393
Gaupp, Robert: Kriegsneurosen. Erweitertes Referat, gehalten auf der gemeinsamen Kriegstagung der Gesellschaft Deutscher Nervenärzte und des Deutschen Vereins für Psychiatrie in München am 22. September 1916. In: Zeitschrift für die gesamte Neurologie und Psychiatrie 34 (1916), S. 357–390
Gaupp, Robert: Der nervöse Zusammenbruch und die Revolution. In: Blätter für die Volksgesundheit 19 (1919), S. 43 ff.
Gaupp, Robert: Schreckneurosen und Neurasthenie. In: Bonhoeffer, Karl (Hrsg.): Handbuch der ärztlichen Erfahrungen im Weltkriege 1914/1918. Bd. 4: Geistes- und Nervenkrankheiten. Leipzig 1922, S. 68–101

Gaupp, Robert: Die psychischen und nervösen Erkrankungen des Heeres im Weltkrieg, in: Der Deutsche Militärarzt 5 (1940), S. 358–368
Gesellschaft Deutscher Nervenärzte: Bericht über die VIII. Jahresversammlung (Kriegstagung) in München am 22. und 23. September 1916. In: Neurologisches Centralblatt 35 (1916), S. 792–824
Grundhewer, Herbert: Von der freiwilligen Kriegskrankenpflege bis zur Einbindung des Roten Kreuzes in das Heeressanitätswesen, in: Bleker, Johanna/Schmiedebach, Heinz-Peter (Hrsg.): Medizin und Krieg. Vom Dilemma der Heilberufe 1865 bis 1985. Frankfurt/Main 1987, S. 29–44
Grundmann, Ekkehard (Hrsg.): Spezielle Pathologie. München 1986
Guth, Ekkehart: Der Sanitätsdienst in der Wehrmacht im Zweiten Weltkrieg. Ein Überblick. In: Militärgeschichtliches Forschungsamt (Hrsg.): Vorträge zur Militärgeschichte 11, Sanitätswesen im Zweiten Weltkrieg. Herford 1990, S. 11–24
Häfner, H./Kisker, K. P.: Walter Ritter v. Baeyer zum 65. Geburtstag, in: Social Psychiatry 4/3 (1969), S. 85–86
Haring, C./Leickert, K. H. (Hrsg.): Wörterbuch der Psychiatrie und ihrer Grenzgebiete. Stuttgart 1968
Hauptmann, A.: Krieg der Unfall-Hysterie. Vortrag, gehalten auf der 15. Jahresversammlung der Gesellschaft Deutscher Nervenärzte in Cassel. In: Deutsche Zeitschrift für Nervenheilkunde 88 (1926), S. 186–193
Hawickhorst, H.: Der Arzt der soldatischen Gemeinschaft. Köln 1955
Heidenhain, Adolf: Die Psychiatrie im Dienste der Wehrmacht. Leipzig 1938
Hirschfeld, R.: Zur Behandlung im Krieg erworbener hysterischer Zustände, insbesondere von Sprachstörungen. In: Zeitschrift für die gesamte Neurologie und Psychiatrie 34 (1916), S. 195–205
His, Wilhelm: Die Front der Ärzte. Bielefeld 1931
Hoche, Alfred: Krieg und Seelenleben. Freiburg 1915
Hoche, Alfred: Unzulässige Auslegung des Unfallversicherungsgesetzes. In: Deutsche Medizinische Wochenschrift 54 (1928), S. 1195–1196
Hoffmann, R. A. E.: Über die Behandlung der Kriegshysterie in den badischen Nervenlazaretten. In: Zeitschrift für die gesamte Neurologie und Psychiatrie 55 (1920), S. 114–147
Hubenstorf, Michael: Von der medizinischen Reform zum »Leibregiment des Hauses Hohenzollern« – Ärzte, Krieg und Frieden im Jahre 1870/71, in: Bleker, J./Schmiedebach, H.-P. (Hrsg.): Medizin und Krieg. Vom Dilemma der Heilberufe 1865 bis 1985. Frankfurt/Main 1987, S. 45–89
Jellinek, Stefan: Zur militärärztlichen Konstatierung der Kriegsneurosen. In: Wiener Klinische Wochenschrift 29 (1916), S. 189–193
Jellinek, Stefan: Kriegsneurose und Sinusstrom. Epikrise zu den plötzlichen Todesfällen. In: Medizinische Klinik 14 (1918), S. 1085–1088
Jendràssik, Ernst: Einige Bemerkungen zur Kriegsneurose. In: Neurologisches Centralblatt 35 (1916), S. 496–500
Jung, Richard: Einleitung. In: Psychiatrie der Gegenwart. Bd. III: Soziale und Angewandte Psychiatrie. Abschnitt D.: Psychiatrie der Kriegszeit, S. 568–573
Kahn, Eugen: Psychopathen als revolutionäre Führer. In: Zeitschrift für die gesamte Neurologie und Psychiatrie 52 (1919), S. 90–106 [1919 (I)]

Kahn, Eugen: Psychopathie und Revolution. In: Münchener Medizinische Wochenschrift 66 (1919), S. 968–969 [1919 (II)]
Kaufmann, Fritz: Die planmäßige Heilung komplizierter psychogener Bewegungsstörungen bei Soldaten in einer Sitzung, in: Münchener Medizinische Wochenschrift (Feldärztliche Beilage) 63 (1916), S. 802–804 (354–356)
Kaufmann, Fritz: Zur Behandlung der motorischen Kriegsneurosen. In: Münchener Medizinische Wochenschrift 64 (1917), S. 1520–1523
Kehrer, Ferdinand: Zur Frage der Behandlung der Kriegsneurosen. In: Zeitschrift für die gesamte Neurologie und Psychiatrie 36 (1917), S. 1–22 [1917 (I)]
Kehrer, Ferdinand: Über seelisch bedingte Hör- und Sehausfälle bei Soldaten. In: Münchener Medizinische Wochenschrift (Feldärztliche Beilage) 64 (1917), S. 1250–1251 [1917 (II)]
Kehrer, Ferdinand: Spezielle Symptomatologie der Hysterie und Neurasthenie. In: Bumke, Oswald/Förster, Otfried (Hrsg.): Handbuch der Neurologie. Ergänzungsband, 1. Teil. Berlin 1924, S. 72–258
Klee, Ernst: Euthanasie im NS-Staat. Die »Vernichtung lebensunwerten Lebens«. Frankfurt/Main 1985
Klee, Ernst: Was sie taten – Was sie wurden. Ärzte, Juristen und andere Beteiligte am Judenmord. Frankfurt/Main 1986
Koch, J. L. A.: Kurzgefaßter Leitfaden der Psychiatrie. Ravensburg 1888
Koch, J. L. A.: Die psychopathischen Minderwertigkeiten. Ravensburg 1891–1893
Koch, J. L. A.: Die Bedeutung der psychopathischen Minderwertigkeiten für den Militärdienst. Ravensburg 1894
Kogon, Eugen: Der SS-Staat. Das System der deutschen Konzentrationslager (Neudruck). München 1979
Kolle, Kurt: Bemerkungen zur deutschen Kriegspsychiatrie während des 1. und 2. Weltkrieges. In: Psychiatrie der Gegenwart. Bd. III: Soziale und Angewandte Psychiatrie. Berlin 1961, S. 619–623
Komo, Günter: »Für Volk und Vaterland«. Die Militärpsychiatrie in den Weltkriegen. Münster 1992
Kraepelin, Emil: Psychiatrische Randbemerkungen zur Zeitgeschichte. In: Süddeutsche Monatshefte 16 (1919), S. 171–183
Kratz, Fr.: Recrutirung und Invalidisirung. Eine militärärztliche Studie. Erlangen 1872
Kretschmer, Ernst: Hysteriebehandlung im Dunkelzimmer. In: Münchener Medizinische Wochenschrift (Feldärztliche Beilage) 64 (1917), S. 825 (393) [1917 (I)]
Kretschmer, Ernst: Hysterische Erkrankung und hysterische Gewöhnung. In: Zeitschrift für die gesamte Neurologie und Psychiatrie 47 (1917), S. 64–91 [1917 (II)]
Kretschmer, Ernst: Die Gesetze der willkürlichen Reflexverstärkung in ihrer Bedeutung für das Hysterie- und Simulationsproblem. In: Zeitschrift für die gesamte Neurologie und Psychiatrie 41 (1918), S. 354–385
Kretschmer, Ernst: Die Willensapparate des Hysterischen. In: Zeitschrift für die gesamte Neurologie und Psychiatrie 54 (1920), S. 251–280
Kretschmer, Ernst: Hysterie, Reflex und Instinkt. Stuttgart 1948
Kretschmer, Ernst: Gestalten und Gedanken. Stuttgart 1963
Kretschmer, Wolfgang jr.: Protreptik, in: Handbuch der Neurosenlehre und Psycho-

therapie. 4. Band: Spezielle Psychotherapie II und Neurosenprophylaxe. München, Wien 1959, S. 122–129
Kroener, Bernhard: »Kriegsgurgeln, Freireuter und Merodebrüder.« Der Soldat des Dreißigjährigen Krieges. Täter und Opfer, in: Wette, Wolfram (Hrsg.): Der Krieg des kleinen Mannes. Eine Militärgeschichte von unten. München 1992, S. 51–67
Kutter, Peter: Die entwicklungspsychologische Situation der zum Grundwehrdienst herangezogenen Wehrpflichtigen, in: Wehrpsychologische Untersuchungen 17, 1982, S. 1–46
Lange, Fritz: Die Behandlung der Kriegsneurosen, in: Bumke, Oswald/Förster, Otfried (Hrsg.): Handbuch der Neurologie. Ergänzungsband, 1. Teil. Berlin 1924, S. 258–406
Leven, Karl-Heinz: Quellen zur Geschichte des Sanitätswesens der deutschen Wehrmacht im Bundesarchiv-Militärarchiv Freiburg. In: Militärgeschichtliches Forschungsamt (Hrsg.): Vorträge zur Militärgeschichte 11, Sanitätswesen im Zweiten Weltkrieg. Herford 1990, S. 25–33
Lewandowski, Max: Erfahrungen über die Behandlung nervenverletzter und nervenkranker Soldaten. In: Deutsche Medizinische Wochenschrift 41 (1915), S. 1565–1567
Lewandowski, Max: Was kann in der Behandlung und Beurteilung der Kriegsneurosen erreicht werden? In: Münchener Medizinische Wochenschrift (Feldärztliche Beilage) 64 (1917), S. 989 ff., 1028 ff.
Lobedank, Emil: Die Mitwirkung des Offiziers, insbesondere des Kompagniechefs und des Rekrutenoffiziers, bei der Ermittlung regelwidriger Geisteszustände in der Armee. Ein Beitrag zur Wahrung der Disziplin und zur Verhütung von militärischen Delikten. Berlin 1906
Lockot, Regine: Erinnern und Durcharbeiten – Zur Geschichte der Psychoanalyse und Psychotherapie im Nationalsozialismus. Frankfurt/Main 1985
Loewy, Erwin: Zusammenkunft der Kriegsneurotiker-Ärzte zu Berlin am 9. Oktober 1918, in: Münchener Medizinische Wochenschrift 65 (1918), S. 1226–1227
Maser, Werner: Die Frühgeschichte der NSDAP. Hitlers Weg bis 1924. Frankfurt/Main, Bonn 1965
Mauz, Friedrich: Grundsätzliches zum Psychopathiebegriff. In: Allgemeine Zeitschrift für Psychiatrie, Zeitschrift für psychische Hygiene 12 (1939), S. 1 ff.
Mendel, Kurt: Rezension des Aufsatzes von F. Kaufmann: Die planmäßige Heilung komplizierter psychogener Bewegungsstörungen bei Soldaten in einer Sitzung (s. Kaufmann 1916). In: Neurologisches Centralblatt 35 (1916), S. 566
Mendel, Kurt: Die Kaufmann'sche Methode. In: Neurologisches Centralblatt 36 (1917), S. 181–193
Messerschmidt, Manfred/Wüllner, Fritz: Die Wehrmachtjustiz im Dienste des Nationalsozialismus. Zerstörung einer Legende. Baden-Baden 1987
Messerschmidt, Manfred: Deutsche Militärgerichtsbarkeit im Zweiten Weltkrieg, in: Podlech, Adalbert/Simon, Helmut/Vogel, Hans Jochen (Hrsg.): Die Freiheit des anderen. Festschrift für Martin Hirsch. Baden-Baden 1981, S. 111–142
Meyer, Joachim Ernst: Die abnormen Erlebnisreaktionen im Kriege bei Truppe und Zivilbevölkerung. In: Psychiatrie der Gegenwart. Band III: Soziale und Angewandte Psychiatrie. Berlin 1961, S. 574–619

Militärärztliche Gesellschaft München: Bericht über die Sitzung vom 2.11.1937. In: Der Deutsche Militärarzt 3 (1938), S. 33–35

Mitscherlich, Alexander/Mielke, Fred (Hrsg.): Medizin ohne Menschlichkeit – Dokumente des Nürnberger Ärzteprozesses. Frankfurt/Main 1978

Moebius, Paul Julius: Bemerkungen über Simulation bei Unfall-Nervenkranken. In: Münchener Medizinische Wochenschrift 37 (1890), S. 887–888

Mönkemöller: Die Simulation psychischer Krankheitszustände in militärforensischer Beziehung. In: Archiv für Psychiatrie und Nervenkrankheiten 60 (1919), S. 604–720

Moser, Tilmann: Repressive Kriminalpsychiatrie. Vom Elend einer Wissenschaft. Eine Streitschrift. Frankfurt/Main 1971

Muck, O.: Heilungen von schwerer funktioneller Aphonie. In: Münchener Medizinische Wochenschrift (Feldärztliche Beilage Nr. 12) 63 (1916), S. 441 (193) [1916 (I)]

Muck, O.: Psychologische Betrachtungen bei Heilungen funktionell stimmgestörter Soldaten. In: Münchener Medizinische Wochenschrift (Feldärztliche Beilage) 63 (1916), S. 804–806 (356–358) [1916 (II)]

Müller, Ingo: Furchtbare Juristen. Die unbewältigte Vergangenheit unserer Justiz. München 1989

Müller, R.: Weltanschauliches und Ärztliches zum nationalsozialistischen Strafrecht. In: Ziel und Weg. Zeitschrift des Nationalsozialistischen Deutschen Ärztebundes 5 (1935), S. 297–302

Naegeli, Otto: Unfalls- und Begehrungsneurosen. In: Neue Deutsche Chirurgie 22 (1917)

Nicolai, Georg Friedrich: Die Biologie des Krieges. 2 Bde. Zürich 1919

Nonne, Max: Soll man wieder »traumatische Neurose« bei Kriegsverletzten diagnostizieren? In: Medizinische Klinik 11 (1915), S. 849 ff.

Nonne, Max: Zur therapeutischen Verwendung der Hypnose bei Fällen von Kriegshysterie. In: Neurologisches Centralblatt 35 (1916), S. 136–138 und S. 261–272

Nonne, Max: Über erfolgreiche Suggestivbehandlung der hysteriformen Störungen bei Kriegsneurosen. In: Zeitschrift für die gesamte Neurologie und Psychiatrie 37 (1917), S. 191–218

Nonne, Max: Therapeutische Erfahrungen an den Kriegsneurosen. In: Bonhoeffer, Karl (Hrsg.): Handbuch der ärztlichen Erfahrungen im Weltkriege 1914/1918. Bd. 4: Geistes- und Nervenkrankheiten. Leipzig 1922, S. 102–121

Oppenheim, Herrmann: Die traumatischen Neurosen nach den in der Nervenklinik der Charité in den letzten 5 Jahren gesammelten Beobachtungen. Berlin 1889

Oppenheim, Herrmann: Der Krieg und die traumatischen Neurosen. In: Berliner Klinische Wochenschrift 52 (1915), S. 257–261 [1915 (I)]

Oppenheim, Herrmann: Bemerkungen zu dem Aufsatz Nonnes: Soll man wieder »traumatische Neurose« diagnostizieren. In: Medizinische Klinik 11 (1915), S. 920–921 [1915 (II)]

Panse, Friedrich: Das Schicksal von Renten- und Kriegsneurotikern in seiner Abhängigkeit von Begutachtung und Umwelteinflüssen. Vortrag, gehalten auf der 15. Jahresversammlung der Gesellschaft Deutscher Nervenärzte in Cassel. In: Deutsche Zeitschrift für Nervenheilkunde 88 (1926), S. 232–237 [1926 (I)]

Panse, Friedrich: Das Schicksal von Renten- und Kriegsneurotikern nach Erledigung ihrer Ansprüche. In: Archiv für Psychiatrie und Nervenkrankheiten 77 (1926), S. 69–92 [1926 (II)]

Panse, Friedrich: Das Erb- und Erscheinungsbild der Psychopathen. In: Kriegsvorträge der Rheinischen Friedrich-Wilhelms-Universität Bonn a. Rh. Heft 30, 1940

Panse, Friedrich: Angst und Schreck in klinisch-psychologischer und sozialmedizinischer Sicht. Stuttgart 1952

Pfäfflin, Friedemann / Rüb, Herbert / Göpfert, Matthias / Komo, Günter / Thiele, Wilhelm / Bussche, Hendrik van den: Die Krankenversorgung, in: Bussche, Hendrik van den (Hrsg.): Medizinische Wissenschaft im »Dritten Reich«. Kontinuität, Anpassung und Opposition an der Hamburger Medizinischen Fakultät. Berlin, Hamburg 1989, S. 267–380

Ploetz, Alfred: Die Tüchtigkeit unserer Rasse und der Schutz der Schwachen. Ein Versuch über Rassenhygiene und ihr Verhältnis zu den humanen Idealen, besonders zum Socialismus. Berlin 1895

Polgar, Alfred: Kleine Schriften. Band I: Musterung. Herausgegeben von M. Reich-Ranicki und U. Weinzierl. Reinbek 1982

Pönitz, Karl: Die klinische Neuorientierung zum Hysterieproblem unter dem Einflusse der Kriegserfahrungen. In: Monographien aus dem Gesamtgebiet der Neurologie und Psychiatrie 25 (1921)

Quensel, F.: Die Behandlung der Unfallneurotiker. Neurologisch-psychiatrische Betrachtung zur Neuordnung der Reichsversicherungsordnung. In: Zeitschrift für die gesamte Neurologie und Psychiatrie 60 (1920), S. 77–118

Raecke, J.: Über Aggravation und Simulation geistiger Störung. In: Archiv für Psychiatrie und Nervenkrankheiten 60 (1919), S. 521–603

Renner, Friedrich: Beitrag zu der Frage der Vemeidung unangenehmer Nebenerscheinungen bei der Cardiazolkrampf-Therapie unter besonderer Berücksichtigung der Behandlungstechnik und Dosierung. In: Allgemeine Zeitschrift für Psychiatrie und ihre Grenzgebiete 119 (1942), S. 279–294

Riedesser, Peter: Militär und Medizin. Materialien zur Kritik des Sanitätswesens am Beispiel der Militärpsychiatrie. In: Das Argument, Sonderband 4, 1974, S. 231–279

Riedesser, Peter / Verderber, Axel: Aufrüstung der Seelen. Militärpsychologie und Militärpsychiatrie in Deutschland und Amerika. Freiburg 1985

Ring, Friedrich: Zur Geschichte der Militärmedizin in Deutschland. Berlin (Ost) 1962

Rodenwald: Militärisches Verhalten und seelische Verfassung. In: Wehrdienst und Gesundheit, Bd. 1. Darmstadt 1960

Roth, Karl-Heinz: Großhungern und Gehorchen. Das Universitätskrankenhaus Eppendorf. In: Ebbinghaus, Angelika, Kaupen-Haas, Heidrun, Roth, Karl-Heinz (Hrsg.): Heilen und Vernichten im Mustergau Hamburg. Bevölkerungspolitik im Dritten Reich. Hamburg 1984, S. 109–135

Roth, Karl-Heinz: Filmpropaganda für die Vernichtung der Geisteskranken und Behinderten im »Dritten Reich«. In: Beiträge zur nationalsozialistischen Gesundheits- und Sozialpolitik. Bd. 2: Reform und Gewissen. »Euthanasie« im Dienst des Fortschritts. Berlin 1985

Roth, Karl-Heinz: Die Modernisierung der Folter in den beiden Weltkriegen: Der Konflikt der Psychotherapeuten und Schulpsychiater um die deutschen »Kriegsneurotiker« 1915–1945. In: 1999. Zeitschrift für Sozialgeschichte des 20. und 21. Jahrhunderts 2/3 (1987), S. 8–75

Schäfer, Ernst: Die Schuldlehre (Zurechnungsfähigkeit, verminderte Zurechnungsfähigkeit, Vorsatz und Fahrlässigkeit, Irrtum). In: Gürtner, Franz (Hrsg.): Das kommende deutsche Strafrecht. Bericht über die Arbeit der amtlichen Strafrechtskommission. Berlin 1934, S. 37–55

Schäfer, Ernst/Dohnanyi, Hans von (Hrsg.): Die Strafgesetzgebung der Jahre 1931 bis 1935. Nachtrag zur achtzehnten Auflage von Frank, Reinhold: Das Strafgesetzbuch für das Deutsche Reich. Tübingen 1936

Schickert, W.: Die Militärärztlichen Bildungsanstalten von ihrer Gründung bis zur Gegenwart. Berlin 1895

Schmidt: Das Psychopathenproblem in der Wehrmacht. Vortrag, gehalten vor der Vereinigung der Sanitätsoffiziere und Versorgungsärzte von Kassel. In: Der Deutsche Militärarzt 3 (1938), S. 234–235

Schmiedebach, Heinz-Peter: Sozialdarwinismus, Biologismus, Pazifismus. Ärztestimmen zum ersten Weltkrieg. In: Bleker, Johanna/Schmiedebach, Heinz-Peter (Hrsg.): Medizin und Krieg. Vom Dilemma der Heilberufe 1865 bis 1985. Frankfurt/Main 1987, S. 93–121 [1987 (I)]

Schmiedebach, Heinz-Peter: Der Arzt als Gesundheitsoffizier. Die systematische Militarisierung der Medizin von 1933 bis zum zweiten Weltkrieg. In: Bleker, Johanna/Schmiedebach, Heinz-Peter (Hrsg.): Medizin und Krieg. Vom Dilemma der Heilberufe 1865 bis 1985. Frankfurt/Main 1987, S. 191–208 [1987 (II)]

Schmieder, Fritz: Zur Häufigkeit und Bedeutung der Wirbelsäulenschädigungen bei den Krampf- und Schockverfahren. In: Allgemeine Zeitschrift für Psychiatrie und ihre Grenzgebiete 121 (1942), S. 141–180

Schmitt, Carl: Der Führer schützt das Recht. Zur Reichstagsrede Adolf Hitlers vom 13. Juli 1934. In: Deutsche Juristenzeitung 39 (1934), Spalten 145–150

Schmuhl, Hans-Walter: Rassenhygiene, Nationalsozialismus, Euthanasie. Von der Verhütung zur Vernichtung ›lebensunwerten Lebens‹ 1890–1945. Göttingen 1987

Schneider, Carl: Behandlung und Verhütung der Geisteskrankheiten. Allgemeine Erfahrungen, Grundsätze, Technik, Biologie. In: Monographien aus dem Gesamtgebiet der Neurologie und Psychiatrie, Heft 67. Berlin 1939

Schneider, Kurt: Die psychopathischen Persönlichkeiten. 7. Aufl. Leipzig, Wien 1944

Schulte, Walter: Äußere Einflüsse auf neurologisch-psychiatrische Krankheiten, ein Vergleich mit den ersten Weltkriegserfahrungen. In: Ärztliche Wochenschrift 1. u. 2. Jahrgang 1946/1947, S. 550–563

Schweling, Otto Peter: Die deutsche Militärjustiz in der Zeit des Nationalsozialismus. Bearbeitet, eingeleitet und herausgegeben von Erich Schwinge. Marburg 1978

Schwinge, Erich: Kommentar zum Militärstrafgesetzbuch (1. Auflage 1936, 6. Auflage 1944). Berlin 1936–1944

Schwinge, Erich: Die Behandlung der Psychopathen im Militärstrafrecht. In: Zeitschrift für Wehrrecht 4 (1939/1940), S. 110–125

Schwinge, Erich: Der Wissenschaftler und die Freiheit der Meinungsäußerung. In: Festgabe für Heinrich Herrfahrdt zum 60. Geburtstag. Marburg 1961
Schwinge, Erich: Bilanz der Kriegsgeneration. Ein Beitrag zur Geschichte unserer Zeit. Marburg 1979
Schwinge, Erich: Verfälschung und Wahrheit. Das Bild der Wehrmachtsgerichtsbarkeit. Tübingen 1988
Seeligmüller, Adolph: Erfahrungen und Gedanken zur Frage der Simulation bei Unfallverletzten. In: Deutsche Medizinische Wochenschrift 16 (1890), S. 663 bis 665
Seidler, Franz W.: Die Militärgerichtsbarkeit der Deutschen Wehrmacht 1939–1945. Rechtsprechung und Strafvollzug. München 1991
Siemen, Hans Ludwig: Das Grauen ist vorprogrammiert. Psychiatrie zwischen Faschismus und Atomkrieg. Gießen 1982
Siemen, Hans Ludwig: Menschen blieben auf der Strecke... Psychiatrie zwischen Reform und Nationalsozialismus. Gütersloh 1987
Simon: Das Problem der Psychopathen in der Wehrmacht. Zusammenfassung des Vortrages, gehalten vor der Militärärztlichen Gesellschaft München am 2.11.1937. In: Der Deutsche Militärarzt 3 (1938), S. 33–35
Simoneit, Max: Deutsche Wehrmachtspsychologie von 1927–1942. In: Foreign Military Studies, Historical Division H. Qu. US-Army Europe 1948. Auch in: Wehrpsychologische Mitteilungen 2 (1972), S. 71–102
Singer, Kurt: Die zukünftige Begutachtung traumatischer Nervenkrankheiten. In: Aerztliche Sachverständigenzeitung 25 (1919), S. 85–89 und 101–105
Stier, Ewald: Über Verhütung und Behandlung von Geisteskrankheiten in der Armee. Hamburg 1902
Stier, Ewald: Der Militärdienst der geistig Minderwertigen und die Hilfsschule. Langensalza 1907
Stier, Ewald: Rentenversorgung bei nervösen und psychisch erkrankten Feldzugsteilnehmern. In: Bonhoeffer, Karl (Hrsg.): Handbuch der ärztlichen Erfahrungen im Weltkriege 1914/1918. Bd. 4: Geistes- und Nervenkrankheiten. Leipzig 1922, S. 168–193
Stier, Ewald: Die traumatischen Neurosen. In: Kraus, F./Brugsch, T. (Hrsg.): Spezielle Pathologie und Therapie innerer Krankheiten. Bd. 10. Berlin, Wien 1924, S. 293–305
Stier, Ewald: Über die sogenannten Unfallneurosen. Leipzig 1926
Stier, Ewald: Psychiatrie und Heer. Ein Rückblick. In: Wehrmedizinische Wochenschrift 1 (1936), S. 15–19
Störring, Gustav: Die Verschiedenheit der psychopathologischen Erfahrungen im Weltkriege und im jetzigen Krieg und ihre Ursachen. In: Münchener Medizinische Wochenschrift 89 (1942), S. 25–30
Stransky, Erwin: Der Deutschenhaß – Eine Studie. Wien, Leipzig 1919
Stransky, Erwin: Der seelische Wiederaufbau des deutschen Volkes und die Aufgaben der Psychiatrie. In: Zeitschrift für die gesamte Neurologie und Psychiatrie 60 (1920), S. 271–280
Stransky, Erwin: Die Subordinations-Autoritäts-Relations-Therapie. In: Handbuch der Neurosenlehre und Psychotherapie. 4. Band: Spezielle Psychotherapie II und Neurosenprophylaxe. München, Wien 1959, S. 60–70

Stricker/Ziehen: Über die Feststellung regelwidriger Geisteszustände bei Heerespflichtigen und Heeresangehörigen. Beratungsergebnisse des wissenschaftlichen Senats. In: Veröffentlichungen des Heeressanitätswesens. Heft 30. Berlin 1905

Struempell, Adolf: Über die Untersuchung, Beurtheilung und Behandlung von Unfallkranken. Praktische Bemerkungen. In: Münchener Medizinische Wochenschrift 42 (1895), S. 1137–1140 und 1165–1168

Struempell, Adolf: Die Schädigung der Nerven und des geistigen Lebens durch den Krieg. Leipzig 1917

Toller, Ernst: Eine Jugend in Deutschland. Amsterdam 1936

Valentin, Rolf: Die Krankenbataillone. Sonderformationen der deutschen Wehrmacht im Zweiten Weltkrieg. (Schriftenreihe Erfahrungen des deutschen Sanitätsdienstes im Zweiten Weltkrieg, Bd. 2). Düsseldorf 1981

Troschke, J. von/Stünzner, W. von: Methoden zur positiven Beeinflussung des Gesundheits- und Kranheitsverhaltens von Bundeswehrsoldaten. In: Wehrmedizinische Monatsschrift 24, 1980, S. 183–188

Troschke, J. von/Stünzner, W. von: Gesundheitsverhalten von Bundeswehrsoldaten. In: Wehrmedizinische Monatsschrift 27, 1983, S. 192–200

Wagner: Die Dienstbeschädigung bei nerven- und geisteskranken Soldaten. In: Zeitschrift für die gesamte Neurologie und Psychiatrie 37 (1917), S. 219–244

Walser, Hans H.: Die Ärzte und der Krieg am Beispiel des deutsch-französischen Krieges von 1870/71. In: Clio Medica 2 (1967), S. 103–120

Weber, F. W. A.: Wie sollen wir uns in einem zukünftigen Kriege zu den Kriegsneurotikern stellen? In: Münchener Medizinische Wochenschrift 86 (1939), S. 1305–1306

Wette, Wolfram (Hrsg.): Der Krieg des kleinen Mannes. Eine Militärgeschichte von unten. München 1992

Wilmanns, Karl: Die sogenannte verminderte Zurechnungsfähigkeit als zentrales Problem der Entwürfe zu einem Deutschen Strafgesetzbuch. Berlin 1927

Wollenberg, Robert: Erinnerungen eines alten Psychiaters. Stuttgart 1931

Wüllner, Fritz: Die NS-Militärjustiz und das Elend der Geschichtsschreibung. Ein grundlegender Forschungsbericht. Baden-Baden 1991

Wuttke-Groneberg, Walter: Medizin im Nationalsozialismus. Ein Arbeitsbuch. Tübingen 1980

Zetkin/Schaldach: Wörterbuch der Medizin, Zahnheilkunde und Grenzgebiete. Herausgegeben von Heinz David. Stuttgart 1985

Zielke: Eine bedeutsame Entscheidung des Reichsversicherungsamtes zur Frage des ursächlichen Zusammenhangs zwischen Betriebsunfall und Unfallneurose. In: Ärztliche Sachverständigen-Zeitung 33 (1927), S. 6–11

Ziemann, Helmut: Die Stellung der Psychopathen im Militärstrafrecht. Inaugural-Dissertation zur Erlangung der Doktorwürde der Juristischen Fakultät der Philipps-Universität Marburg (Erstberichterstatter: Prof. Dr. Schwinge; Zweitberichterstatter: Prof. Dr. Zimmerl). Marburg 1941

Zuelzer, Rolf: Der Fall Nicolai. Frankfurt/Main 1981

Glossar

Aggravation beabsichtigte zweckgerichtete Übertreibung subjektiv oder objektiv vorhandener Krankheitszeichen
angioneurotische Störungen funktionelle Störungen des peripheren Kreislaufs
Aphonie Stimmlosigkeit
Ätiologie Lehre von den Ursachen (besonders der Krankheiten)
ätiologisch ursächlich, begründend
commotio (cerebri) Gehirnerschütterung
endogen von innen heraus; in der Neuropsychiatrie häufig synonym mit »erblich bedingt«
Exspiration Ausatmung
facialis zum Gesicht gehörig, Gesichts-
Faradisation Behandlung mit asymmetrischen niederfrequenten Wechselströmen
Flexibilitas cerea Verharren in einer aktiv oder passiv eingenommenen Stellung über einen längeren Zeitraum
forensisch gerichtlich
funktionell die Funktion betreffend, nicht organisch bedingt
Galvanisation Behandlung mit Gleichströmen
Genealogie Stammbaumforschung
Glottis Stimmritze
Hemianästhesie Sensibilitätsausfall einer Körperhälfte
Humerus Oberarmknochen
Hyperalgesien gesteigerte Schmerzempfindungen
Katalepsie langes Verbleiben in einer einmal eingenommenen, oft unbequemen abnormen Körperhaltung
Kommissur Verbindung
Kontraktur dauernde reflektorische Anspannung von Muskeln
konvulsiv krampfartig
Leukotomie operative Durchtrennung der Verbindungsbahnen zum Stirnhirn
Lobotomie operative Abtrennung großer Teile des Stirnhirns mit einem zweischneidigen Skalpell ohne optische Kontrolle durch den Chirurgen
Lumbalpunktion Entnahme von Hirn-Rückenmarksflüssigkeit (»liquor cerebrospinalis«) aus dem unteren Bereich der Wirbelsäule
Mutismus Verstummen
Neuritis Nervenentzündung
Neuropathie nicht entzündliche Erkrankung eines oder mehrerer Nerven
Nosologie Lehre von den Krankheiten

Organneurosen durch emotionale Konflikte über das vegetative Nervensystem vermittelte funktionelle Störungen von Organen
Paraparese Lähmung beider Beine
Parese motorische Lähmung
paroxystisch in Anfällen auftretend
Phonation Laut-, Stimmbildung
pseudozerebellare Ataxie scheinbar vom Kleinhirn ausgehende Störung der Bewegungskoordination
psychogen aus psychischen Ursachen entstanden
Respiration Atmung
sensorische Deprivation Reizentzug
Simulation Vortäuschung einzelner Krankheitserscheinungen oder Krankheitsbilder, die absichtlich nachgeahmt bzw. demonstrativ dargestellt werden
somatogen aus körperlichen, physischen Ursachen entstanden
spastisch krampfartig
Stereotaktische Hirnoperation gezielte Ausschaltung kleiner, streng umschriebener Gehirnstrukturen mit einer durch das darüberliegende Hirngewebe gestoßenen Sonde oder Elektrode
Stupor Bewegungslosigkeit, Erstarrung
synkopale Anfälle plötzlich auftretende Bewußtlosigkeit
Tremor Zittern

Bildnachweis

Abb. 1: Jünger des Hippokrates? Uniformbild der Militärärzte von 1756 bis 1866 nach Menzel und dem Soldatenfreund.
Aus: W. Schickert: Die Militärärztlichen Bildungsanstalten von ihrer Gründung bis zur Gegenwart. Festschrift zur Feier des hundertjährigen Bestehens des medizinisch-chirurgischen Friedrich-Willhelms-Instituts. Berlin 1895, S. 158.

Abb. 2: »Die Kaufmannmethode«.
Aus: Magnus Hirschfeld (Hrsg.): Sittengeschichte des Weltkrieges. 2. Bd., Leipzig/Wien 1930, S. 60.

Abb. 3: Anwendung der »Elektrokrampftherapie«.
Aus Wolfgang Holzer: »Über eine Entwicklungsreihe von Elektroschockgeräten« in: Allgemeine Zeitschrift für Psychiatrie und ihre Grenzgebiete, Bd. 121, Berlin 1942, S. 128.